絵で見てわかる

認知症「食事の困った！」に答えます

―「食べてくれない」には理由があります―

菊谷 武
日本歯科大学
口腔リハビリテーション多摩クリニック 院長

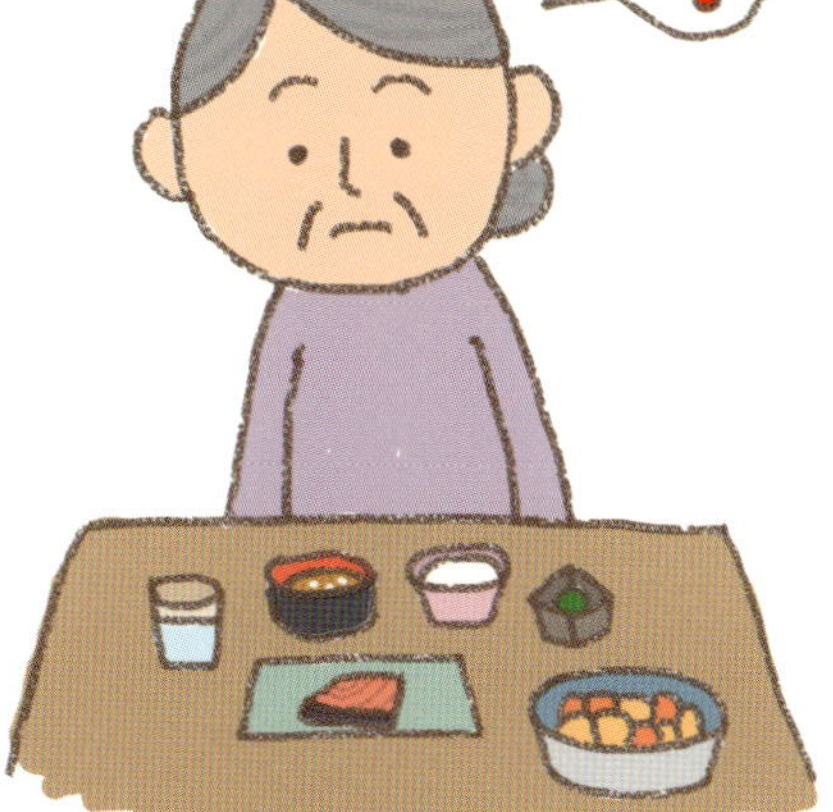

女子栄養大学出版部

はじめに

「認知症」——突然に診断されたその病名は、これまで長年ともに過ごしてきた家族を困惑させます。これからどんなことが起きて、どのようになっていくのだろう……。認知症を起こす原因となる病気では、日常生活にかかわる多くのことに影響を及ぼす症状が出現します。その中で生活するためには、家族をはじめ多くの人たちの支援が必要となります。

「食べること」についても認知症にまつわるさまざまな症状が現れ、家族を困惑させます。お食事を前にしてもなかなか食べてくれない、一つの料理しか食べてくれない、口いっぱいにほお張ってしまって、時折、激しくむせ込む、などその症状はさまざまです。

そんなとき家族は、私の料理が気に入らないのかしら？ 昔から早食いだったけど、私が横どりするとでも思っているのかしら？ などと悩みます。また、認知症が原因で胃瘻《いろう》（直接胃に栄養を入れる栄養投与の方法）となった本人を前にして、自分ひとりで食事を食べるわけにはいかないと、悩んでいる家族もいます。

私が勤める日本歯科大学口腔リハビリテーション多摩クリニックでは、外来診療や訪問診療を通じて、食べることがむずかしくなった方のリハビリテーションや栄養指導などを行なっています。特に力を入れているのは在宅診療で、患者さんの自宅にうかがっての指導です。食べる機能はさまざまな原因で低下しますが、自宅で指導させていただいている患者さんのうち、約３割は認知症が原因で、いちばん多い脳血管疾患の方に続き、２番目に多くなっています。

食べることは人生にとって最大の楽しみです。家族だんらんの食事は、なにをおいてもかけがえのないものです。認知症の患者さんや支える家族の皆さんにおいても、同様です。しかし、認知症にまつわるさまざまな症状が、その楽しいはずの食事の時間を困惑の時間と変えてしまいます。

認知症の介護において最大の問題は、症状の理解のむずかしさにあります。今言ったことも忘れてしまうひどいもの忘れ、家族の顔すら忘れてしまう失認、お金や物に対する執着、徘徊《はいかい》、失禁などいろいろな症状を、家族は理解できず、振り回されてしまいます。

「認知症を理解する」こんな言葉で代表されるように、認知症の症状を理解し、上手な対応が可能になると介護が断然楽になります。食べることの問題も同様で、さまざまな行動に対し、その理由が少しでも理解できるようになると、楽しい食事時間をとり戻すことができます。また、認知症が原因で胃瘻になった方でも、くふう次第では、また口から食べられるようになることを実際に多く経験しています。

この本は、私が在宅の患者さんや家族に教えてもらったたくさんの経験に基づいて書かれています。いわば、先輩たちからの贈り物として、現在、認知症の方と支える家族の皆さんに少しでもお役に立てればと思っています。

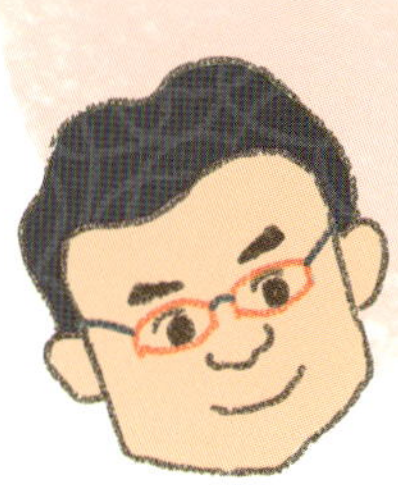

目次

認知症と診断されたら まず歯科へ！

一般に、歯科医院は嫌われ者です。歯を削るときに感じる、頭に響く振動は、なんともいやなものですし、神経の先を触れられるような痛みは耐えがたいものがあります。また、治療いすにおなかを見せて寝転がり、上からおおいかぶさられるような治療のスタイルは、なんとも言えない恐怖を感じるものです。

認知症の高齢者は正しい意思の表出が困難になります。さらに、認知症を伴う疾患の多くは進行性であり、認知機能の低下とともに、口腔衛生管理や摂食嚥下《えんげ》機能に関係する運動機能も低下してきます。そのため、認知症が進むに従い、一気に虫歯や歯周病などが悪化する場合があります。そうなってから歯科医院を受診するとさまざまな問題が出てきます。

認知症の高齢者が安全に歯の治療を受けるためには、さまざまな能力が必要となります。

「治療の必要性を理解すること」、「痛みや不快な感覚に対して我慢すること」、「口を一定時間開けているなど歯科医師の指示に細かく従えること」などです。残念なことですが、認知症が進行すると、これらの能力が低下します。そして、歯科治療を受けることがきわめて困難になります。そのような事態になる前に、認知症と診断されたらまず歯科医院を受診して、歯科治療はしっかりとすませておきましょう。

認知症高齢者は痛みを訴えにくくなる

歯科の治療を受けるときに、人が訴えることはどんなことでしょう。たとえば歯周病によって歯ぐきが腫《は》れているとか、大きな虫歯がしみるとか、入れ歯が歯ぐきに大きな傷を作ってしまったとか、いずれも聞いただけでも痛そうに感じることばかりです。

しかし、認知症の高齢者は、このような痛みを感じたときでも、「痛い」と訴えることがむずかしくなります。ですが、痛いということを言葉でうまく表現できないだけで、食事を食べなかったり、機嫌が悪くなったり、歯ブラシをいやがったり、入れ歯を入れなくなったりと、何らかの方法で、ご家族に伝えようとしている場合が多いのです。

口の運動機能が低下する

認知症を生じる多くの病気は、進行とともに、運動機能の低下がみられます。それは、全身にも見られますが、口の機能であるあごや舌などの口の運動も同様に低下します。口の機能が低下すると、口の中に食べ物のかすがたまりやすくなり、それを栄養とする口の中の微生物が爆発的に増えることになります。認知症のために歯ブラシを上手に使うことがむずかしくなったりすることも相まって、一気に虫歯や歯周病を悪化させてしまうケースが多くあります。

早期受診で歯科ができること

認知症の初期で、歯科医師の指示に上手に従うことができる段階で受診ができれば、通常の歯科治療は難なく受けることは可能です。

そしてそのさいに、歯科医師に、認知症と診断されていることを告げてもらえれば、歯科医師は、認知症が進行して、いつか受診が困難になり、口の運動機能が低下することを見据《す》えた歯科治療の方針を立てます。

たとえば、合わなくなった金属の冠があったとします。現時点では、大きな問題がなくても、今のうちにしっかりとした冠にとり換えるための歯科治療をしてくれるでしょう。

もし、まだ入れ歯ではないけれど、これから先、必要になりそうであれば、今のうちに入れ歯を作って、認知症が進む前に慣れておいてもらう必要があります。認知症が進むと新しいものへの適応は著しく悪くなり、さらに、ちょっとした不具合を自分から申し出にくくなるので、認知症が進んだ時点で新しい入れ歯を作って合わせていくのは通常とても困難だからです。

また、本当はもう抜いたほうがよいと考えられる歯は、次の受診の機会には、抜歯するのもむずかしくなる可能性があるので、「しばらく様子を見ましょう」ではなく「早めに抜いておきましょう」といって、抜歯をして、ブリッジや義歯を作ってくれるでしょう。

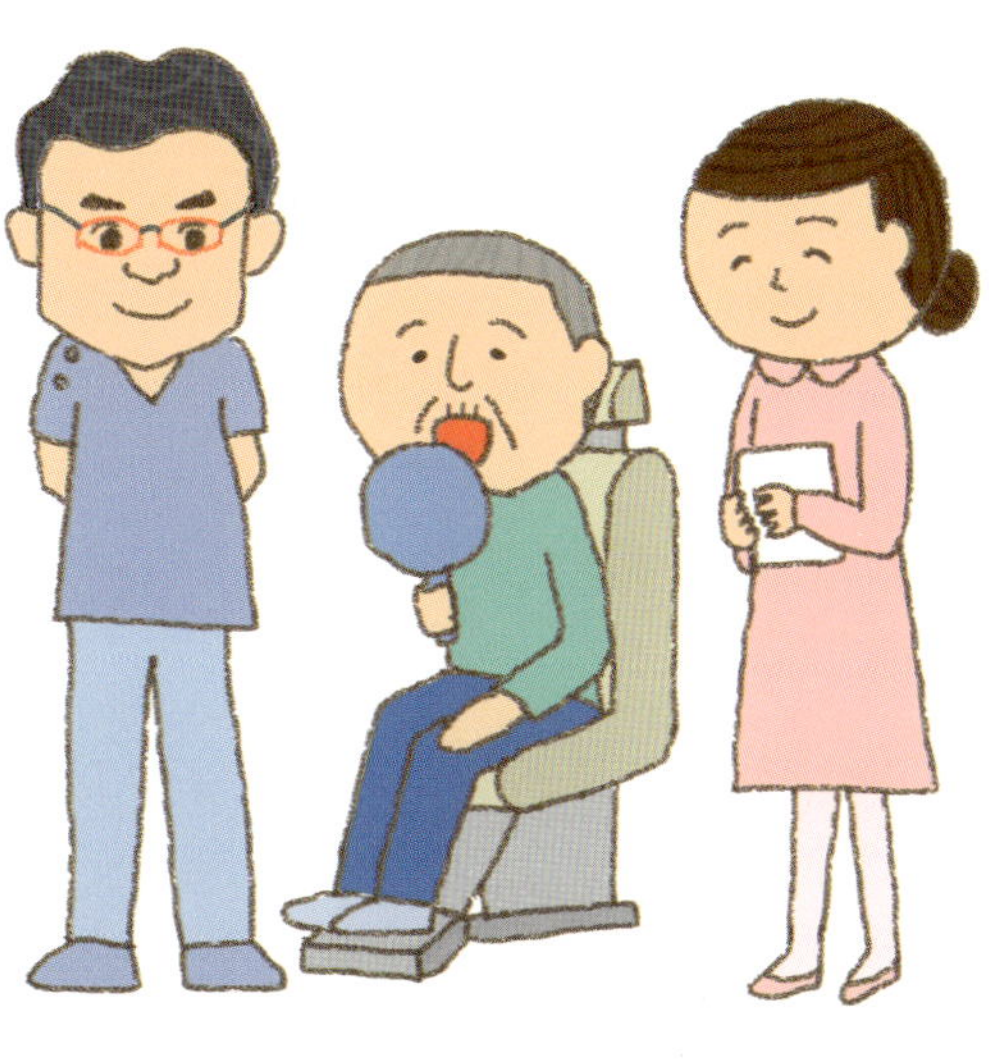

認知症とは？

認知症はさまざまな症状を持つ一つの症候群のことで、病気の名前ではありません。さまざまな病気にかかることで、認知症の症状を引き起こすのです（下記表1）。

認知症の症状には記憶障害や判断力の障害を中心とした、「**中核症状**」と呼ばれる症状と、認知症に伴っておこる徘徊《はいかい》や妄想《もうそう》などの「**周辺症状（BPSD）**」に分類することができます（9ページ図1）。

中核症状について

中核症状は、記憶、思考、見当識、理解、計算、学習能力、言語、判断などを行なう知的な機能で、生活するうえでとても重要な機能に認知症状がでたものです（11ページ参照）。

記憶には、最近起こった出来事などを覚えている「短期記憶」や昔の出来事を記憶する「長期記憶」といわれるものがあります。

電話番号を見ながら電話をしたり、相手の発言を覚えていて受け答えたりするといったときに必要な記憶は「ワーキングメモリー」ともいわれます。

また、子供のころに行った楽しい旅行などの記憶には、時間や場所、そのときの感情が含まれる「エピソード記憶」と呼ばれる記憶もあります。言葉では説明できない自転車やブランコの乗り方、楽器

表1　認知症を起こす原因疾患

1 神経変性疾患	アルツハイマー型認知症、レビー小体型認知症、ピック病、パーキンソン病、ハンチントン病、進行性核上性麻痺、脊髄小脳変性症、皮質基底核変性症など
2 脳血管障害	血管性認知症：脳梗塞（塞栓または血栓）、脳出血などによる
3 頭部外傷	脳挫傷、脳内出血、慢性硬膜下血腫など
4 悪性腫瘍	脳腫瘍（原発性、転移性）、癌性髄膜炎など
5 感染症	髄膜炎、脳炎、脳膿瘍、進行麻痺、クロイツフェルト・ヤコブ病など
6 代謝・栄養障害	ウェルニッケ脳症、ペラグラ脳症、ビタミンB_{12}欠乏症、肝性脳症、電解質異常、脱水など
7 内分泌疾患	甲状腺機能低下症、副甲状腺機能亢進症、副腎皮質機能亢進症、副腎皮質機能低下症など
8 中毒性疾患	薬物中毒（向精神薬、ステロイドホルモン、抗癌剤など）、アルコール、一酸化炭素中毒、金属中毒（アルミニウム、水銀、鉛など）
9 その他	正常圧水頭症、低酸素脳症など

参考資料／公益財団法人 健康・体力づくり事業財団

図1　認知症における中核症状と周辺症状（BPSD）

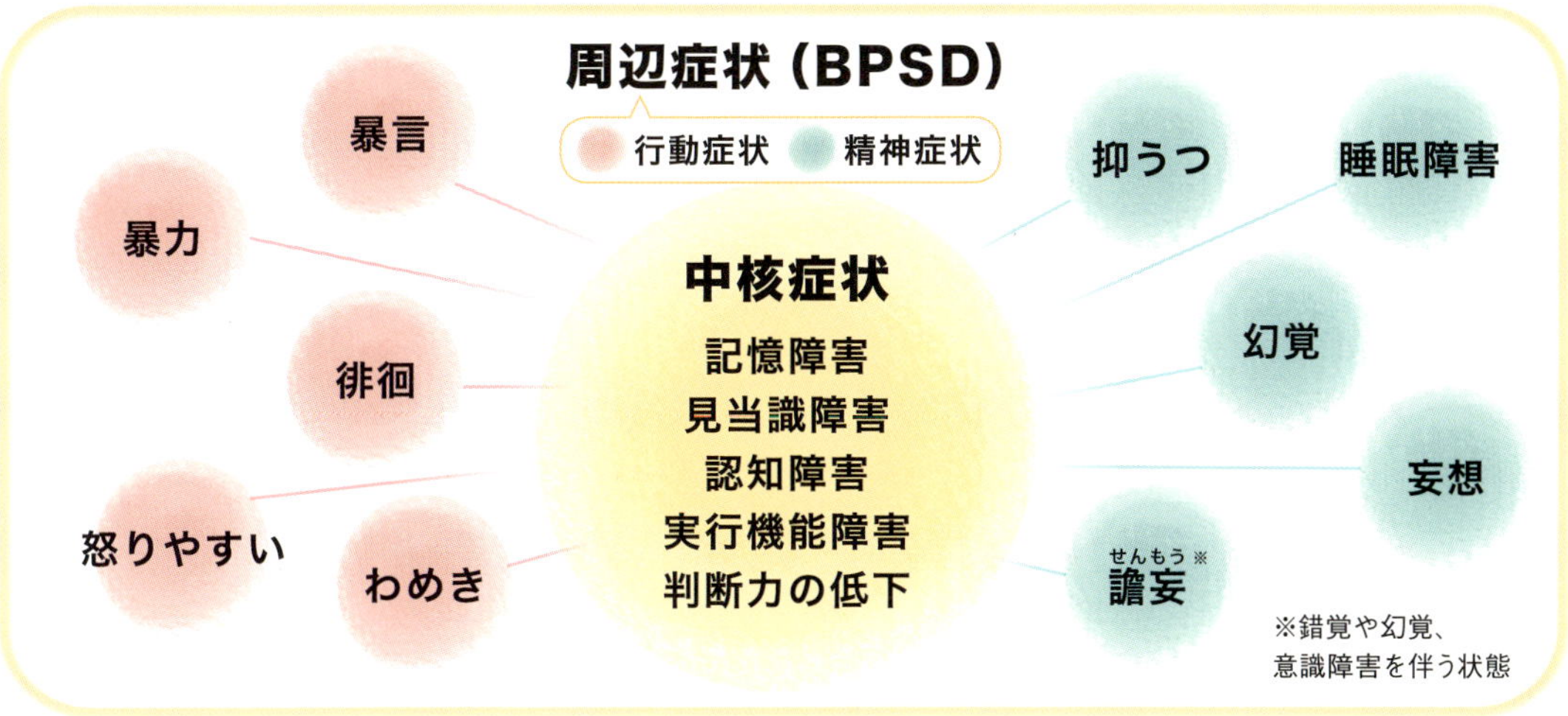

の演奏の仕方、料理など、繰り返し練習して習得するといった「手続き記憶」と呼ばれる記憶もあり、私たちの日常を支えています。

中核症状が起きると……

認知症の初期においては、数分前や数十分後前の出来事を忘れるといった「短期記憶」の障害が見られることがあります。たとえば、先ほど終わったばかりの食事を忘れてしまい、「食事を食べさせてもらっていない」などと訴えることが起こります。

一方で、運動や仕事などの手順を身体で覚えたことは毎回手順を確かめなくてもスムースに行動できることがあります。「手続き記憶」と呼ばれるこの記憶は比較的よく残存します。たとえば、認知症が重度になっても、上手に箸《はし》を使って食べたり、包丁を上手に使いこなしたりします。

さらに、私たちが生活するうえで、記憶とともに重要なことは、判断する力です。自分が今どこにいるのか、今はいつか、といったことを判断する能力は「見当識」といい、認知症になると、この能力に障害を受けます。たとえば、自分の家にいながら、家に帰ろうとしたり、季節はずれの服を着こんだりすることがあります。

また、物事を順序立てて計画的に行なう能力を「実行機能」といい、これに障害を受けると、つけ汁に薬味を入れ、そのつけ汁にそばを浸しながら食べるといったそばの食べ方がわからなくなったりします。

周辺症状（BPSD）について

記憶障害や判断力の障害が重度になると、心理状態や行動にさまざまな症状が出てくることがあります。今自分が置かれている状況がわからないために、不安になって食事に毒が入っているといい出したり、反対に怒りっぽくなったり、他人に攻撃的になったりします。また、目の前にある食事が自分のものかわからないために、他人のものを食べたり、食器がうまく使いこなせないために手づかみで食べたり、汚れた手を壁などになすりつけたりします。これらは、「周辺症状（BPSD）」といいます。このような症状は、よりよいかかわり方によって、多くは緩解《かんかい》（軽減）するといわれています。

自分のことを言葉で伝えられない

認知症患者は、意思を表出（表現すること）することがむずかしくなり、特に言葉で訴えることができなくなります。たとえば、食事を食べないと、そのことを心配した家族は当然食事をすすめるわけですが、本人はおなかの調子が悪かったり、歯が痛かったりという理由があっても、それを言葉で表現できません。ですから本人は、食事をすすめられても抵抗し、やがて攻撃的になったり、自分の内に閉じこもってしまったりします。普段の様子が変わったと感じたときは、どこか体の調子が悪く、不安になっているのかもしれません。

認知症の多くの疾患は、運動障害を伴う

認知症というと、中核症状である認知障害や周辺症状（BPSD）に注目が集まります。しかし、徐々に起こる運動障害にも注目しなければなりません。

認知症を起こす病気のうち、多くは神経変性疾患（8ページ表1）といい、進行性の病気で、進行に伴って脳の障害が起こります。脳の障害は認知機能に影響を及ぼすばかりでなく、体の動きにも影響を与え、病気の進行とともに、体の動きが鈍くなり、噛むことが困難になったり、飲み込むことが困難になったりします。

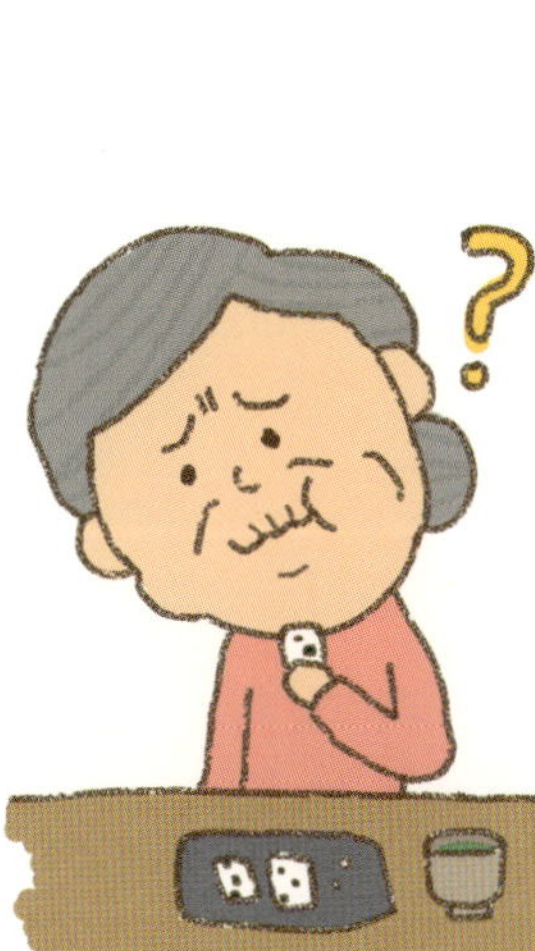

認知症の進行と症状

認知症は進行していきます。それに伴って、認知機能や運動機能が低下していきます。12ページから、アルツハイマー病を例にとって、病気の進行状況を3段階に分けて、それぞれの日常生活や食生活の状態を紹介します。

認知症

中核症状（脳の障害から直接的に現れる症状）

- **記憶障害**➡体験した記憶や過去の出来事などの記憶がなくなる
  - ◆短期記憶（最近起こった出来事の記憶）
    - ◇作業記憶（ワーキングメモリー）
  - ◆長期記憶（昔に起こった出来事の記憶）
    - ◇陳述記憶（言葉で示される記憶）
      - 【エピソード記憶】
        いつ、どこで、何をしたというような生活上のできごとに関する記憶
      - 【意味記憶】
        言葉の意味や事実に関すること、概念的なことに関係する記憶で、多くの人の共有する種類のもの
    - ◇非陳述記憶（身体で覚えた記憶）
      - 【手続き記憶】（無意識に行なうことができる記憶）
        自転車に乗るなど
      - 【プライミング】（入れ知恵記憶）
        すでにある記憶があとの事柄に影響を与える現象
- **見当識障害**➡現在の年月や時刻、自分がどこにいるかなど基本的な状況を把握できない
- **認知障害**➡さまざまなことを認知したり理解したりできない
  - ◆失語（読み書きや話したり聞いたりすることができない）
  - ◆失行（運動機能に問題がないのに、動作を遂行できない）
  - ◆失認（対象となるものを認識できない）
- **実行機能障害**➡目標を決めたり計画を立てたりしてなにかを行なうことができない
- **判断力の低下**➡物事を理解したり判断したりすることができない

周辺症状（BPSD：行動や心理にかかわる症状）

- **精神症状**（幻覚、妄想、譫妄《せんもう》、抑うつ、睡眠障害、誤認）
- **行動症状**（暴言、暴力、興奮、易怒性（怒りやすい）、喚声（わめき）、不穏徘徊《はいかい》）

―アルツハイマー病のステージ別認知症状―

第1期（初期）

日常生活において

　記憶障害や見当識障害によって、日常生活の中で問題が出てきます。

　たとえば、自分がとった行動そのものを忘れるといった症状が出ます。古いことは覚えていますが、新しいことは覚えていることがむずかしくなる傾向にあります。大事なものをなくしてはいけないと、物をしまい込みますが、しまい込んだ場所を忘れることもしばしばです。その解決法として、盗られたと解釈し、被害妄想を示すこともあります。

　さらに、自分で積極的になにかをするといった自発性は低下します。

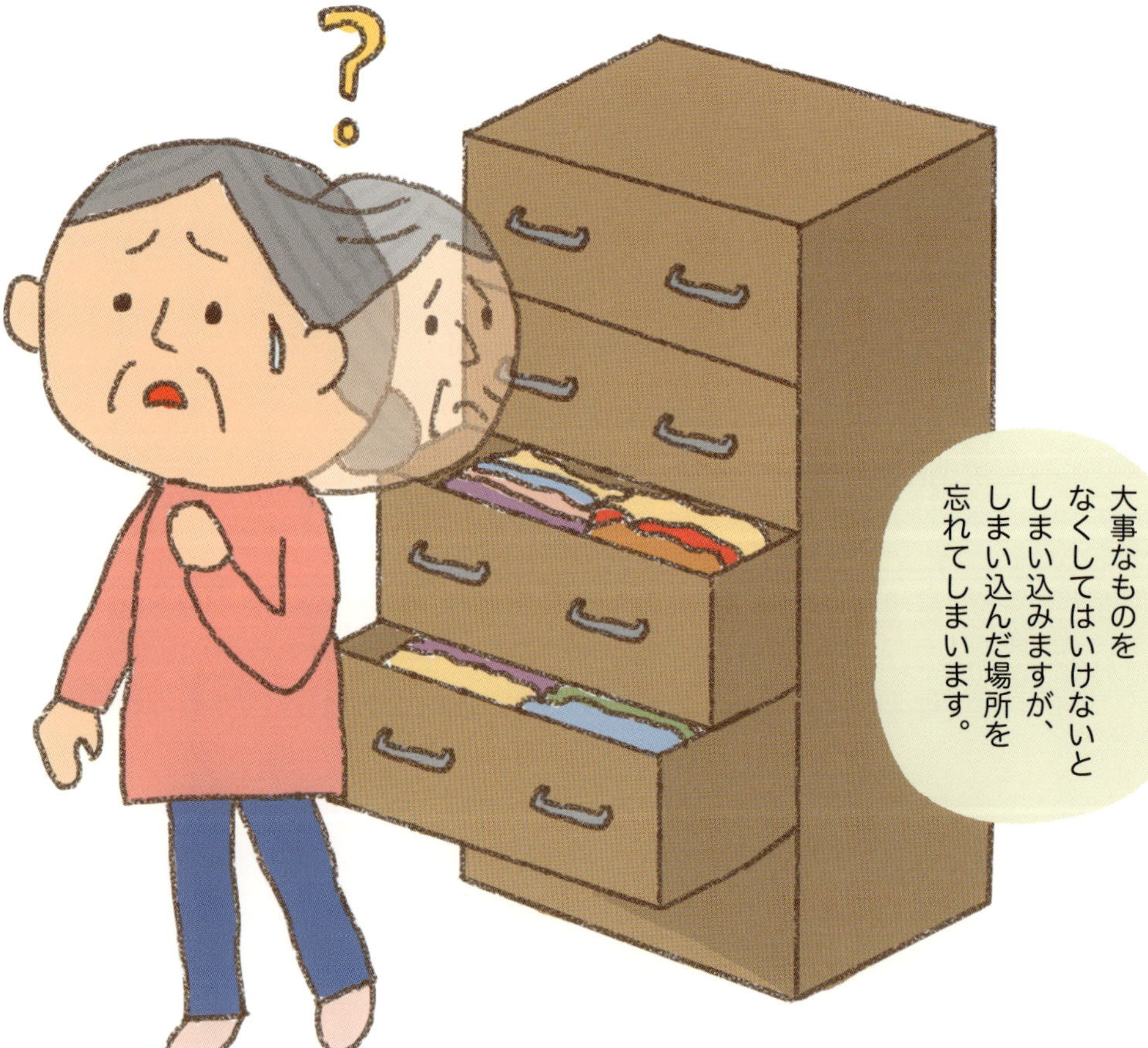
大事なものをなくしてはいけないとしまい込みますが、しまい込んだ場所を忘れてしまいます。

食生活において

食べることに関しては、お昼ごはんになにを食べたかわからなくなるというのではなく、食べたこと全体を忘れるといった症状が出ます。食べさせてもらっていないなどの発言により周囲を困らせたりします。「食べたじゃない」といったふうに完全に否定するとかえって、本人のイライラが増し、余計に騒いでしまったりします。「今、用意しているから少し待ってね」というように話したり、少量でよいので、すこし食べてもらったりすると納得して、落ち着いてくれます。

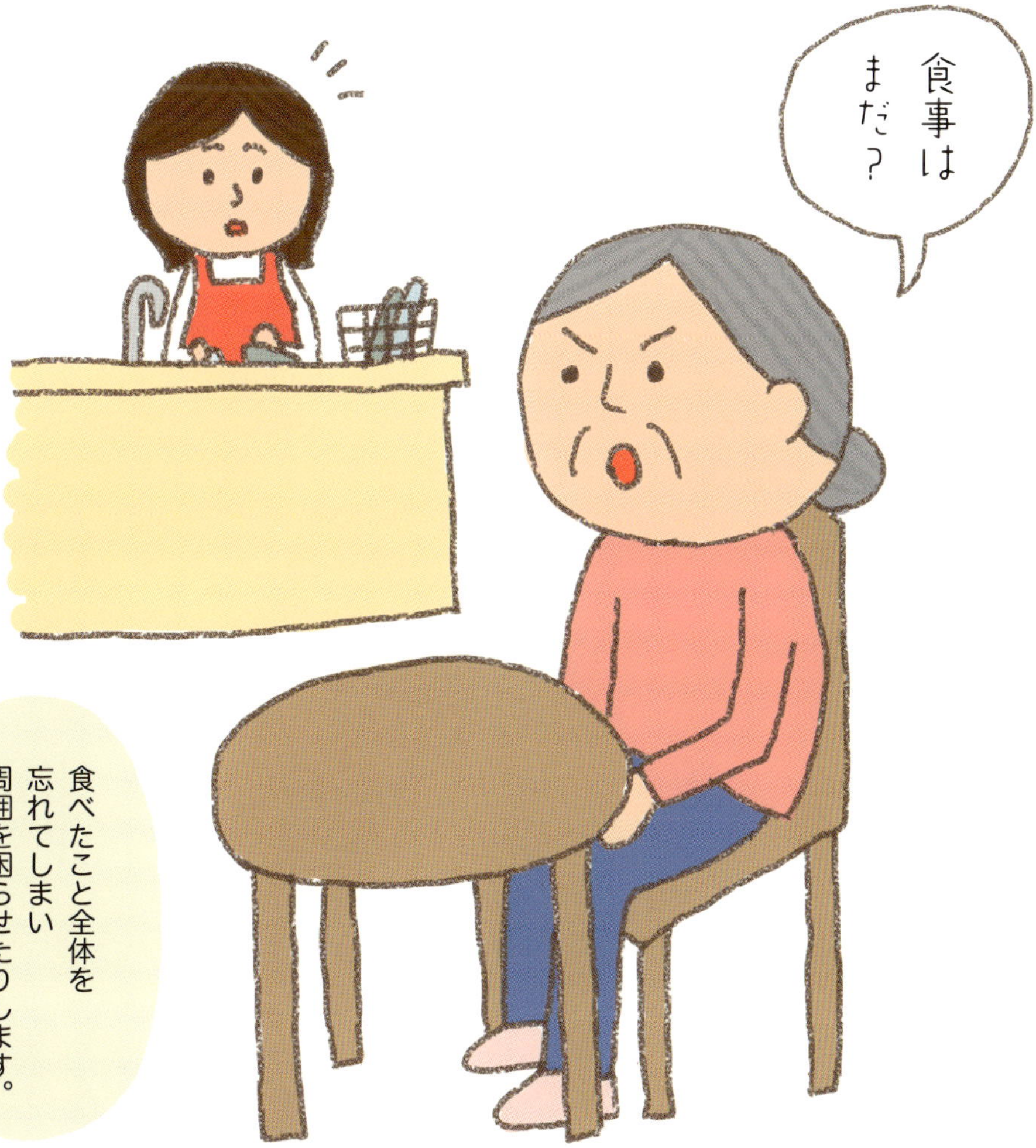

食べたこと全体を
忘れてしまい
周囲を困らせたりします。

第2期（中期）

―アルツハイマー病のステージ別認知症状―

日常生活において

認知機能の低下が著しくなり、記憶障害から生じるさまざまな問題を無意識的にとりつくろおうとする場面が見られます。それによって、行動が過剰となり、時として暴力的になったりします。

また、多動となり、本人なりの、ある目的をもって行動をすることになるので、徘徊《はいかい》といった行動も起こしたりします。

粗大運動（腕や足、胴体などを動かす運動）という大まかな運動の機能は保たれますが、状況判断に基づく、巧みな運動はできなくなり、転倒事故を起こす時期でもあります。運動障害が進むと、筋肉が固くなる「固縮」が見られ始めることもあります。

本人なりの目的をもって徘徊といった行動も起こしたりします。

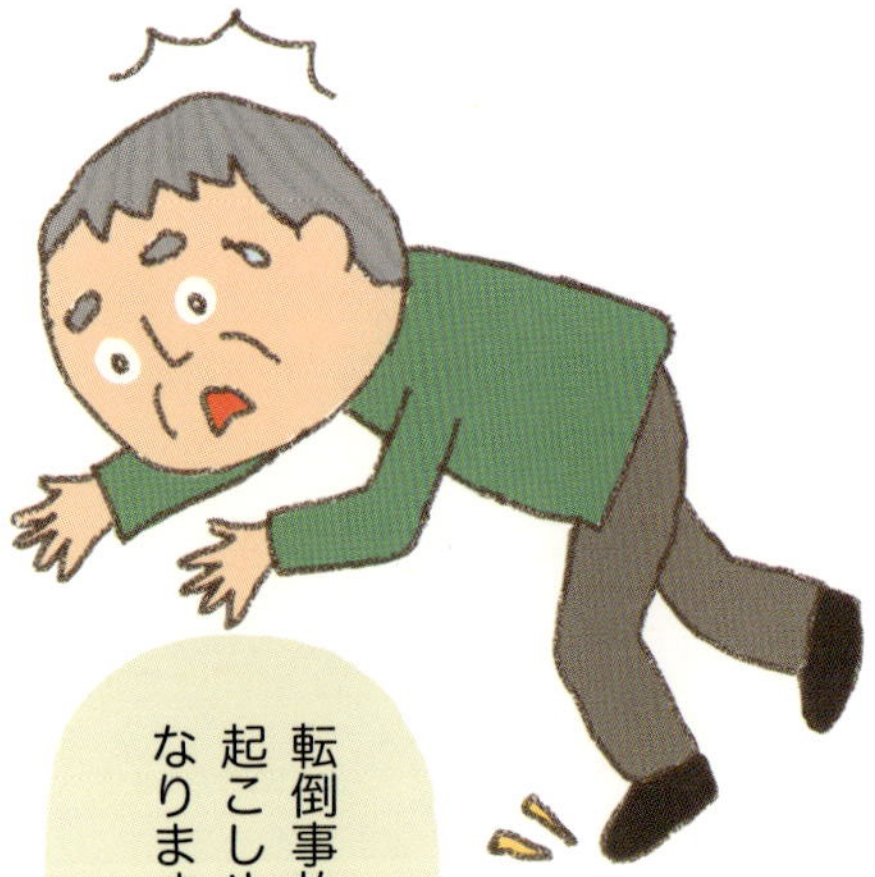

転倒事故を起こしやすくなります。

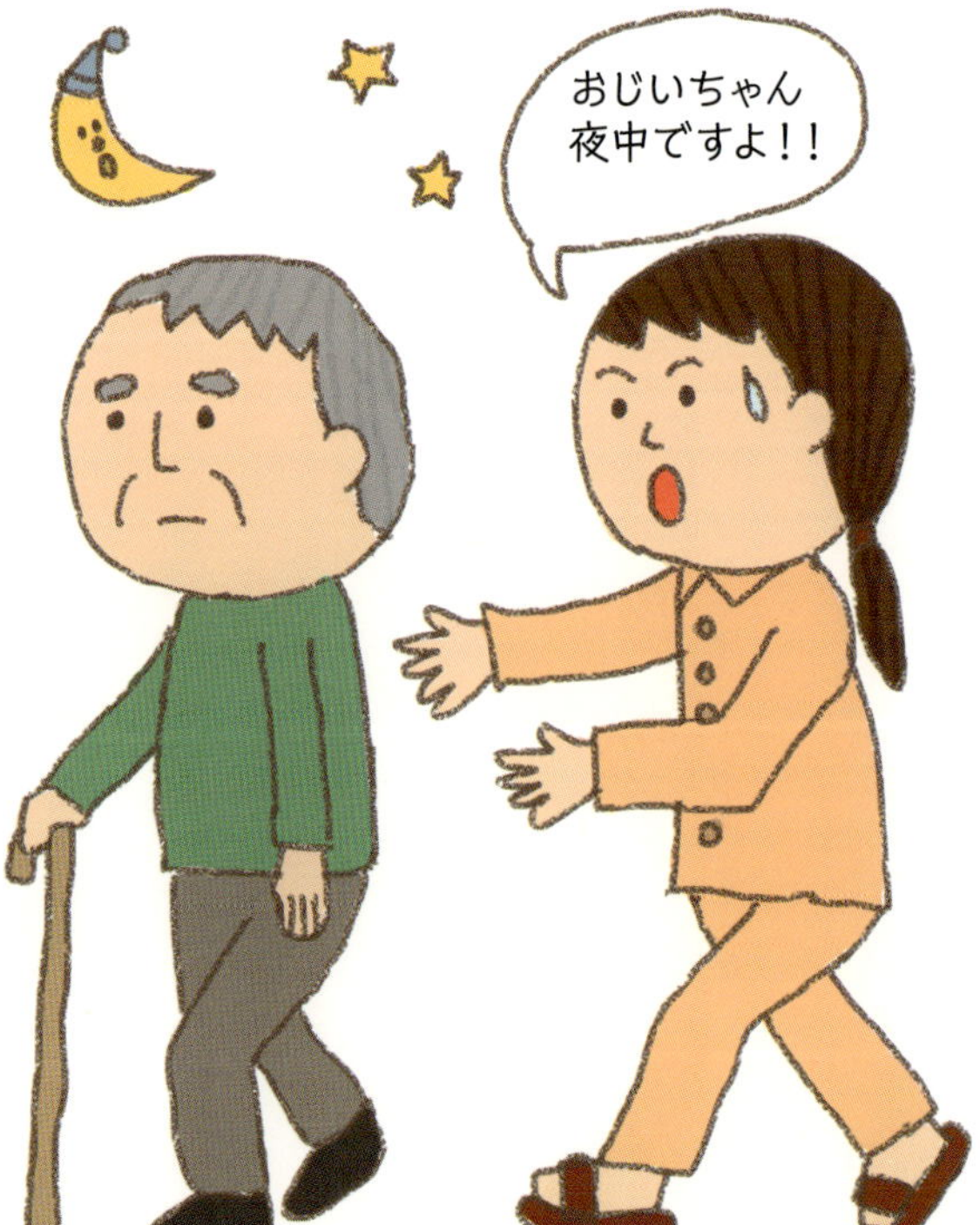
おじいちゃん
夜中ですよ！！

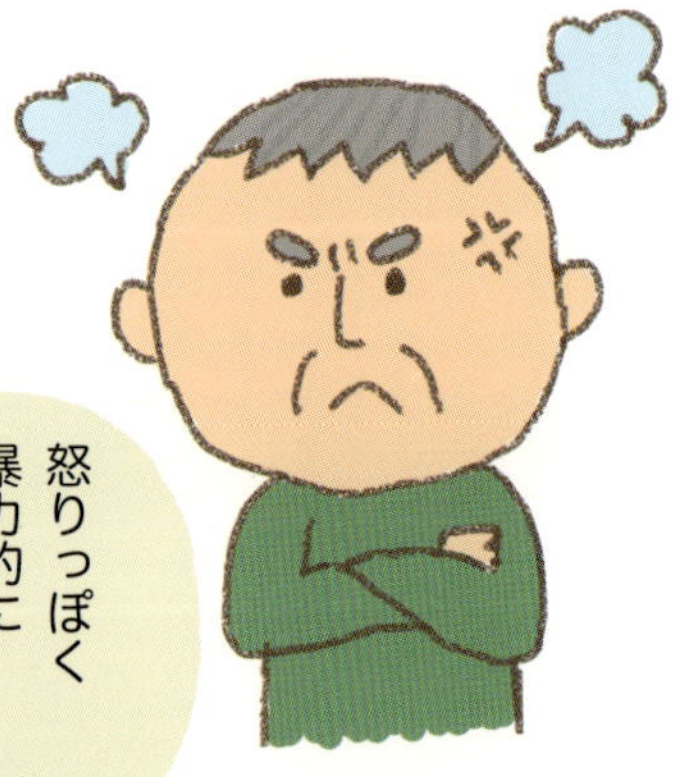

怒りっぽく暴力的になったりします。

食生活において

食事に対してこだわりを示したり、同じものしか食べなくなったりしてくる時期なので、栄養のバランスも気になるところです。しかし、食べることをあまりに強くすすめすぎると、かえって食べてくれなくなるので、1週間程度の期間、余裕を見ながら、いろいろなものを食べてもらえるように促してみましょう。

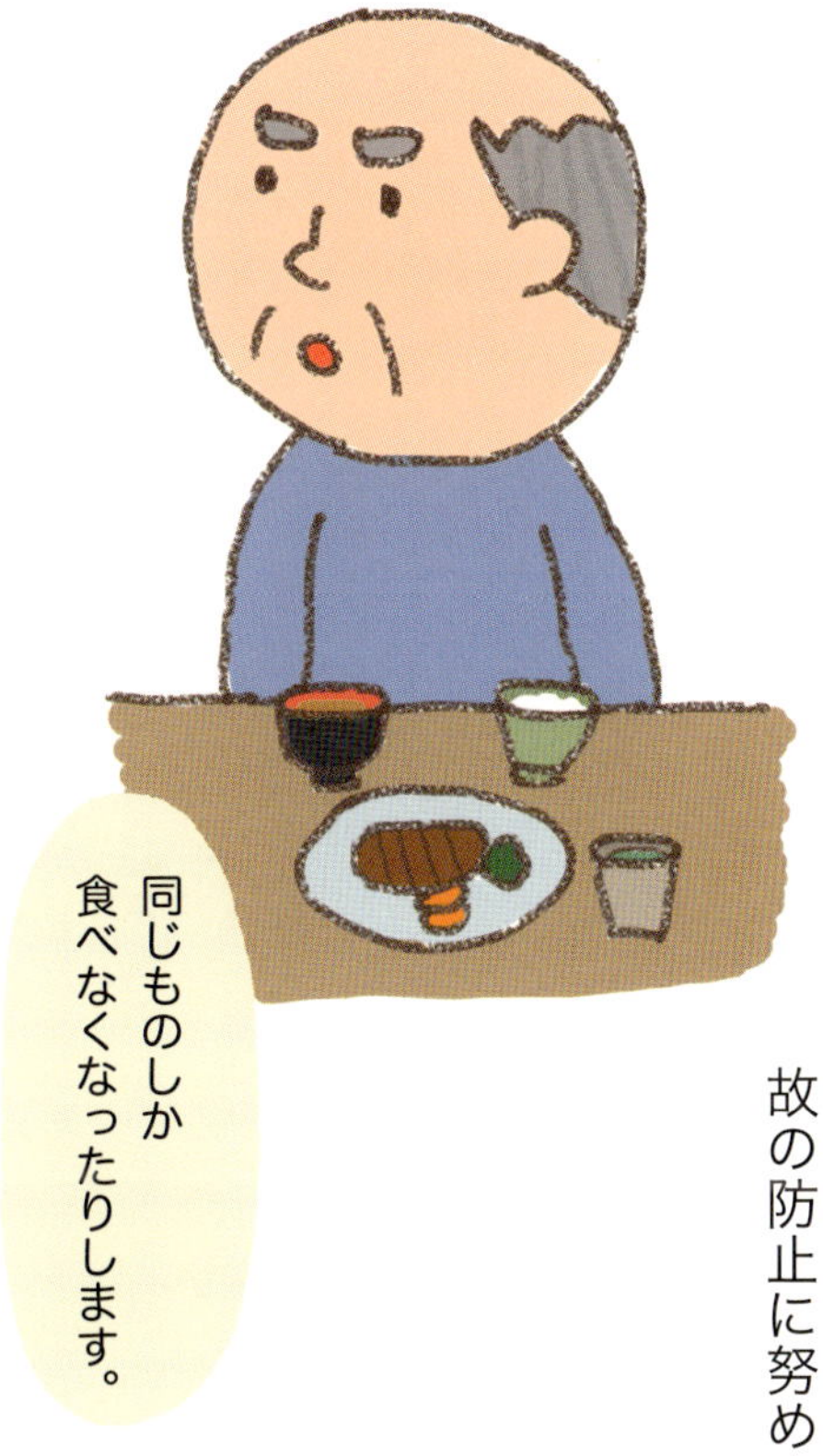
同じものしか
食べなくなったりします。

さまざまなことができなくなる中で、上手に箸《はし》を使って食事ができる場合が多いです。しかし、判断が働きにくくなっているので、すごい勢いで食べてしまったり、口いっぱいにほお張ったりして、窒息の危険もあります。食べるときは、見守りを充分に行ないましょう。窒息などの危険性を防ぐような料理のくふう（小口切りにしたり、やわらかくしたりする。94ページ参照）をしながら、窒息事故の防止に努めましょう。

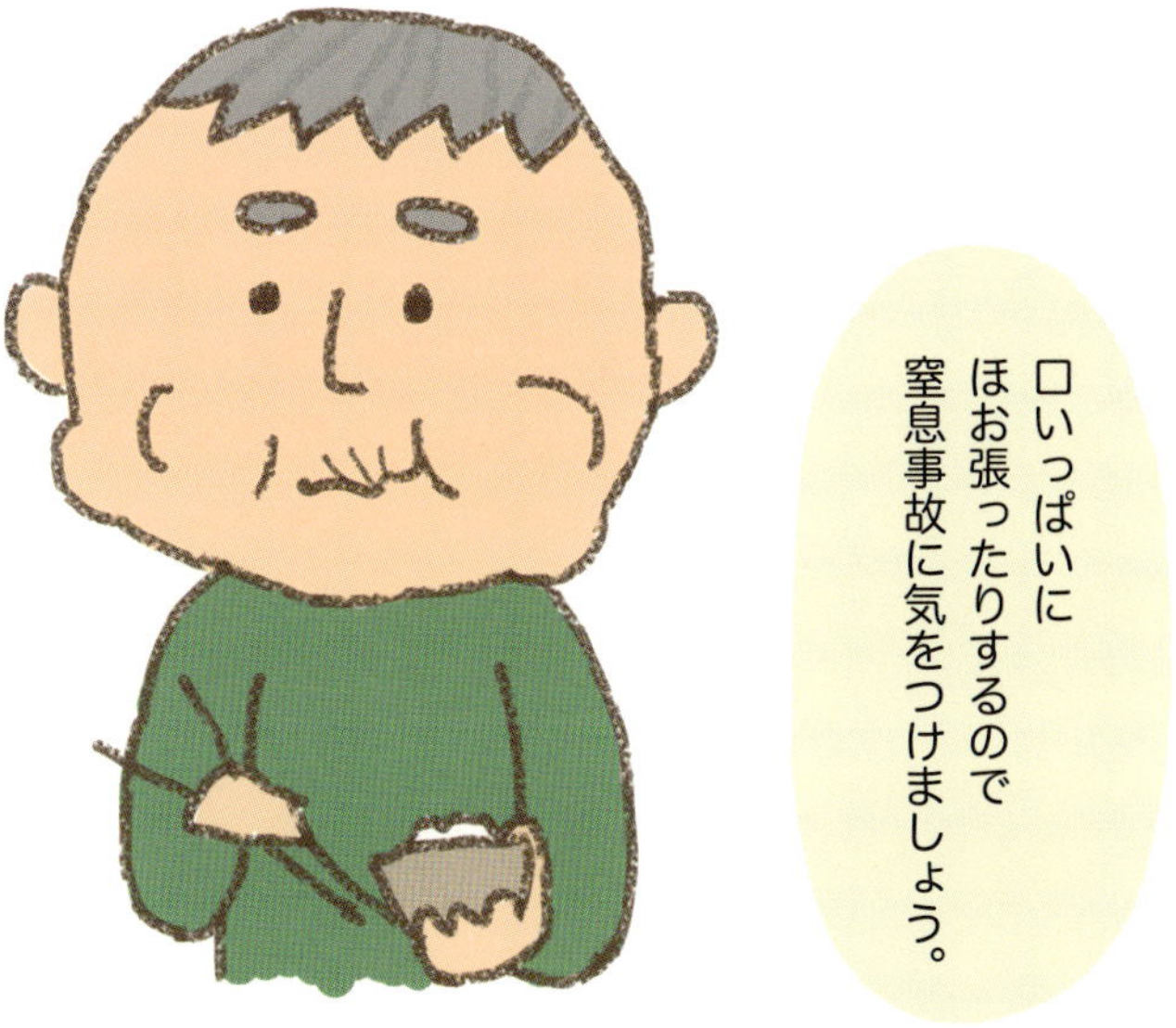
口いっぱいに
ほお張ったりするので
窒息事故に気をつけましょう。

―アルツハイマー病のステージ別認知症状―

第3期（後期）

日常生活において

記憶障害は重度となり、思考が困難となります。行動量は低下し、不活発となり、寝たきりとなる場合が多くなります。

食べることを忘れてしまったかのように、食べる行動が起こらず、口の中に食べ物を入れても、口を動かすことができなくなります。食事量が極端に少なくなるために低栄養となります。

運動障害から嚥下《えんげ》障害も重度となり、誤嚥のリスクが高まります。肺炎を繰り返すことが多くなり、重症化することもあります。

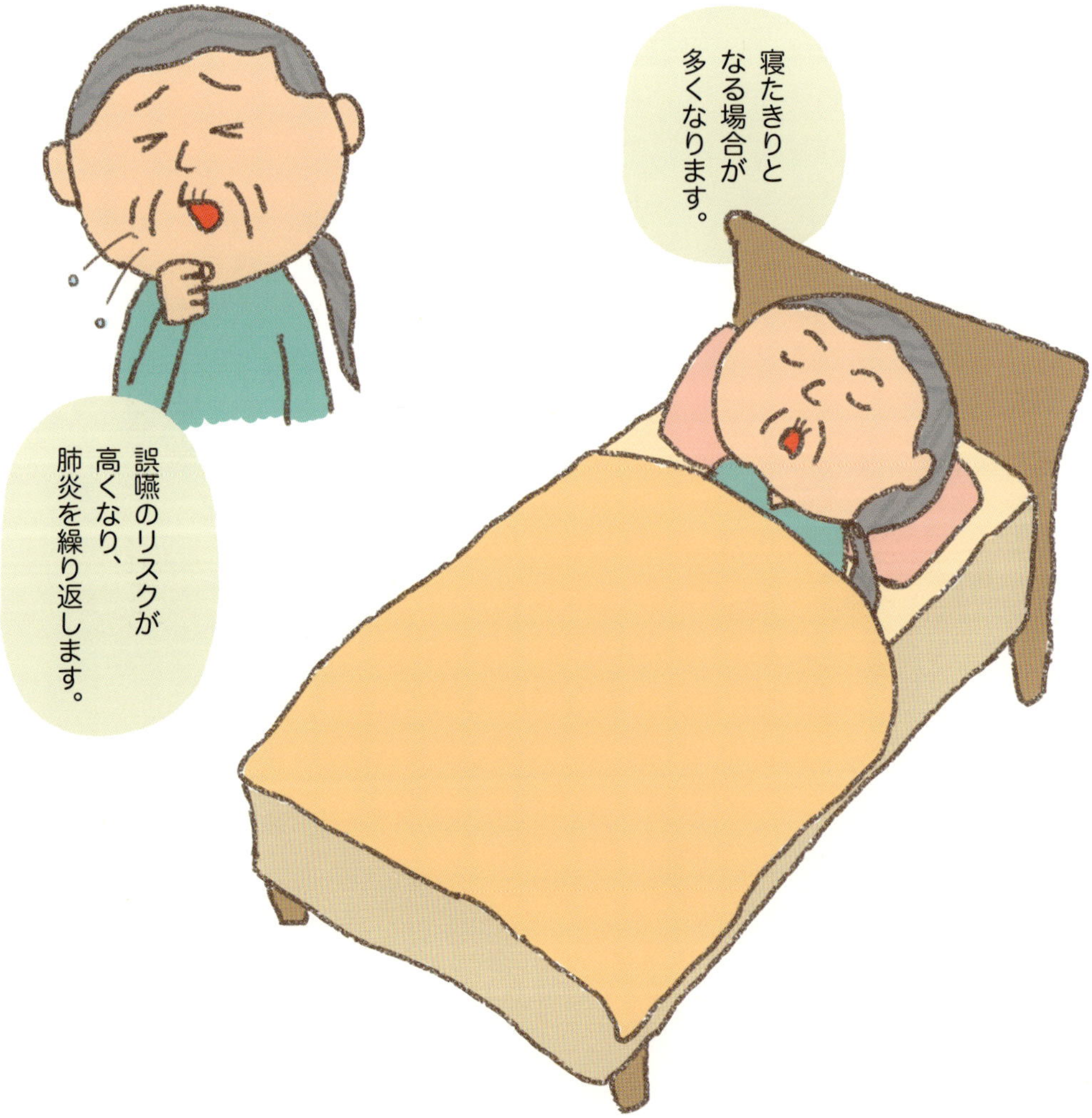
寝たきりとなる場合が多くなります。
誤嚥のリスクが高くなり、肺炎を繰り返します。

食生活において

口の動きが悪く、噛んでいる様子が見られなくなったら、ミキサー食などへの対応が必要になります。さらに、口の動きが悪く、口にため込んでしまうようであれば、リクライニング式の車いすなどを使って、体幹をやや倒した状態にしてみてもよいです。重力の力を借りて喉《のど》に送り込みやすくなります。

また、この時期の料理は、はっきりした味や、冷たいものなど、口の中でアピールする食事がよいでしょう。「むせ」が起こるようになったら、一般的な誤嚥防止の対応が必要になります。とろみをつけたり、口の中でまとまりやすくしたりするなど料理のくふうをしましょう。これらは、94ページから詳しく解説します。

食べ物を口に入れても
口を動かさず、
口の中にため込む
ことがあります。

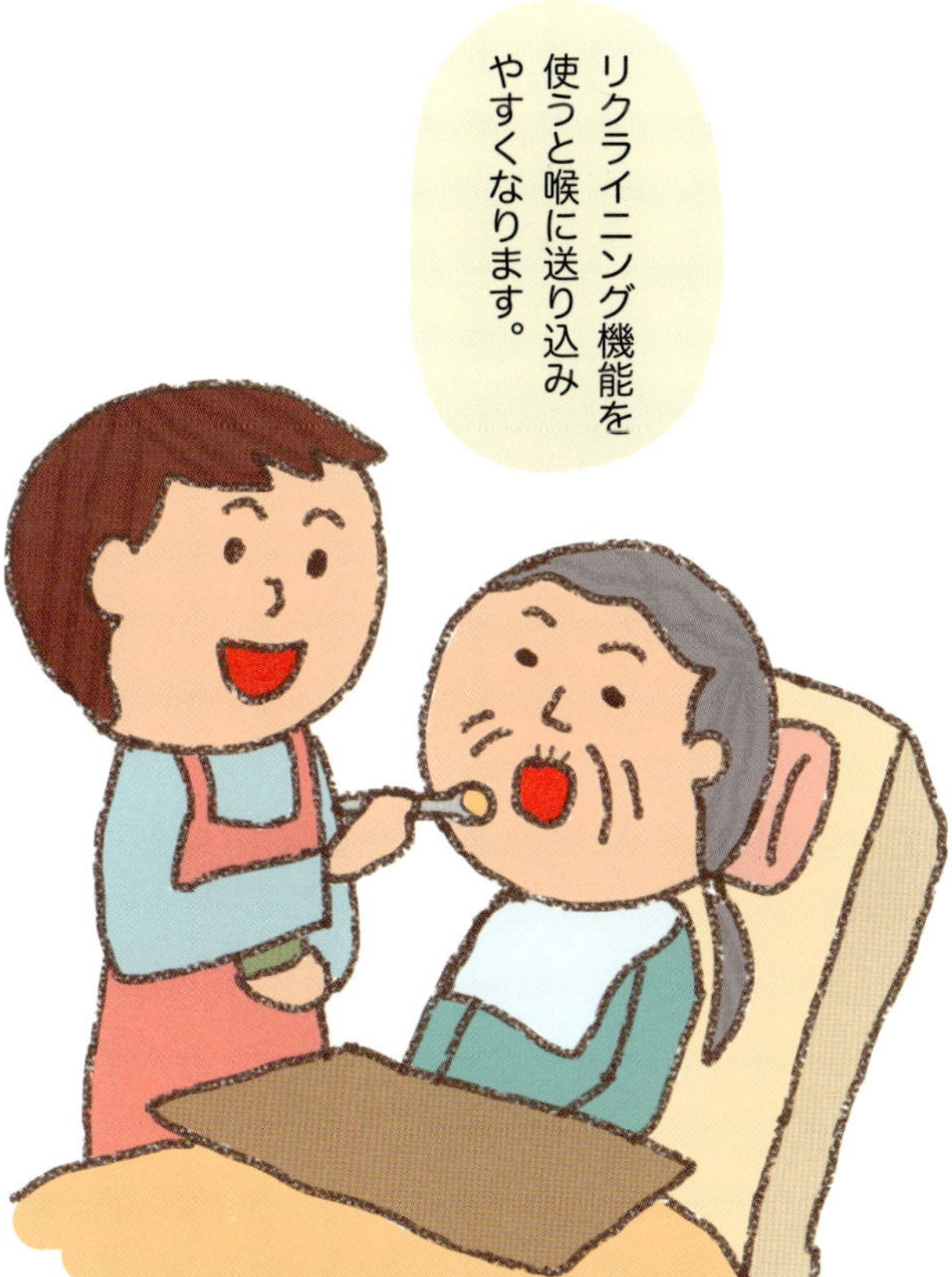
リクライニング機能を
使うと喉に送り込み
やすくなります。

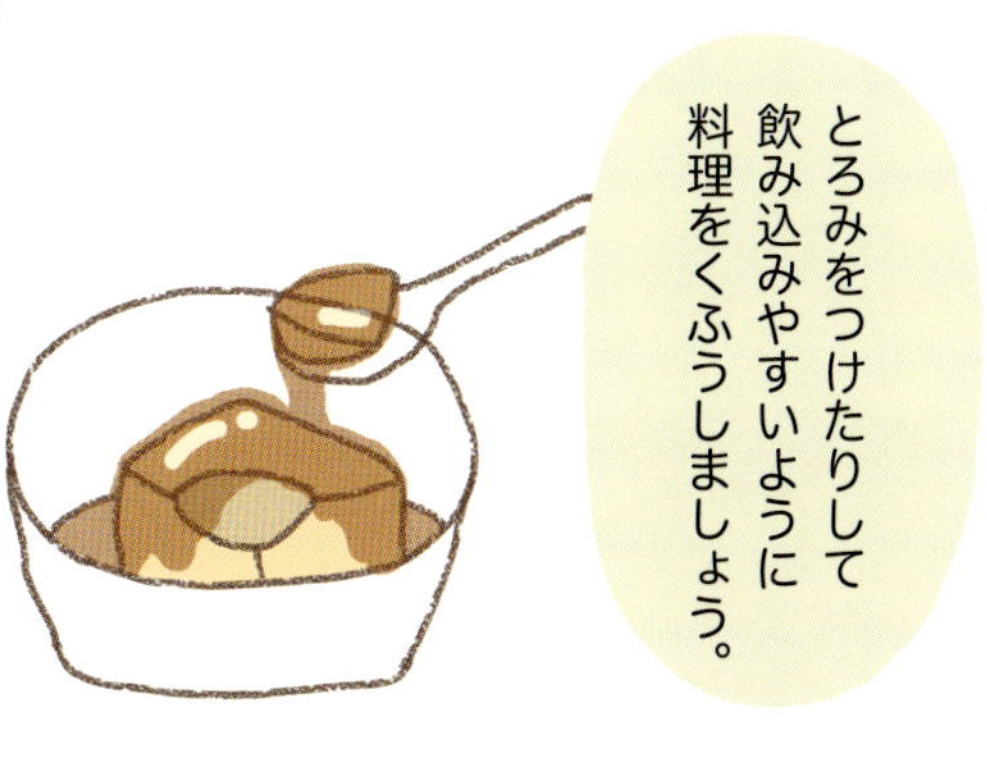
とろみをつけたりして
飲み込みやすいように
料理をくふうしましょう。

高齢者に起こる摂食機能障害とその対応

噛むことは、脳の働きや、口の細かい動きによって支えられています。

噛むこととは

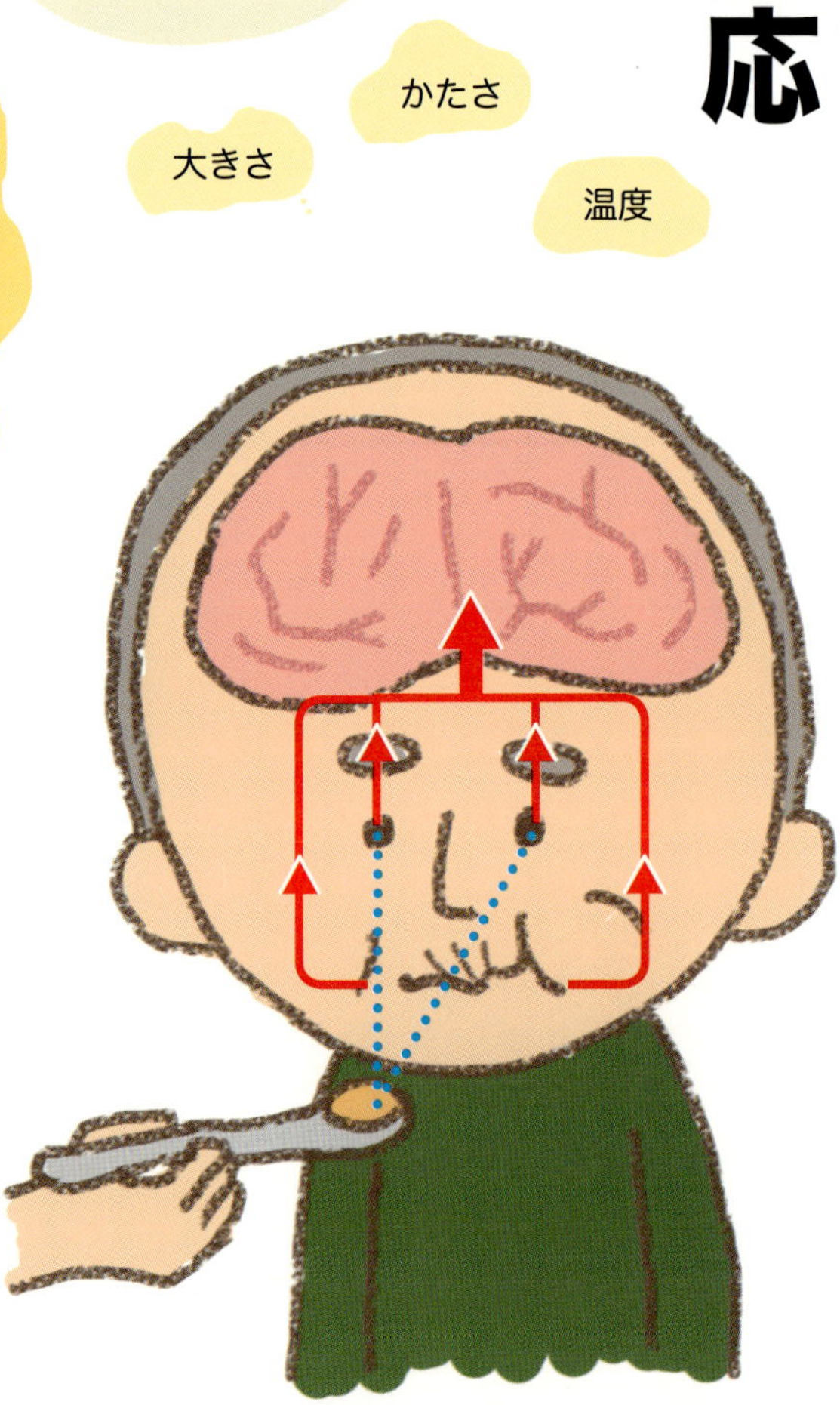

私たちが、ものを食べようとする前に、その食べ物はどのようなものか――噛む必要があるか？ 舌で押しつぶして食べるものなのか？ 飲み込むだけのものなのか？ などを過去の経験などから判断します。

口に入れたときも、くちびるや舌、そして歯を使い、食べ物の物性（かたさなど）や温度などを感知し、どのように食べたらよいかという情報を得ます。ある程度のかたさで咀嚼《そしゃく》（噛むこと）が必要な食べ物であれば、舌で受けとって歯の上に移動させ、舌とあごと上下の歯によって噛み砕き、唾液と混ぜます。

プリンのようなやわらかい食べ物の場合は、噛まずに舌などで押しつぶします。また、ペースト食のようなまとまりのない食べ物は、舌の中央でまとめるようにして飲み込みます。

このように、私たちが行なっている噛むという行為は、脳の機能やさまざまな口の中の感覚や運動によって支えられています。

飲み込むこととは

私たちの喉《のど》には、息をするための「気管」と食べ物を飲み込むための「食道」の二つの出口があります。通常、喉は息をするために使われていますから、気管は常に開いた状態です。一方、食道はつぶれた管ですから、普段はその入り口も閉じた状態でいます。食べ物を飲み込むさいには、気管を閉じるために一瞬息を止めて、食道を開く必要があります。この動作は喉仏がゴックンと持ち上がる一瞬のうちに終わるので、食べ物を食道に向けてタイミングよく、さらに、しっかりと力強く押し込む必要があります。

　つまり、うまく飲み込むには強いパワーとぴったりあったタイミングが必要になってきます。

　食事中に咳《せ》き込んだり、食事が始まると痰《たん》がからんだようになったりするときは、食べたものが気管の中に入り込んでしまっているのかもしれません。食べ物が気管の中に入り込むことを「誤嚥《ごえん》」といい、誤嚥性肺炎（27ページ参照）のリスクを高めます。

息を止めていられる一瞬の間にタイミングよく飲み込まないと誤嚥を引き起こしてしまいます。

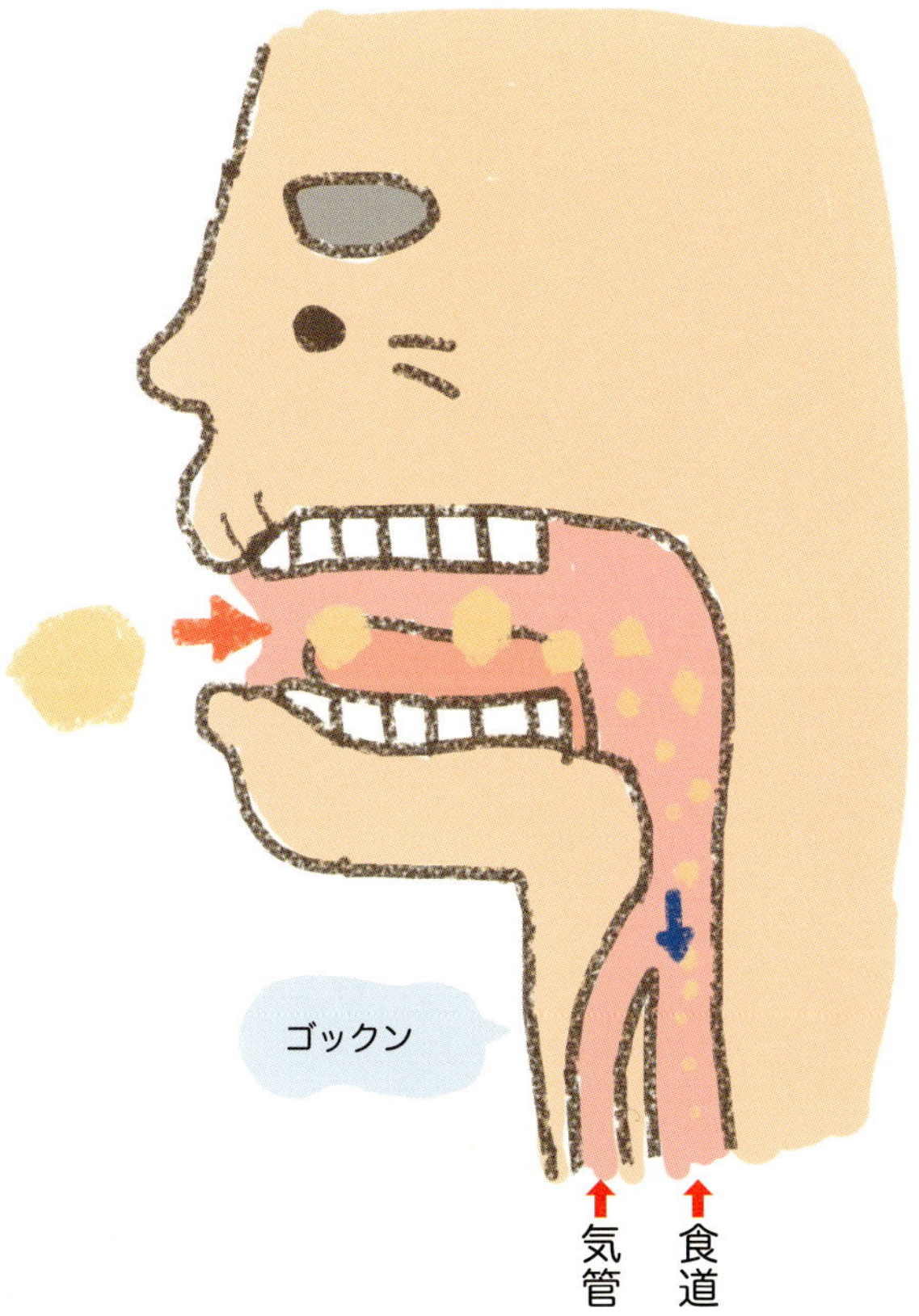

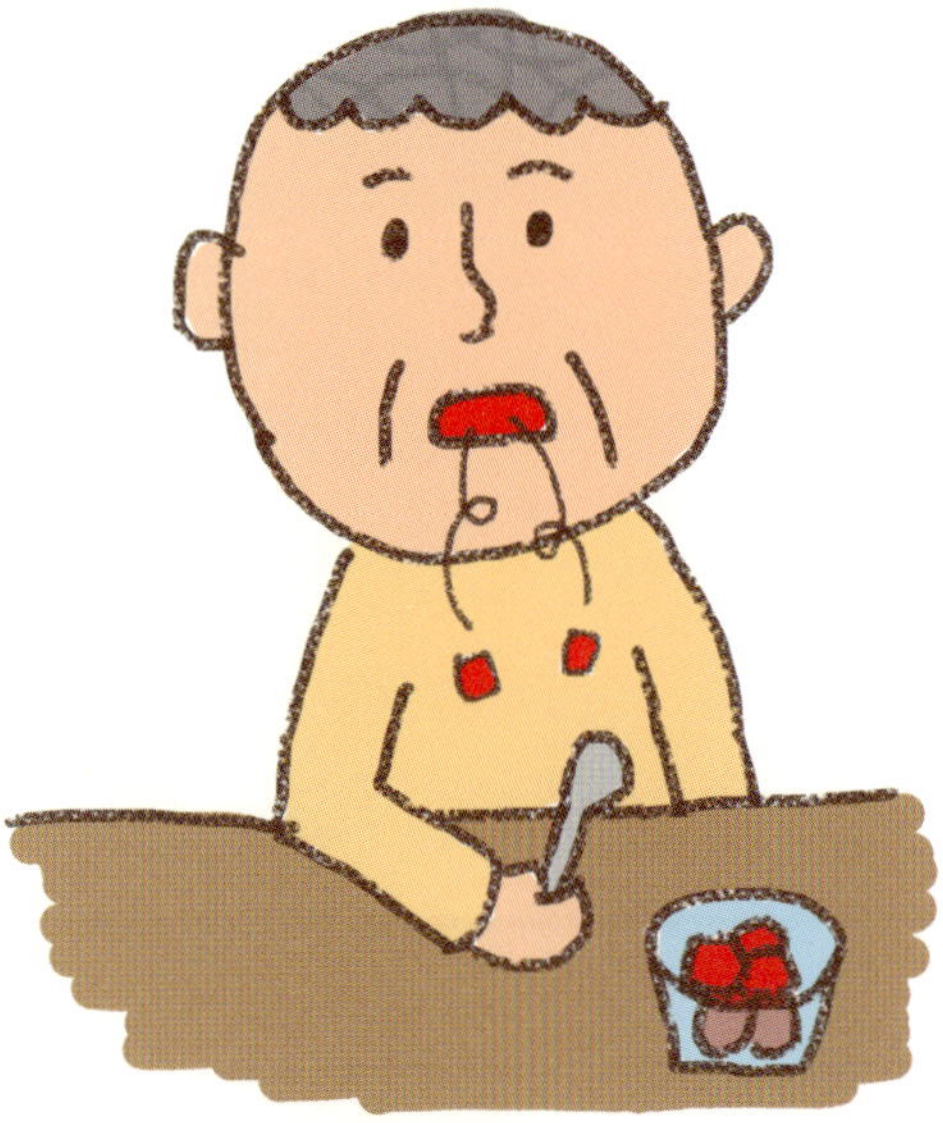

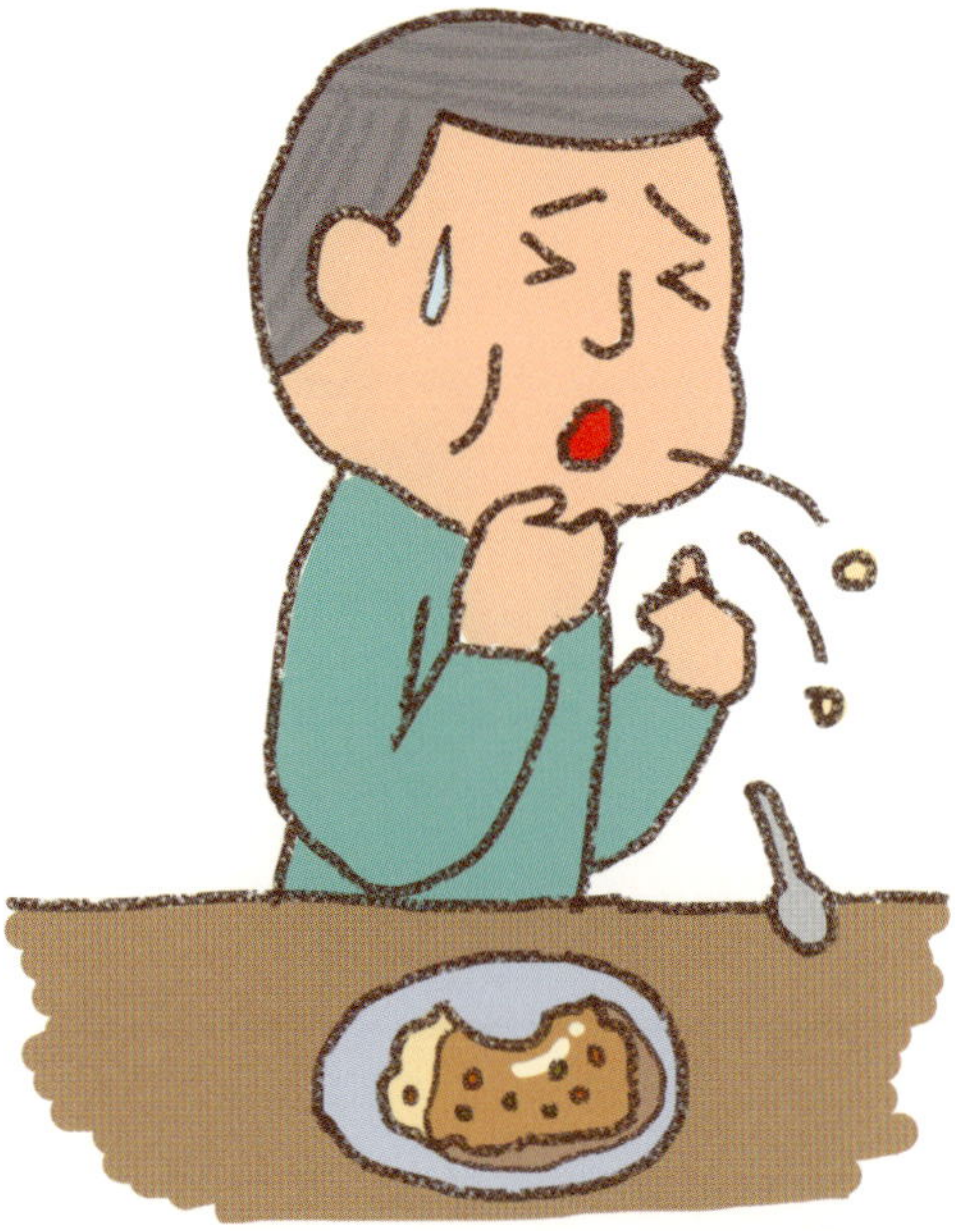

老化や認知症によって噛んだり飲み込んだりするパワーが低下する

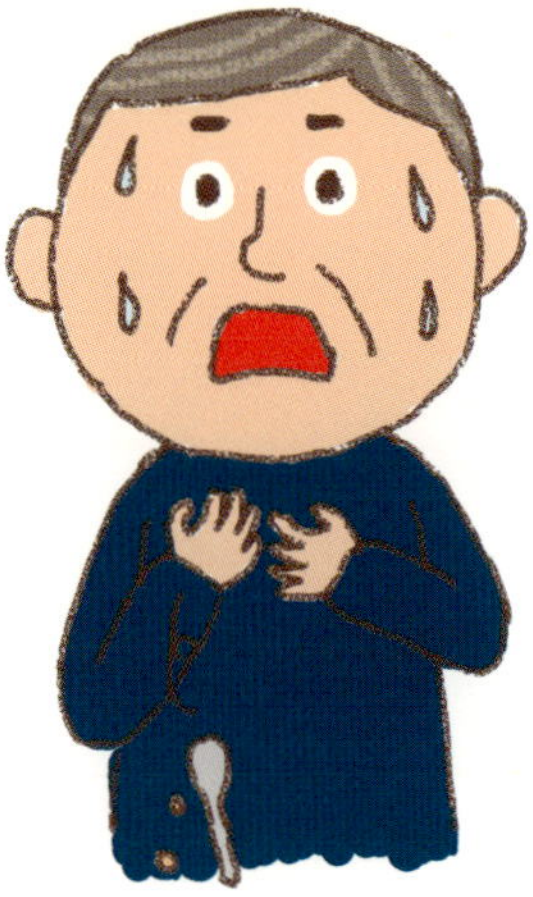

窒息事故や誤嚥性肺炎の発症に注意しましょう。

高齢になると、老化によって運動機能が低下します。早く走れなくなるのと同じように、噛んだり飲み込んだりするパワーも低下します。

　また、認知症によって認知機能が低下したり、運動や感覚が低下したりすると、同様に上手に食べることができなくなります。

　こうなると、栄養摂取不足はもちろん、窒息事故や誤嚥性肺炎の発症など、高齢者の命にかかわる危険性も出てきます。

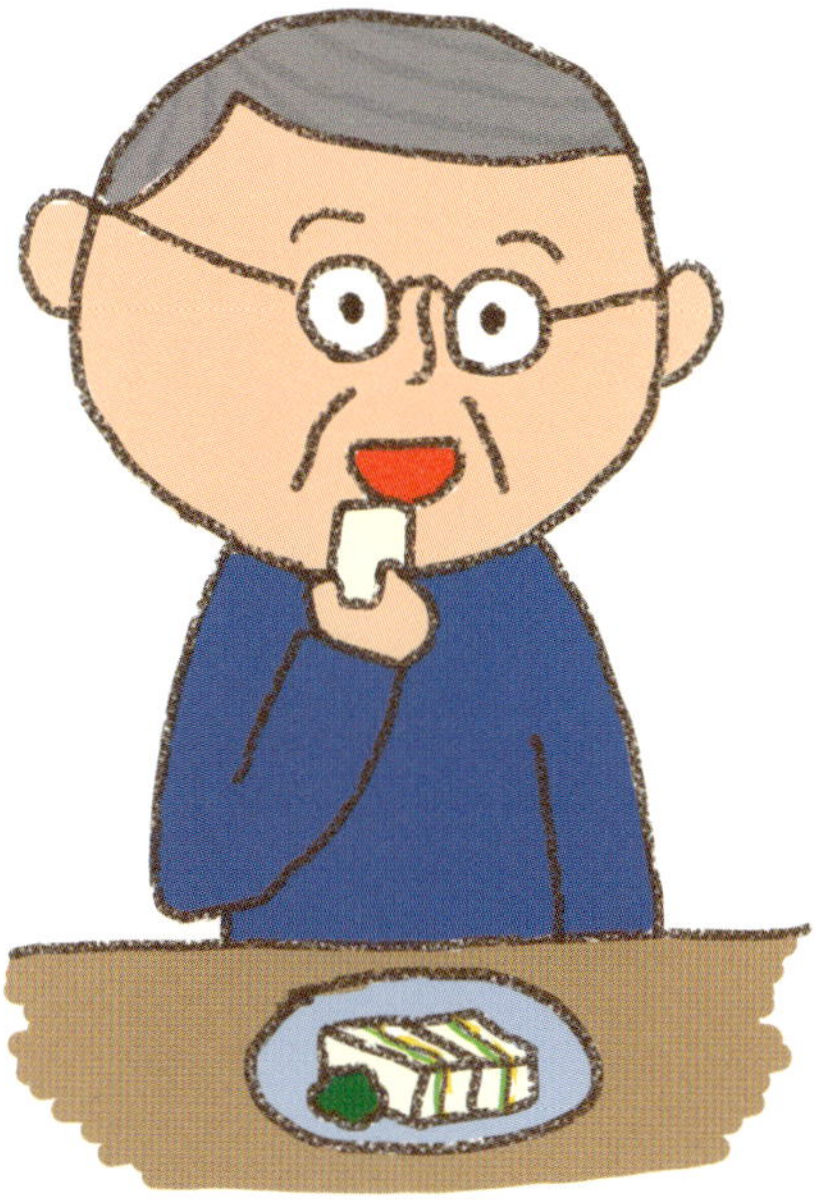

食事のくふうがたいせつ

噛んだり飲み込んだりするパワーに合わせて適切な料理を提供することがたいせつになります。

噛むパワーや飲み込むパワーが低下していないか、22～25ページを参考にして、チェックしてみてください。

そのうえで、それぞれの状況に合った適切な料理を提供しましょう。料理が食べやすくなると、栄養状態が改善したり、窒息事故や誤嚥を防ぐことにもなったりします。

料理のくふうの仕方は、94～101ページに紹介してあります。

また、食べやすくて事故を起こしにくい食べ方や食べさせ方もたいせつです。26～31ページを参考にしてください。

噛んだり飲み込んだりするパワーに合わせて料理もくふうしましょう。

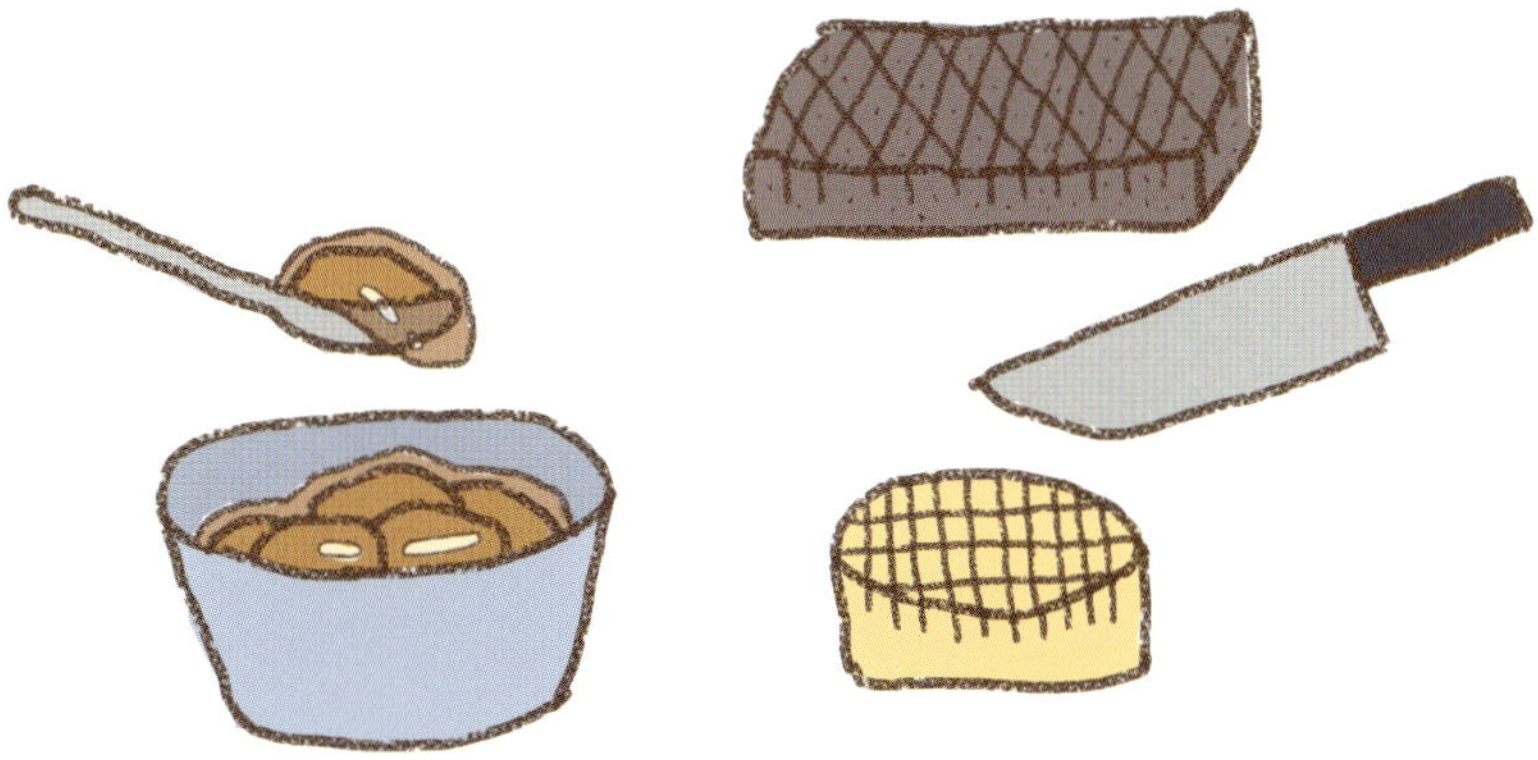

噛みにくい人の特徴

こんなときには要注意!!

次のような様子が見られるときは、噛みにくくなっていると考えられます。

今まで食べていた食べ物が食べにくくなったり、噛みにくい食べ物がある

22～31ページ参考資料／絵で見てわかる『かみやすい飲み込みやすい食事のくふう』（女子栄養大学出版部）（カバー前袖参照）

◆噛みにくい食べ物がある

噛む力が弱くなったり、義歯（入れ歯）が合わなくなったりすると、今まで食べていた食べ物が食べにくくなってきます。

弾力性の強いこんにゃくや繊維のかたいセロリのような野菜、粘着性の強いもちなどが噛みにくくなります。

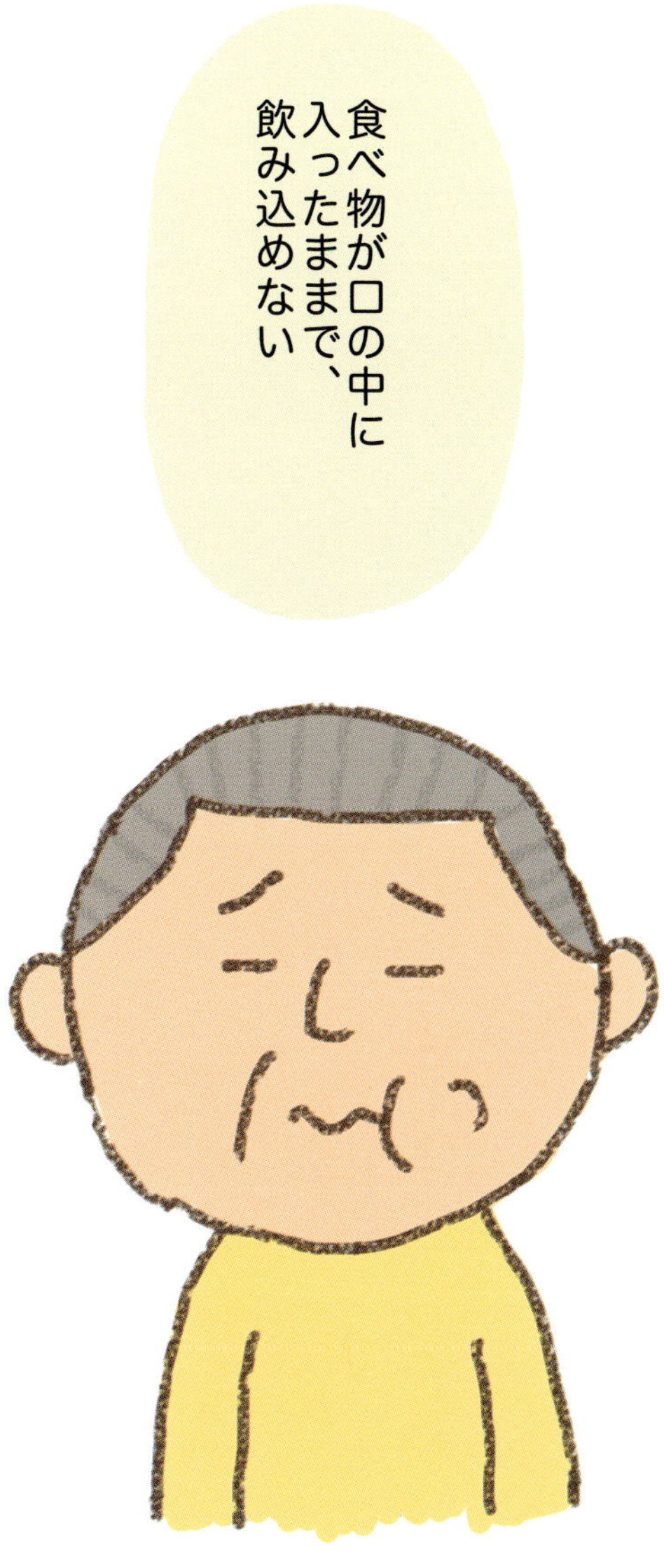
食べ物が口の中に
入ったままで、
飲み込めない

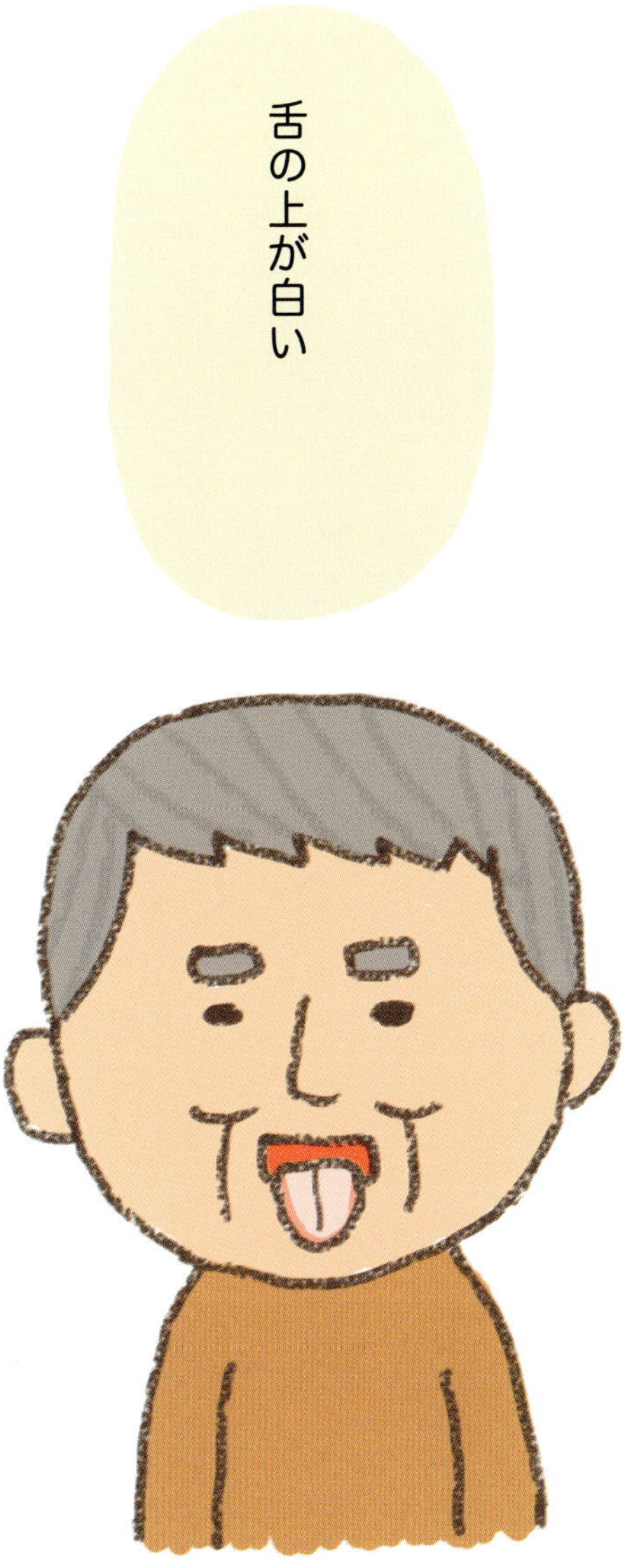
舌の上が白い

◆食べ物がなかなか飲み込めない

噛む力が弱くなって、食べ物を細かく噛み砕くことができなくなると、口の中でうまく食塊（食べ物が唾液と混ざって飲み込める大きさになる）が作れないため、飲み込めなくなります。そのため、いつまでも口の中に食べ物が残ってしまうのです。

◆舌の上が白い

食べ物をうまく噛んだり飲み込んだりできないと、舌が白くなります。これを舌苔《ぜったい》といいます。これは、口の中の汚れに微生物が発生している状態です。また、唾液の分泌量が極端に減少しているときにも付着します。

飲み込みにくい人の特徴

◆食事中にむせたり、食後によく咳《せ》き込んだりする

食べ物が気管に入りそうになると「むせ」が起こります。「むせ」は飲み込みにくくなっている最も重要なサインです。

食べ物がうまく飲み込めないと、食べかすがのどに残り、食後しばらくしてから気管に落ち込んで咳《せき》が出ることがあります。また、自分の唾液でも、むせることがあります。

◆飲み込みにくい食べ物がある

繊維のかたい食べ物（ごぼうなど）やパサパサした食べ物（さつま芋など）は、口の中で食塊（食べ物が唾液と混ざって飲み込める大きさになる）を形成しにくいため、飲み込みにくくなります。

◆飲み込んだあとに口の中に食べ物が残る

食べ物が口の中でうまくコントロールができないと飲み込めずに、舌の上や上あご、歯とほおの間に食べ物が残ります。

◆口の中に唾液（つば）がたまる

普通は無意識に飲み込む唾液が、飲み込みの反射がうまくできないと口の中にたまってしまいます。

◆痰《たん》がよくからむ

肺につながる気管に空気以外の異物が入ると、それを排除しようとするために痰が多く分泌されます。また、口の中にたまった唾液が、気づかないうちにのどに流れ落ちることがあり、このときも痰がからんだように感じます。

吐き出した痰の中に食べ物が混ざっているときは誤嚥の可能性が高いので注意してください。

◆舌の上が白い

食べ物が飲み込みにくい人は舌の機能が充分でないために食べかすが舌の上に残り、そこに微生物が発生して白くなります。これを舌苔《ぜったい》といいます。また、唾液の分泌量が極端に減少しているときにも付着します。

◆食後に声が変わる

食べ物がうまく飲み込めないと、食べ物が声帯や咽頭《いんとう》付近に残ってしまうことがあり、ガラガラ声やかすれ声になります。

こんなときには要注意!!

次のような様子が見られるときは、飲み込みにくくなっていると考えられます。

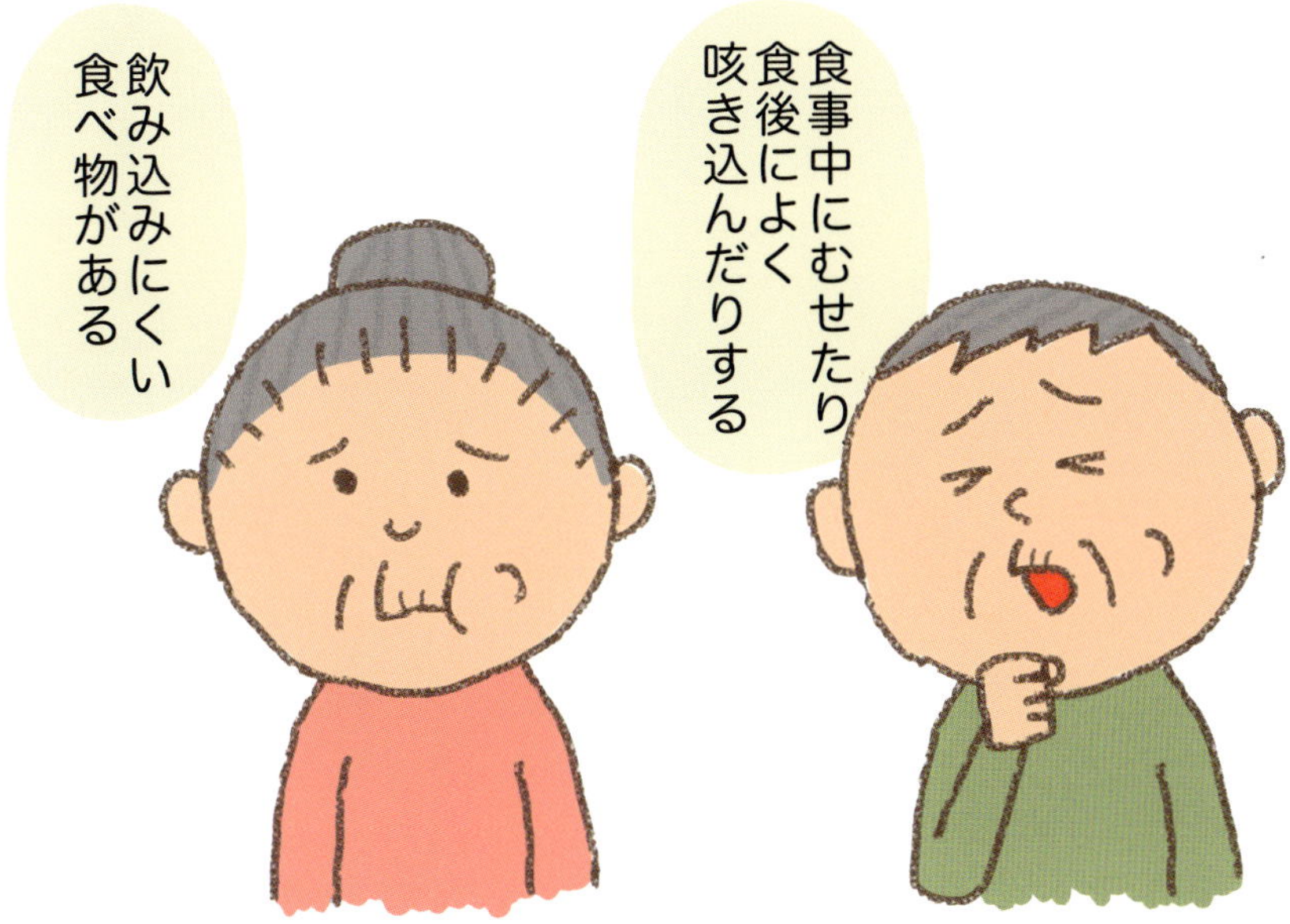
食事中にむせたり食後によく咳き込んだりする
飲み込みにくい食べ物がある

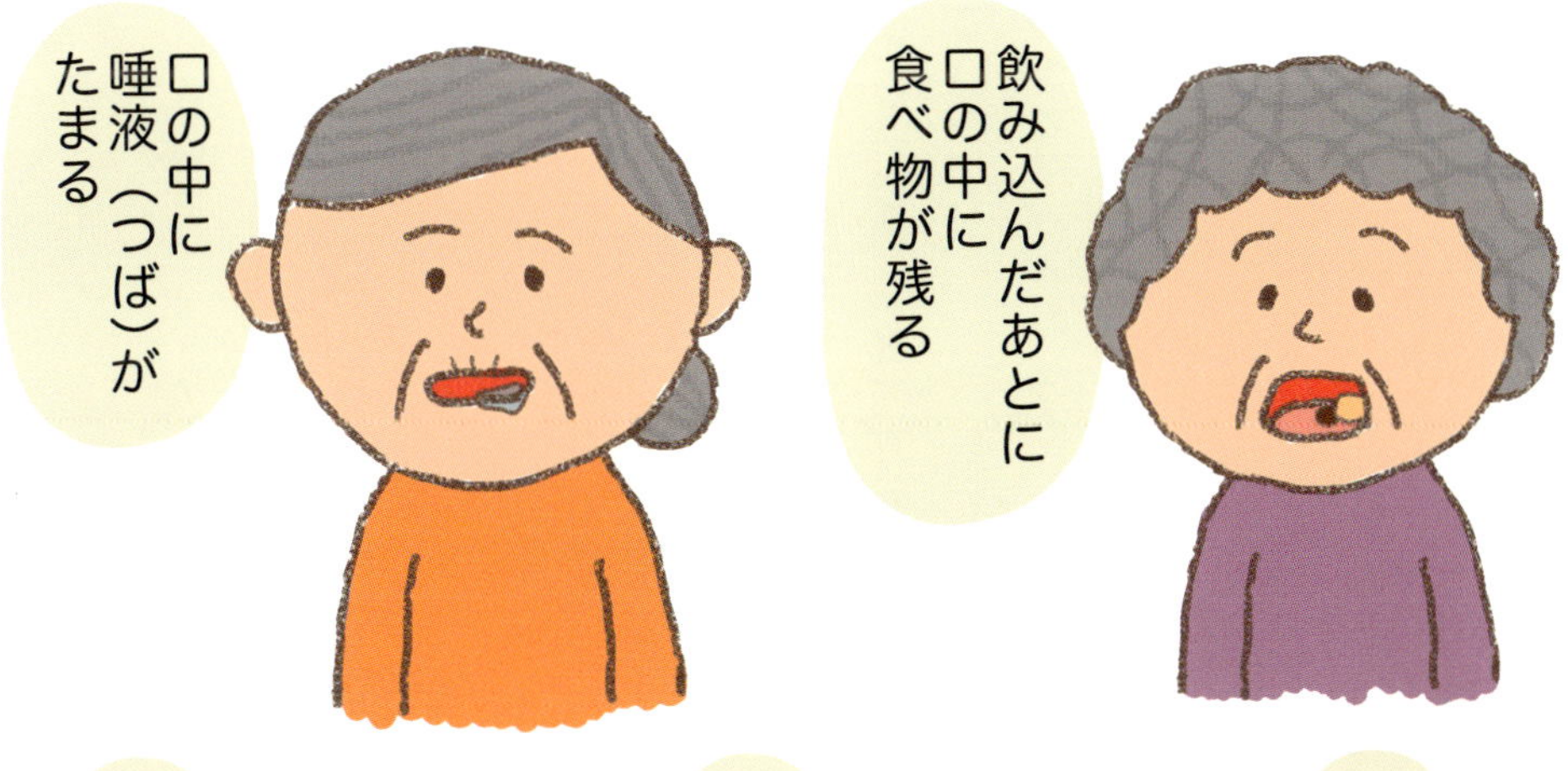
飲み込んだあとに口の中に食べ物が残る
口の中に唾液（つば）がたまる

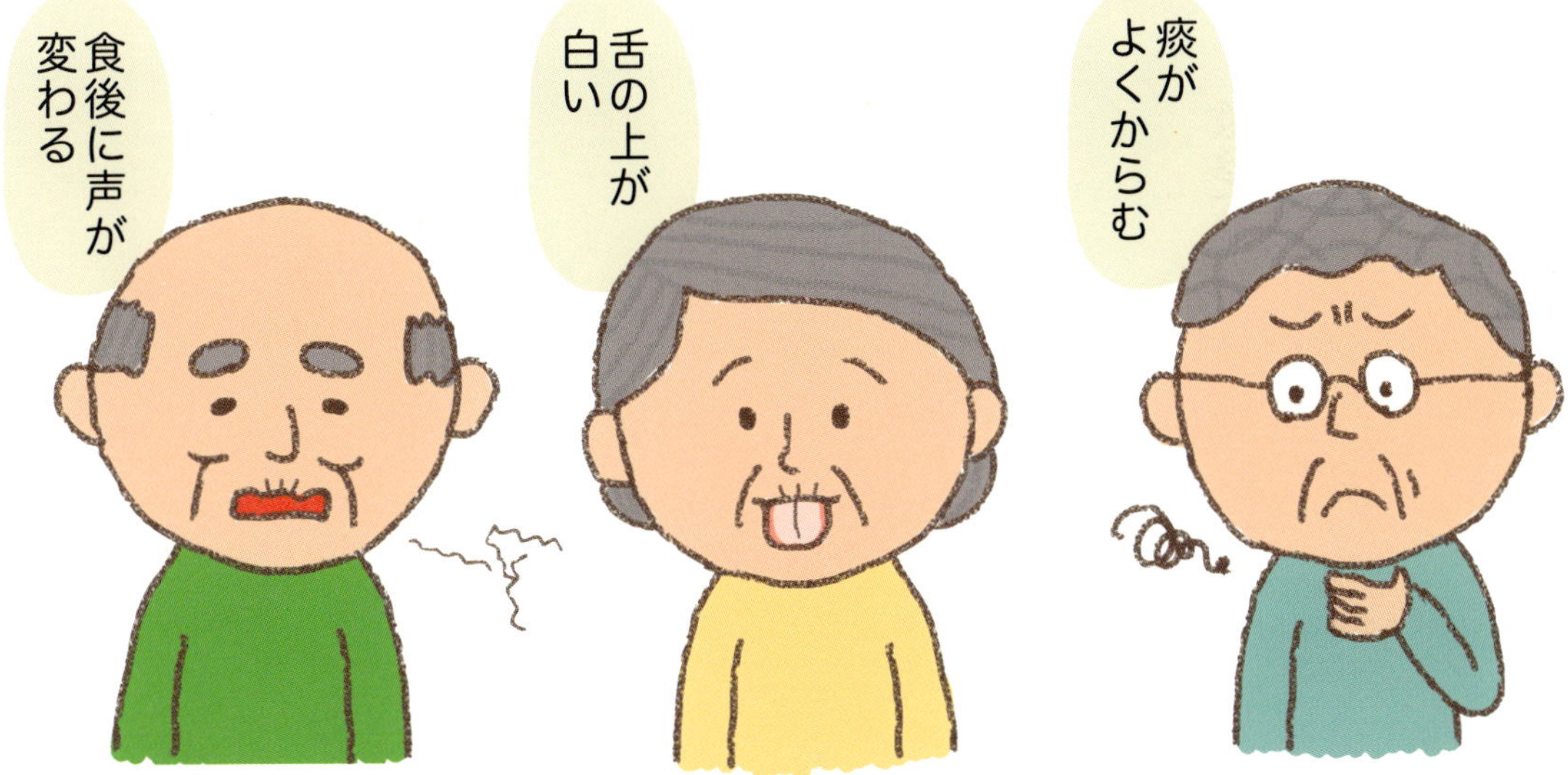
痰がよくからむ
舌の上が白い
食後に声が変わる

食べるときの見守り方

安全にきちんと食べているか、介護者が見守ることで、誤嚥や窒息などの危険性をある程度回避できます。食事中、次のことに気を配りながら介護しましょう。

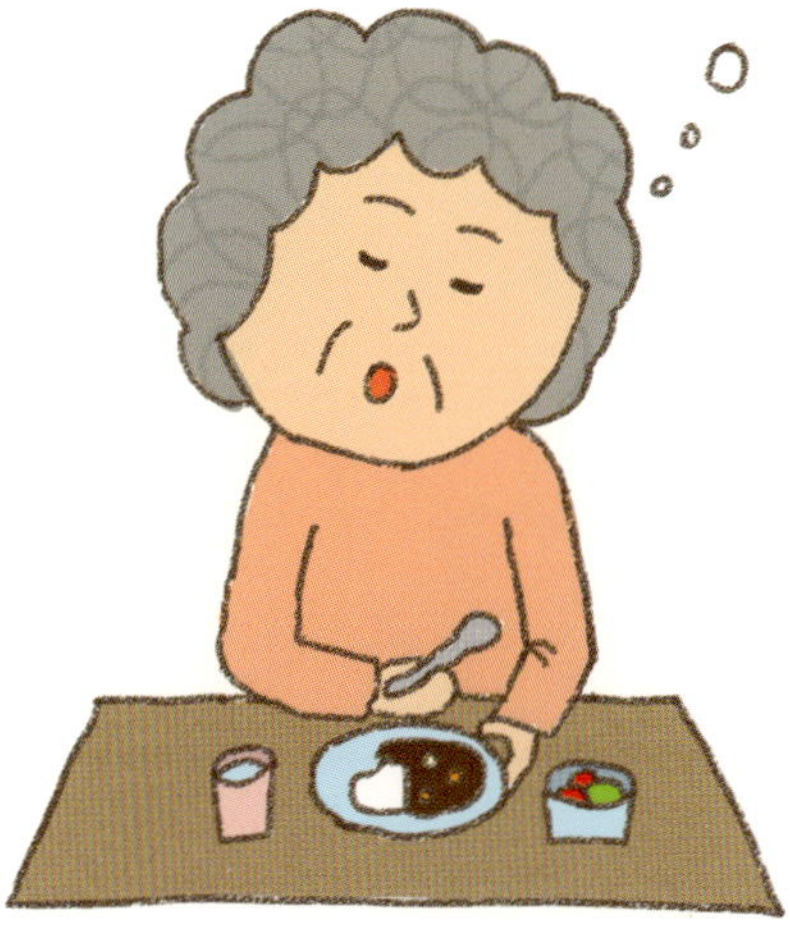

◆しっかり目覚めているか

ウトウトした状態で食事をすると誤嚥しやすくなります。また、食事が苦痛になることがあるので、しっかり目覚めていることがたいせつです。

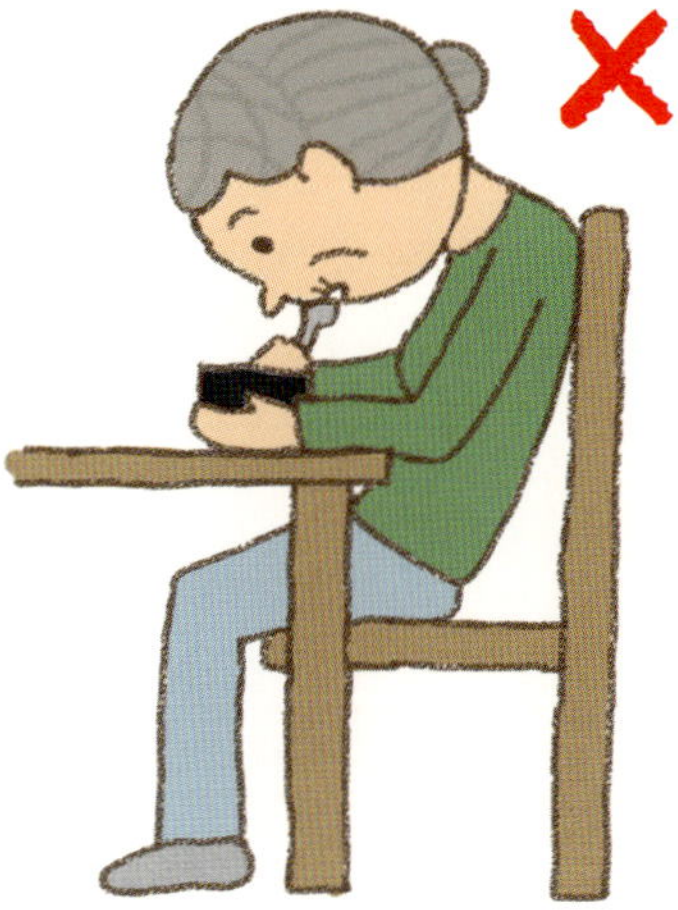

◆正しい姿勢や食べ方をしているか

いすに座って食べるときは、深く座り、まっすぐ前を見て背筋をしっかり伸ばす姿勢をとり、あごが上がらないようにして食べます。

リクライニング機能のある車いすやベッドで食べるときは上半身を起こして背を60度に背上げし、頭の下に枕などを入れて少し前屈した姿勢にします（28、70ページ参照）。

◆食事のときに息が荒くなっていないか

摂食機能障害があると呼吸にも障害が起こりやすいので、食事のときに、息が荒くなっていないかを確認しましょう。

◆上手に口全体を使って咀嚼《そしゃく》して（噛んで）いるか

あごが一定のリズムで上下に動くだけでは、きちんと咀嚼していないかもしれません。咀嚼しているときは、あごやほおが横に動いたり複雑な動きをしたりします。

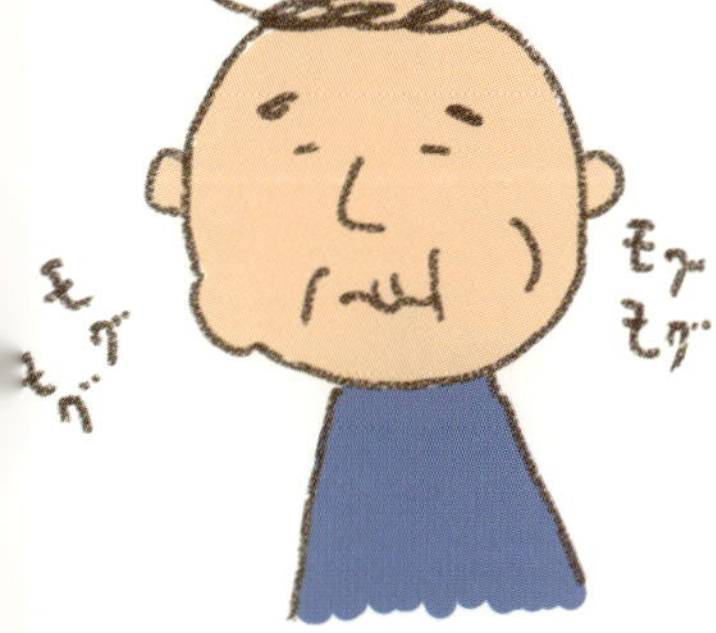

◆**食べたものをしっかり飲み込んでいるか**

ものを飲み込むと、喉仏《のどぼとけ》が上がるので飲み込んだことがわかります。これを確認してから次の食事を口に運びましょう。また、一回で飲み込めているか、口の中に食べ物が残っていないかチェックしましょう。

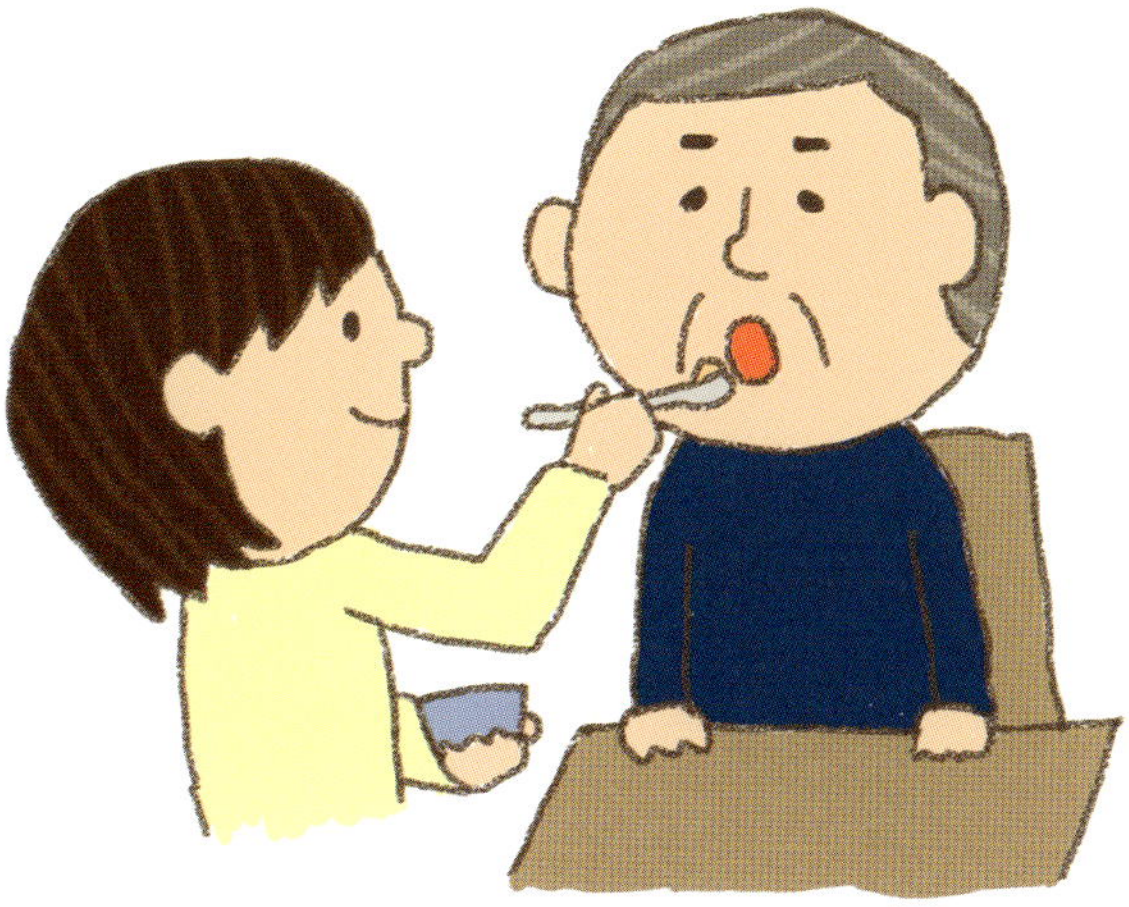

◆**食べたものを誤嚥していないか**

誤嚥とは、食べたものや飲んだもの、自分の唾液や痰《たん》、逆流した胃液などが、食道ではなく、気管にまちがって入ってしまうことです。誤嚥すると※誤嚥性肺炎を起こす危険があります。食事中にむせる、食後に咳《せ》き込んだりガラガラ声になったりする、痰がよくからむ、などが見られると誤嚥の可能性があります。

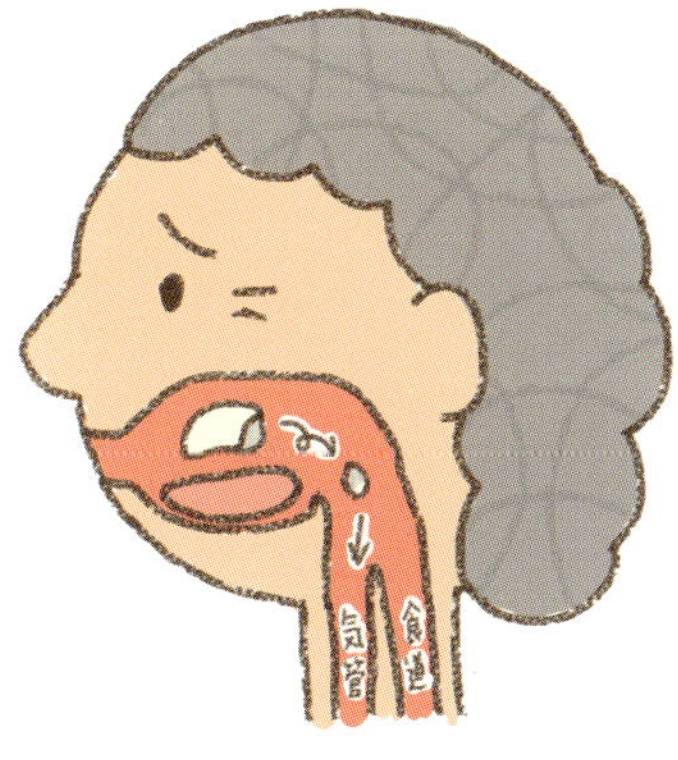

◆**食べる機能に合わせた料理を出しているか**

噛んだり飲み込んだりという機能と食事が合っていないと、摂食機能障害が起こりやすくなります。食べる様子を観察して、それぞれの人に合わせて、食べやすい料理のくふうをしましょう（94〜101ページ参照）。

◆**摂食機能障害は、進行するので、定期的にチェックする**

老化や認知症状が進むと、噛んだり飲み込んだりという機能も低下してきます。定期的にチェックして（22ページ参照）、それに合わせて食事をくふうしましょう。

※誤嚥性肺炎とは

誤嚥によって気管や肺に入った食べ物や飲み物によって浸透圧に影響が出たり、食べ物に発生した微生物に感染したりして起こる肺炎。感染すると微熱や咳《せき》など風邪のような症状が続く。重症になると命をも奪う危険な病気。

上手な食べ方

食べるときの姿勢や飲み込むテクニックを知ることで誤嚥などの危険性をある程度回避できます。

◆上手に食べるための姿勢

姿勢が悪いと飲み込みがうまくできません。舌を前に出したときに舌と床が平行になっている姿勢（まっすぐ前を見て背筋をしっかり伸ばす）をとりましょう。

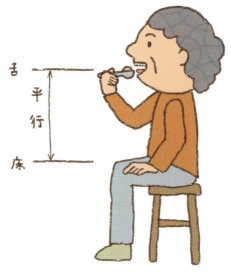

むせの強い人は、あごを引きぎみにする姿勢が基本です。ただし、片《かた》麻《ま》痺《ひ》があって食べたものが口からこぼれるようなら、指でくちびるを閉じるようにするか、麻痺していない側が下になるように、心持ち顔を傾けて飲み込むようにします。

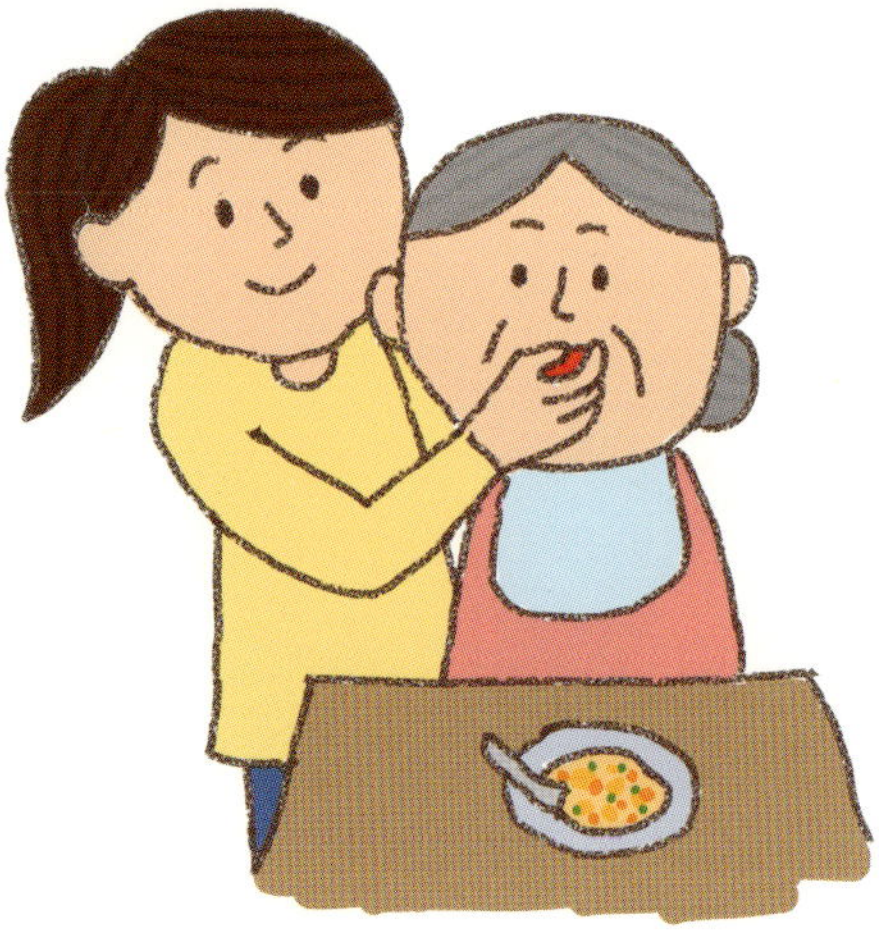

いすに座ることが困難な人で、リクライニング機能のある車いすやベッドの上で食事をするときには上半身を起こしましょう。ベッドを60度ギャッチアップ（背上げ）し、頭の下に枕などを入れて少し前屈させる姿勢にします。

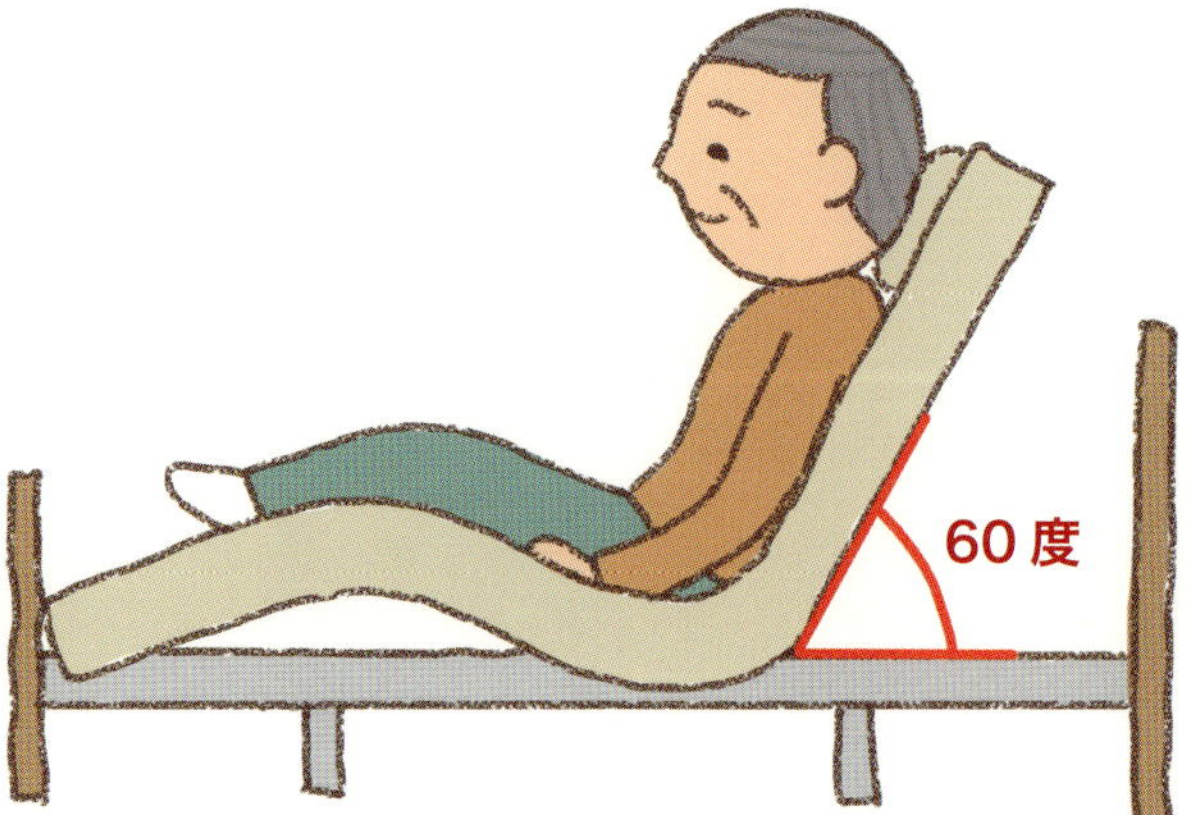

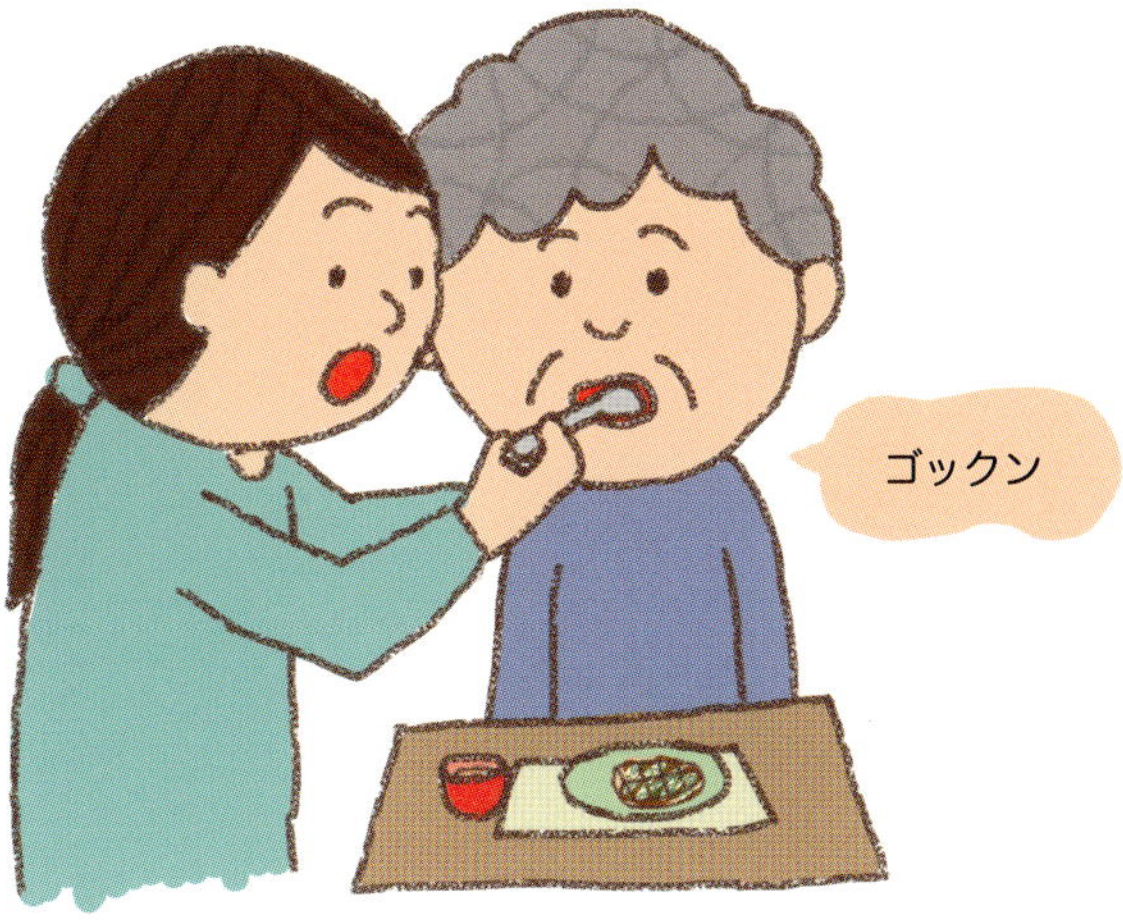

飲み込むことに集中する

むせが起こる人は、飲み込むときに「ゴックン」を意識するとむせが少なくなります。

また、一度飲み込んだあとでも、口の中やのどに食べ物が残っている場合があり、そのまま食べ続けると、誤嚥の危険性があります。飲み込んだあと、もう一度つばを飲み込むつもりで「ゴックン」という動作をくり返すか、あるいは、食事を一口飲み込んでは、のど越しのよいゼリーや少量の冷水を飲む、という食べ方をくり返すとよいでしょう。

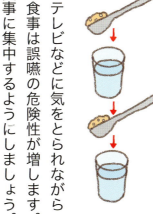

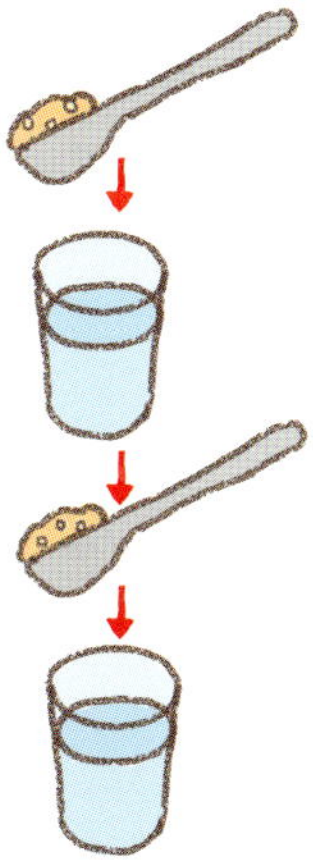

テレビなどに気をとられながらの食事は誤嚥の危険性が増します。食事に集中するようにしましょう。

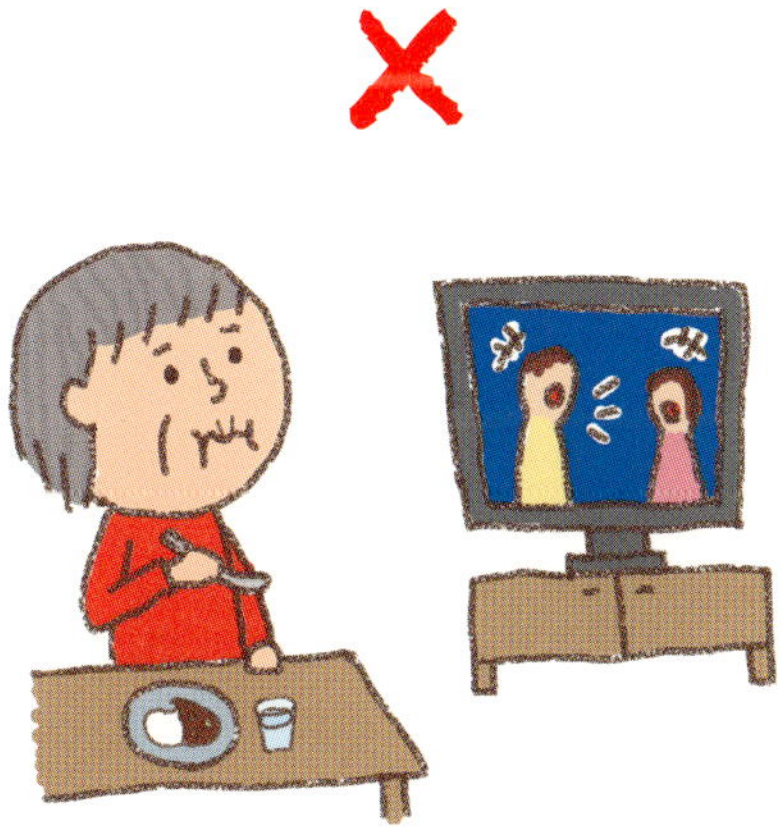

食事後1時間は、起きておく

食後、少なくとも1時間程度は、すぐ横にならずに体を起こしておきましょう。そのとき、60度程度起こした姿勢を保ちましょう。すぐに横になると、胃に入った食べ物が胃酸とともに逆流して誤嚥を生じ、肺炎を起こす危険性が高くなるからです。

飲み物の上手な飲み方

水などサラサラした飲み物はむせやすく、コップなどで最後の一滴まで飲もうとすると、あごが上がって、誤嚥しやすい姿勢になってしまいます。あごを引いて飲み込むとよいでしょう。コップから飲めない人で、吸う力のある人はストローを利用しましょう。

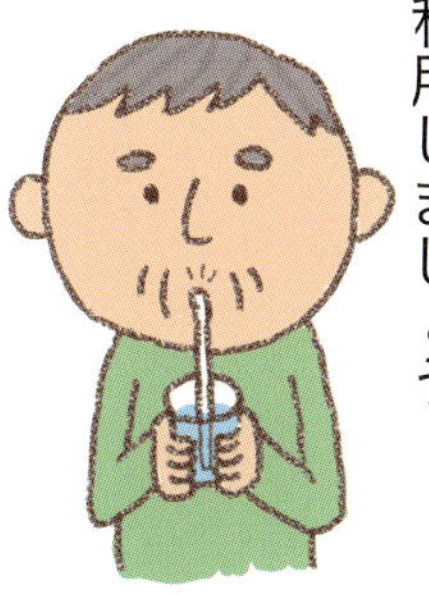

上手な食べさせ方

介護する人が、上手な食べさせ方のコツを知ることで、安全においしく食事を食べてもらうことができます。

◆目の前で魚の骨をとったり、食べやすくほぐしたりする

食べ物を認識しづらくなってくると、魚の身をほぐしてから目の前に出すと、どんな料理かわからないので食べないことがあります。料理はそのまま盛りつけて出し、目の前で、魚の骨をとったり、料理を食べやすい大きさにしたりして、どんな料理を食べているのか認識しやすくしましょう。

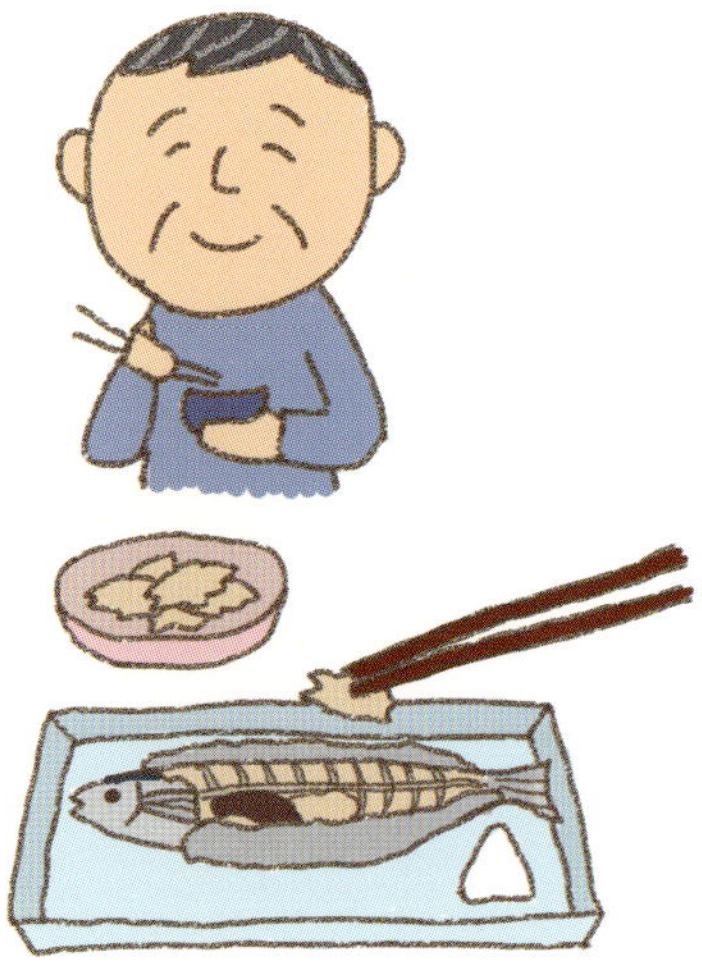

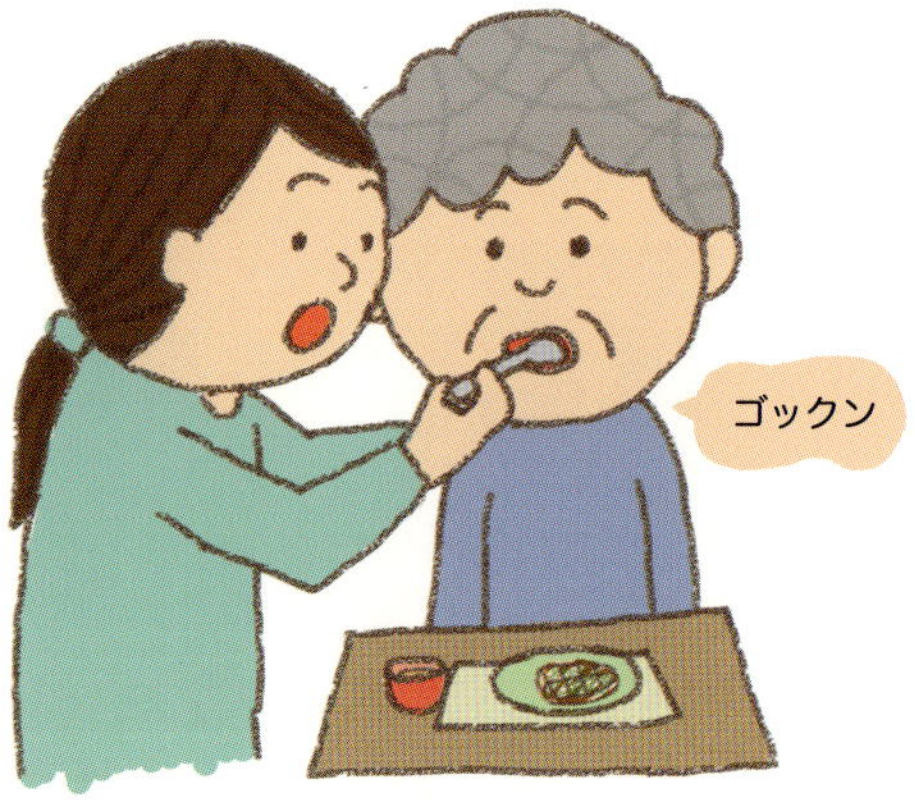

◆食べるペースを合わせる

食事のペースは人それぞれです。口の中にある食べ物を飲み込まないうちに、次々と食べ物を詰め込むのはやめましょう。窒息の危険があります。

「ゴックン」と、ものを飲み込むと、喉仏《のどぼとけ》が上がるので飲み込んだことがわかります。これを確認してから次の食事を口に運びましょう。

◆声かけのタイミングに気をつけて、食べることに集中させる

口に食べ物が入っているときには声をかけないようにします。あわてて返事をしようとして誤嚥することがあるからです。

◆一口分の量に気をつける

小さなさじに1杯分（20㎖）が食べやすい量です。一口分の分量があまりに多いと食べにくく、反対に少ないと存在がわからず嚥下《えんげ》反射（反射的に飲み込む動作が起こる）も起こらないため、誤嚥しやすくなりますので、気をつけましょう。ただし、飲み込みが悪くなった場合は、一口に飲み込める量は減少します。「少なめ」を心がけましょう。

◆目の高さを合わせる

介護する人が高い位置にいると、見上げてしまい、あごが上がって誤嚥しやすくなります。介護する人と介護される人の位置は、同じ目線になるようにしましょう。こうすると威圧感もなくなります。

また、喉仏が見やすいので飲み込んだことを確認しやすく、さらに、口を開いたときに食事が残っていないかも見やすいのです。

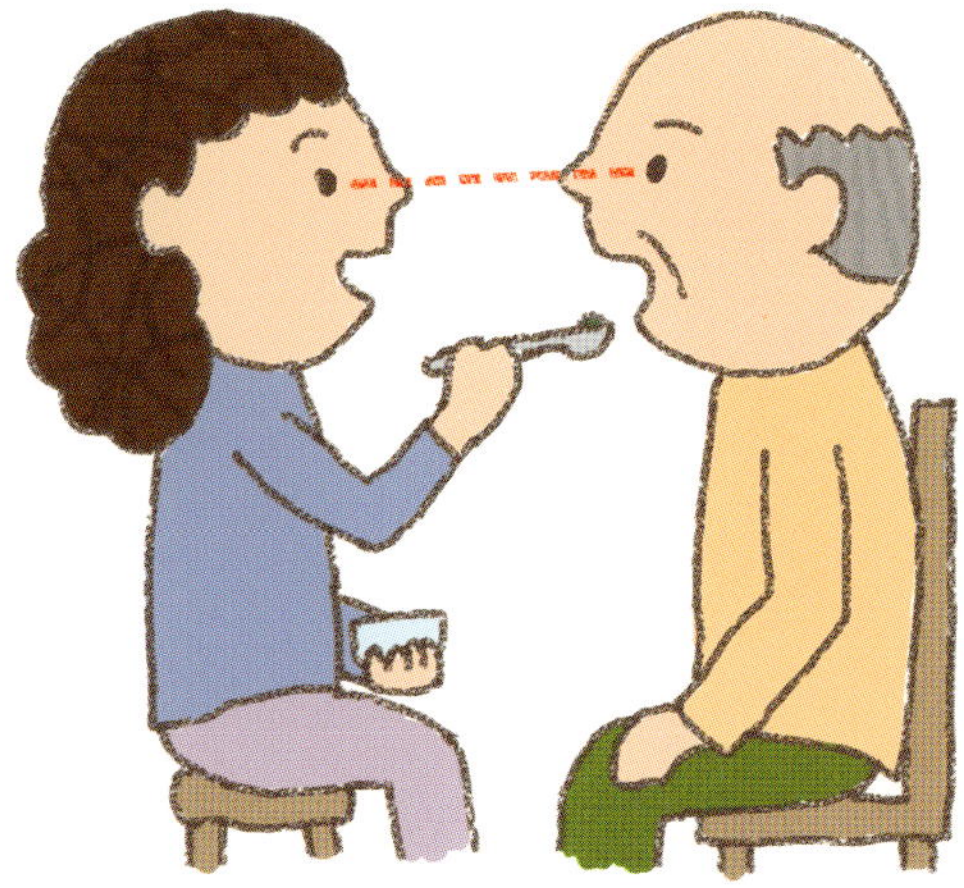

◆食事は適温で出す

温かい料理は温かく、冷たい料理は冷たくして提供すると嚥下反射を刺激します。とはいっても、熱すぎるとやけどするので、適温までさましましょう。

◆スプーンでの上手な介助の仕方

スプーンにのせた食べ物を上くちびるでこすりとらせないようにしてください。あごが上がってしまうため、頭が後方に傾いて食道の入り口が狭くなり、気管の入り口が開いて誤嚥の危険が増します。あごを引きぎみにしてスプーンを口に入れ、まっすぐ引き出すようにしましょう。

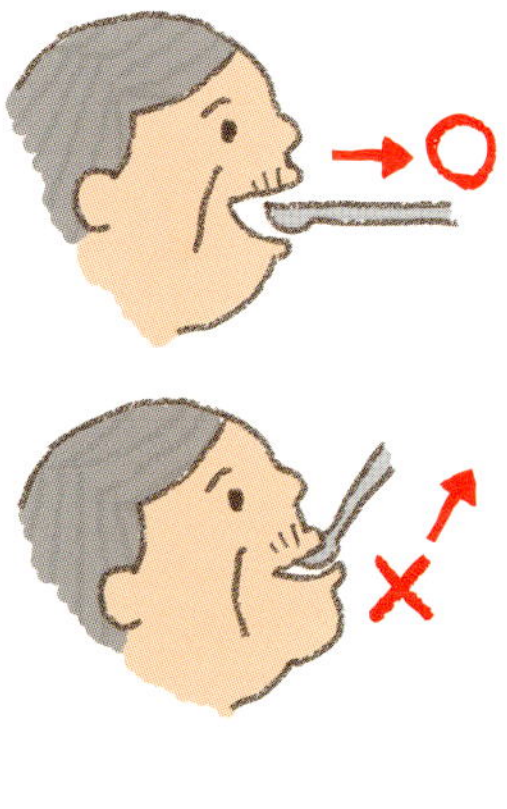

◆料理と水などを交互に食べる

食事と水分（水やゼリー）を交互に食べてもらうことによって、口の中に残った食べ物をきれいに飲み込むことができます。

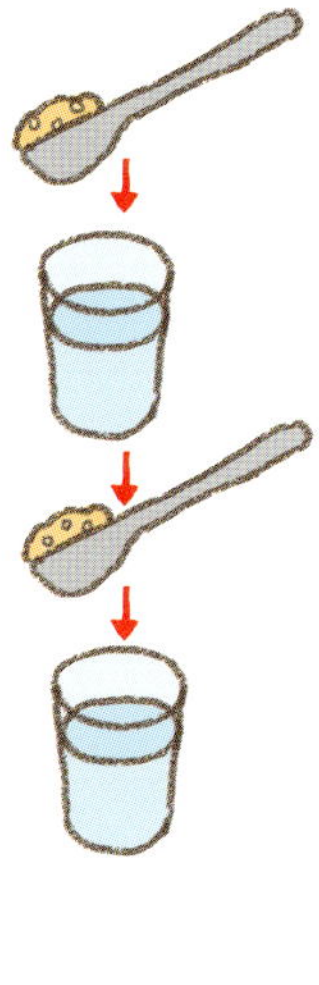

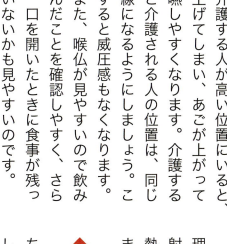

◆食後の口腔ケアを忘れずに

口の中が汚れていると肺炎を起こす原因となります。食後は、かならず義歯（入れ歯）の手入れや、歯磨き、舌の掃除などで口の中を清潔にしましょう（110ページ参照）。

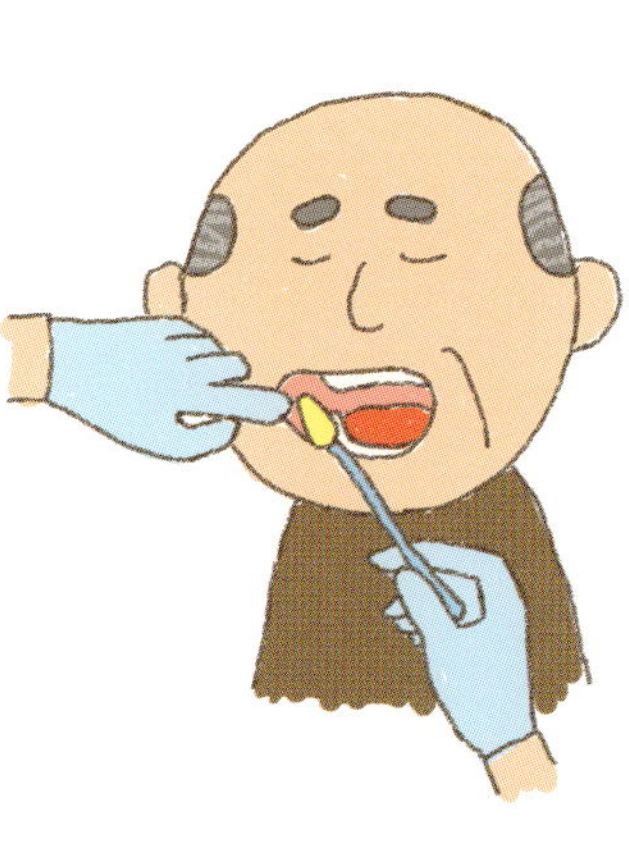

食事で困っていること

Q&A

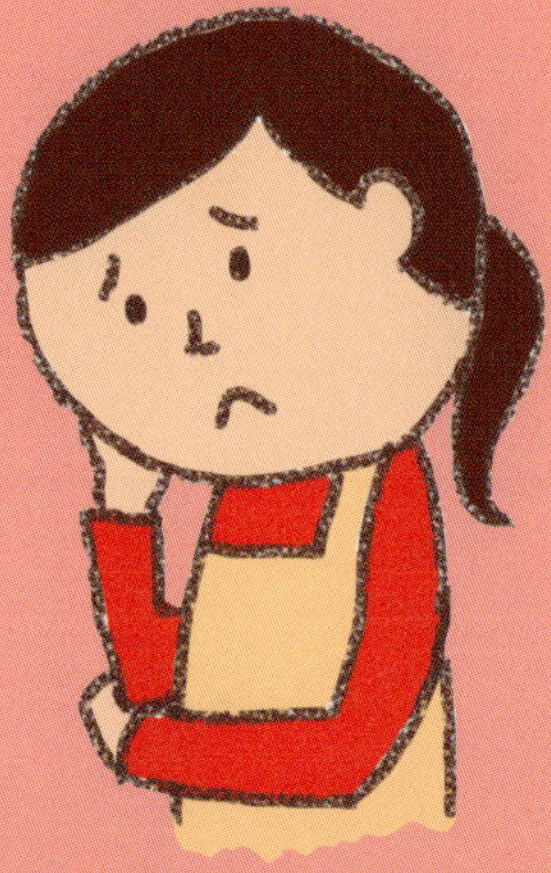

さまざまな認知症状や、高齢に伴って起こる、噛んだり飲み込んだりする機能の低下などが合わさって、食事のときにいろいろな支障が出てきます。
たとえば、料理を出しても食べてくれないとか、食べたものを吐き出すとか……。その理由を本人に聞いても、きちんと答えてくれるとは限りません。あれこれとくふうしても食べてくれないと、本当に困りますし、食べない事が続くと本人の体調を崩しかねません。
でも、本人には、なんらかの理由があるのかもしれません。明確な理由をあげるのはむずかしいのですが、食事の介護の糸口になればと、在宅診療の患者さんや家族に教えてもらった、たくさんの経験を基にその理由ではないかというものをあげてみました。それぞれの理由に合わせて、どうしたら食べてくれるのか、そのヒントも紹介します。

Q1

料理を目の前にしても食べないのですが……。

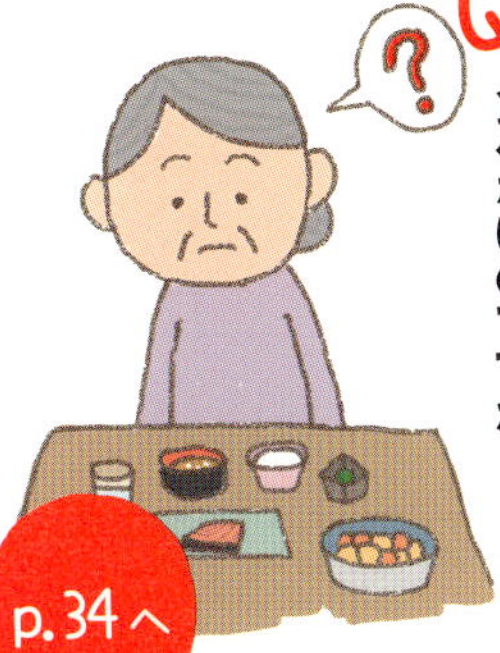

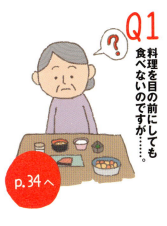

p.34へ

Q2

食べ物が口に入っても噛まなかったり、口に入れた食べ物を出したりしてしまいます。

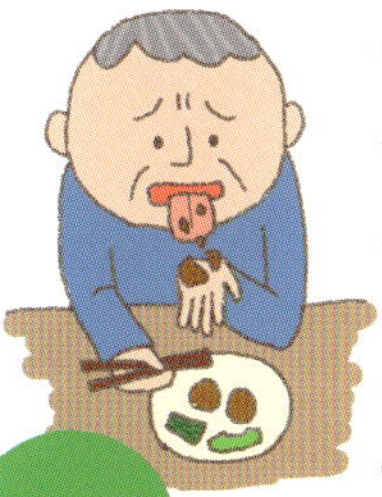

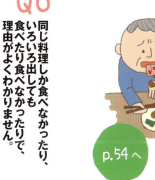

p.54へ

Q3

食べ物を丸飲みしたり、次々に口の中に詰め込んだり、口の中にいつまでも残っていたりします。

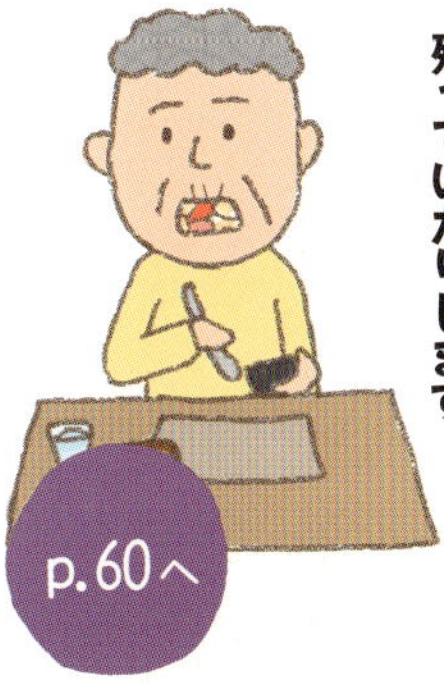

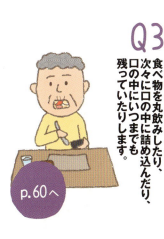

p.60へ

Q4

食べ物が口の中からこぼれたり、料理を口に入れるときにこぼしたりします。

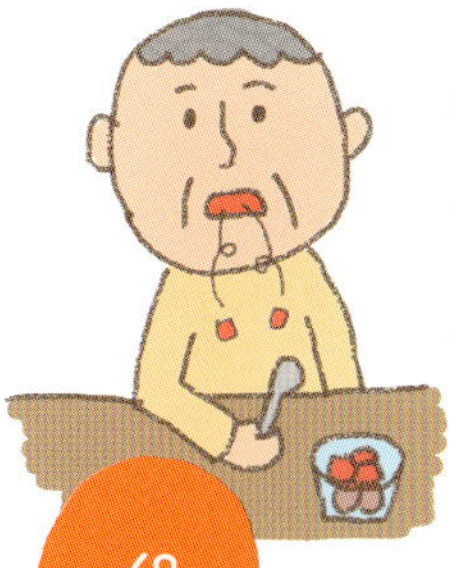

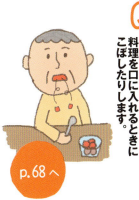

p.68へ

Q5

食べ物を食べたあとや飲み物を飲んだあとに、むせてしまいます。

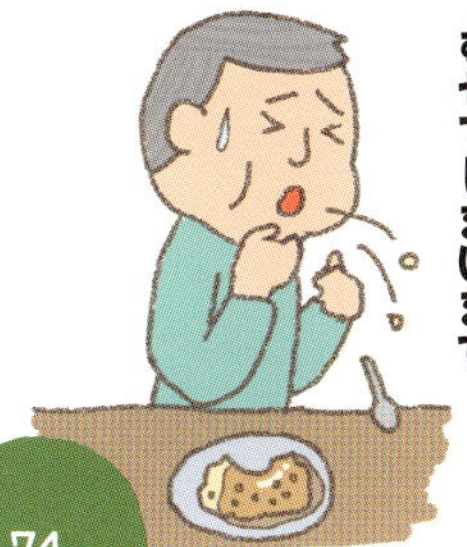

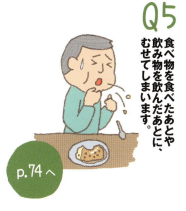

p.74へ

Q6

同じ料理しか食べなかったり、いろいろ出しても食べたり食べなかったりで、理由がよくわかりません。

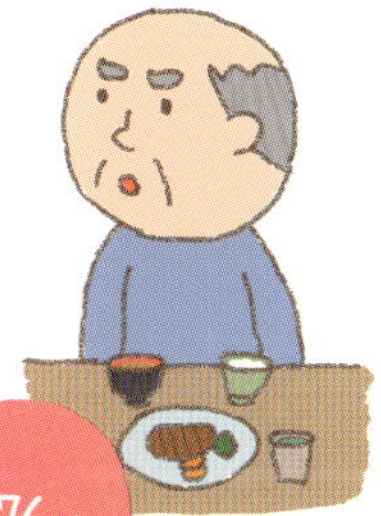

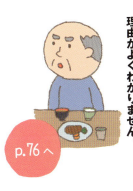

p.76へ

Q7

食事が偏ったり少量しか食べなかったりで、栄養バランスがとれているのか不安です。

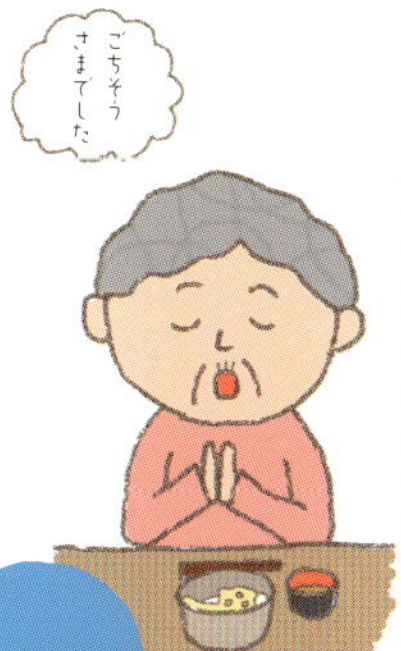
ごちそうさまでした

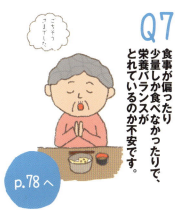

p.78へ

Q8

食事に時間がかかって、いつまでたっても終わりません。

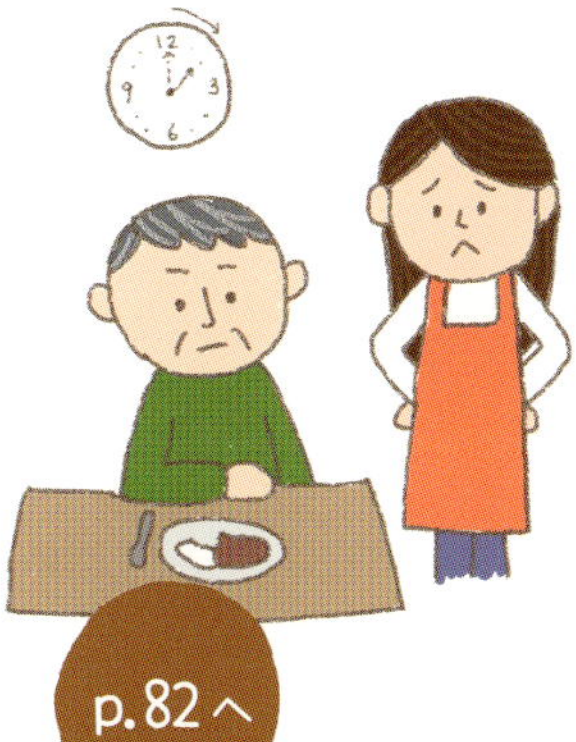

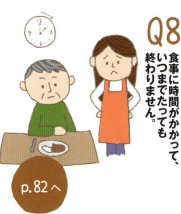

p.82へ

Q9

ちゃんと食べたのに、食べていないというのですが……。

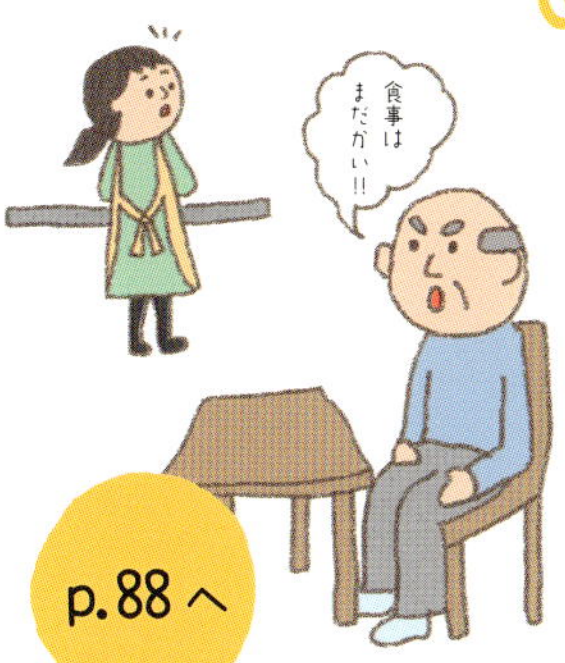
食事はまだかい!!

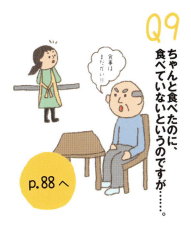

p.88へ

Q10

食べ物以外のものを食べてしまいます。

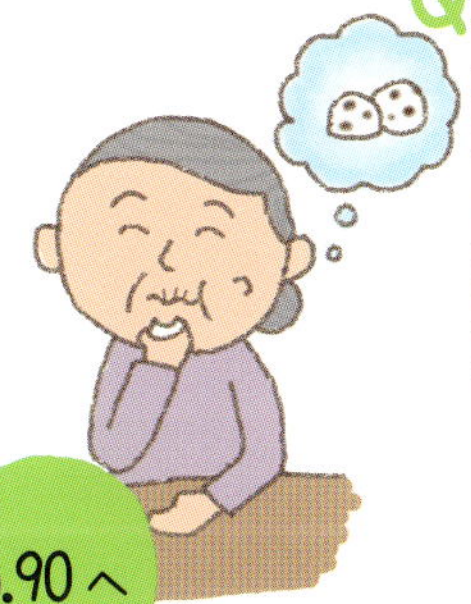

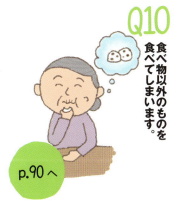

p.90へ

Q11

幻覚を見てしまい、食べてくれません。

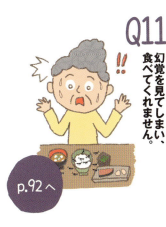

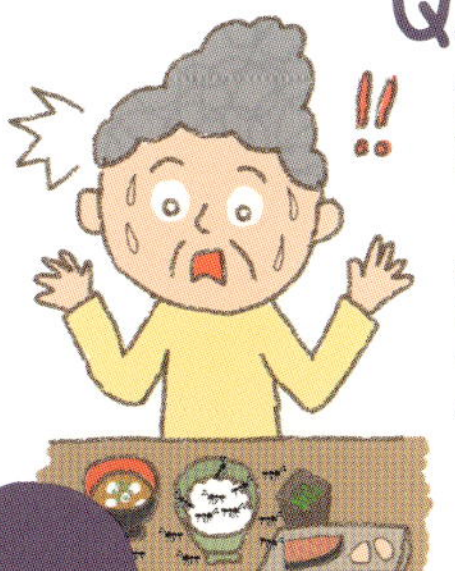

p.92へ

Q1

料理を目の前にしても食べないのですが……。

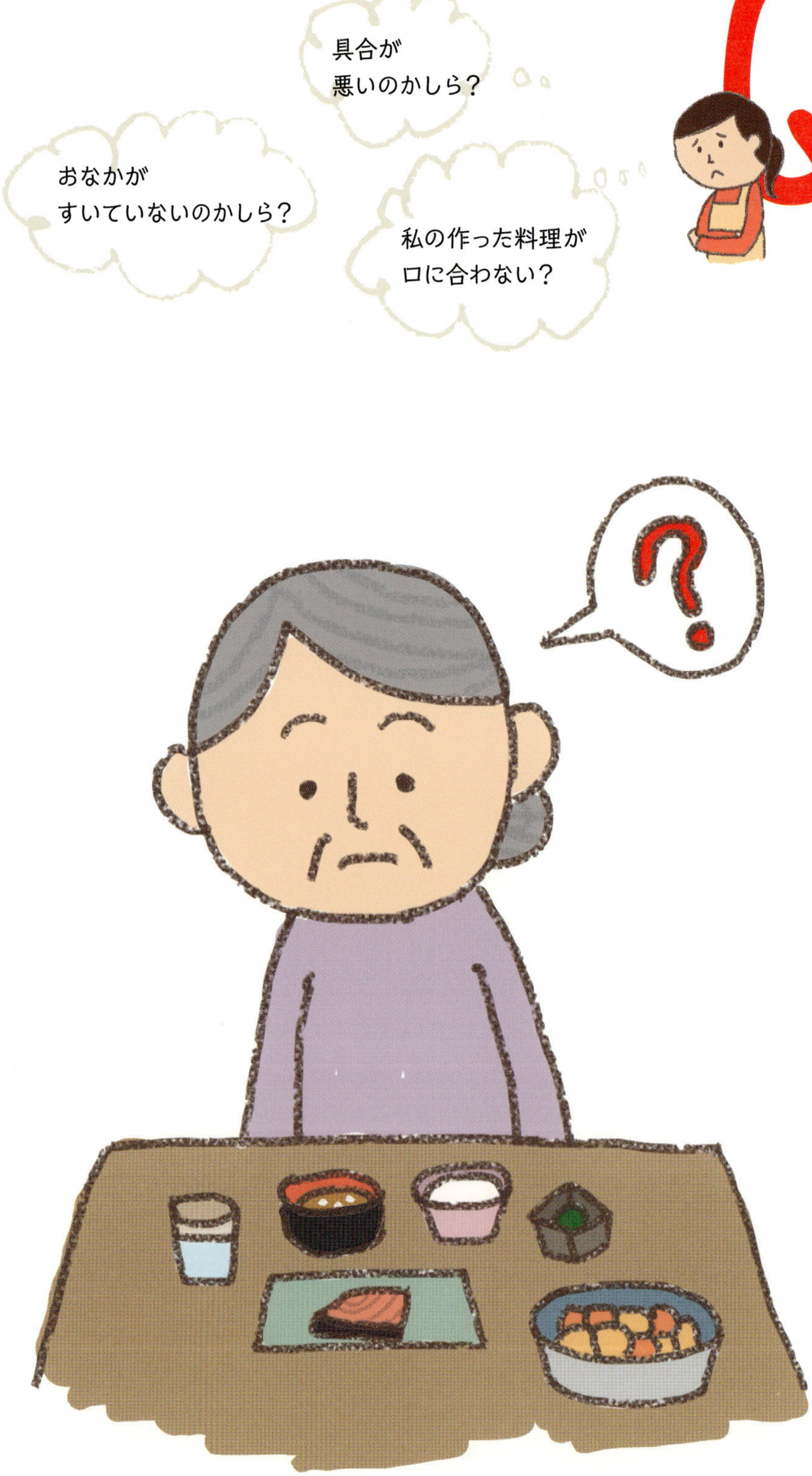
具合が
悪いのかしら？
おなかが
すいていないのかしら？
私の作った料理が
口に合わない？
？

A1

食べ物だとわからないのかもしれません。

視覚的に、あるいは行動的に食べ物であることを示して、認識できるように働きかけるとよいでしょう。

料理を作るところを見せたり、いっしょに作って盛りつけをしたりしましょう。

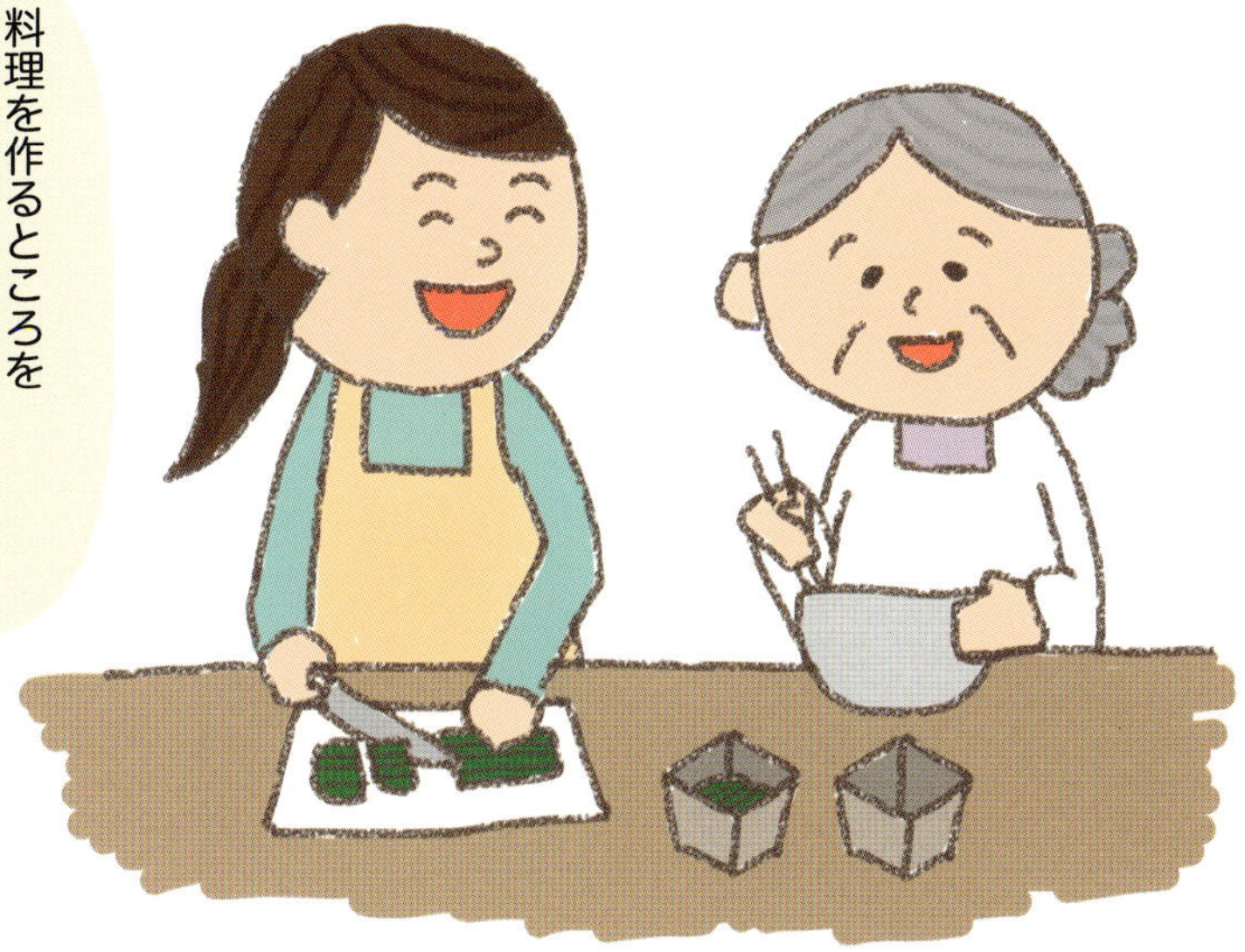

●料理を作るところを見せたり、いっしょに作って盛りつけをしたりしましょう。手続き記憶が残っている場合は、やり慣れたことは、できることもあり、それによって料理と認識できることがあります。

●今まで食べ慣れてきた料理にしましょう。本人が普通に食べてきたものは、認識しやすいのです。

●器の色をくふうして、視覚的にはっきりと料理がわかるようにしましょう。たとえば、白いごはんは、茶わんの内側の色を濃いめの色のものにして、白いごはんを目立たせます。

●目の前で、料理を食べる様子を見せるとよいでしょう。人が食べているのを見ると料理であることを認識できることがあります。

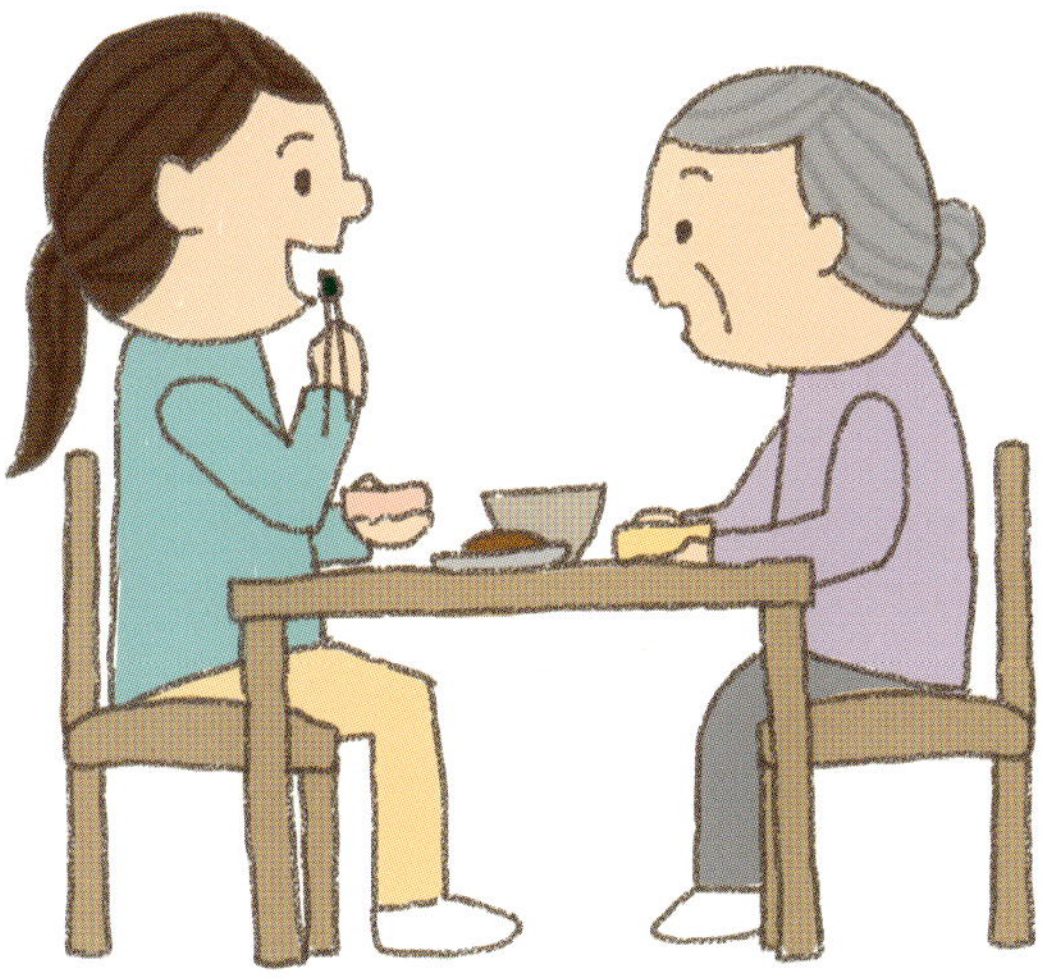

注意してほしいのは、介助して食べさせるときに、本人が食べ物と認識していないときには、絶対に料理を口に入れたりしないこと。

A2

食べることに集中できないのかもしれません。

視覚情報や聴覚情報が多すぎると、その情報を処理しきれず、食べることに集中できないことがあります。

●テレビの画面や音、窓の外の風景などでも集中できなくなることがあります。食事のときは、テレビなどは消したり、窓が見えない場所に席替えをしたりして、食べることに集中できる環境を作ってあげましょう。

●また、食べている途中で、あまり声かけをしないようにしましょう。あるいは、自分の部屋でひとりで食べるということも効果がある場合があります。

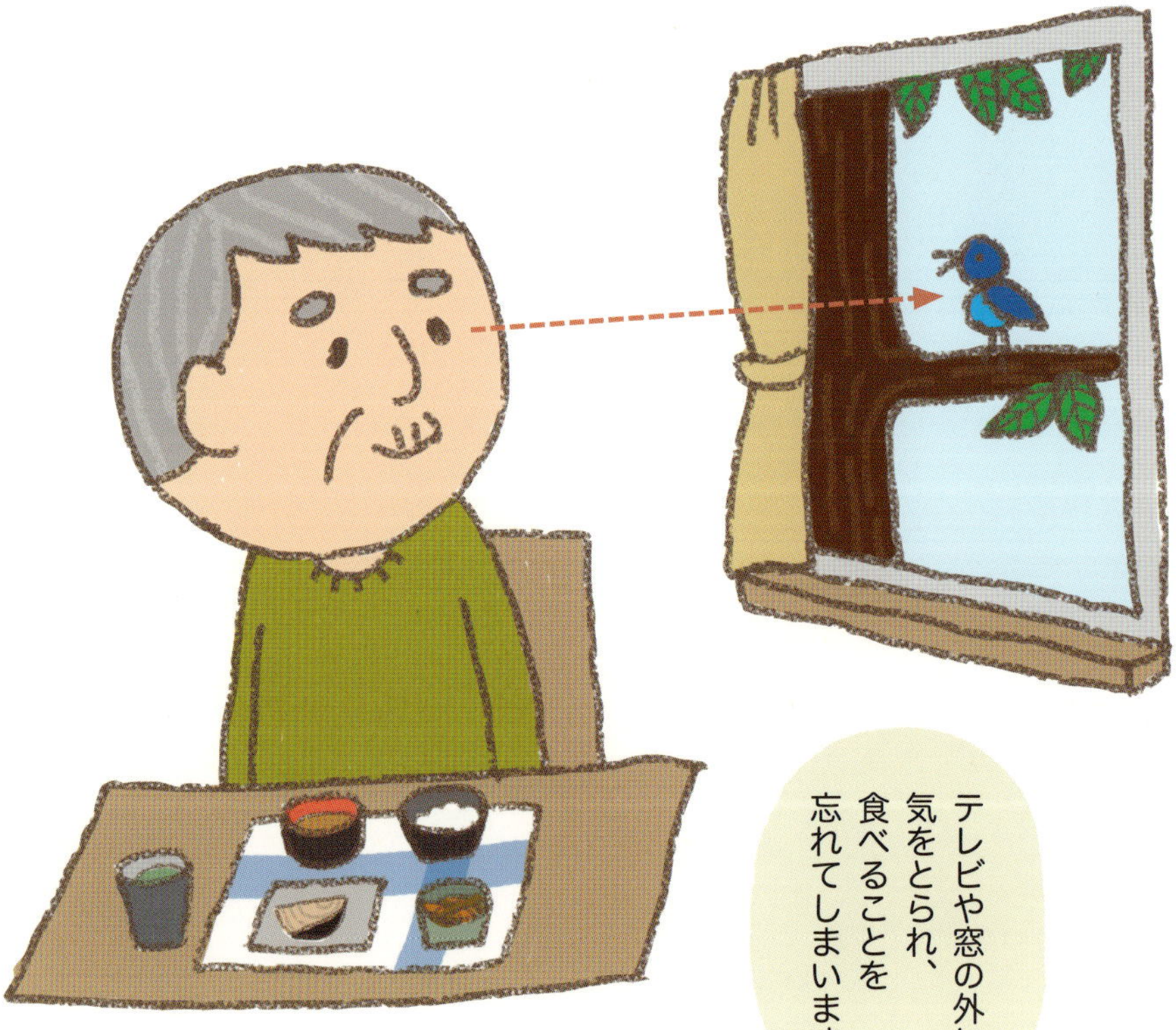
テレビや窓の外に気をとられ、食べることを忘れてしまいます。

Q1 料理を目の前にしても食べないのですが……。

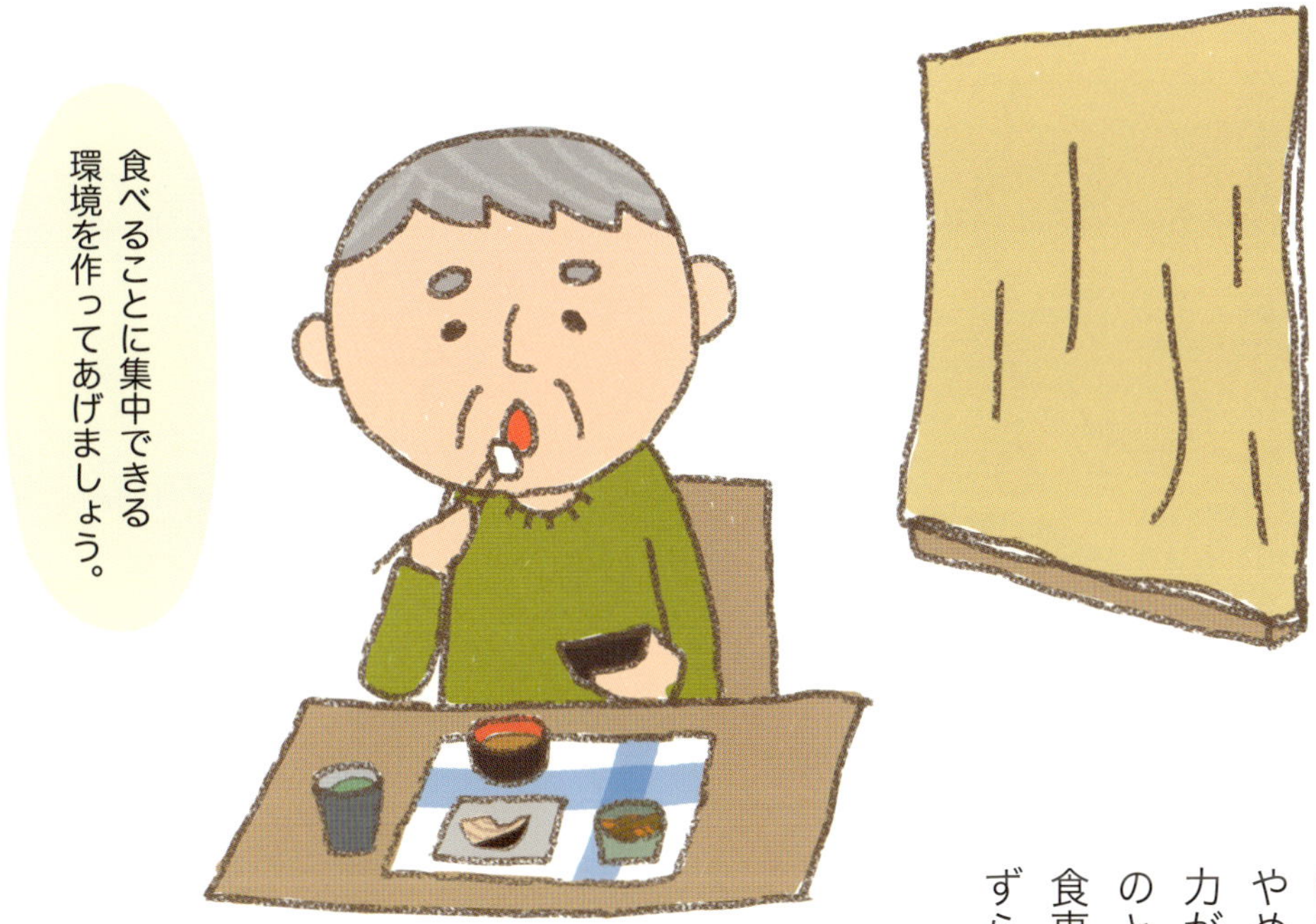
食べることに集中できる
環境を作ってあげましょう。

●食べ始めてもすぐに食べるのをやめてしまうような場合は、集中力が切れたのかもしれません。そのときは、リセットしましょう。食事はいったん中断して、時間をずらしてみてはどうでしょう。

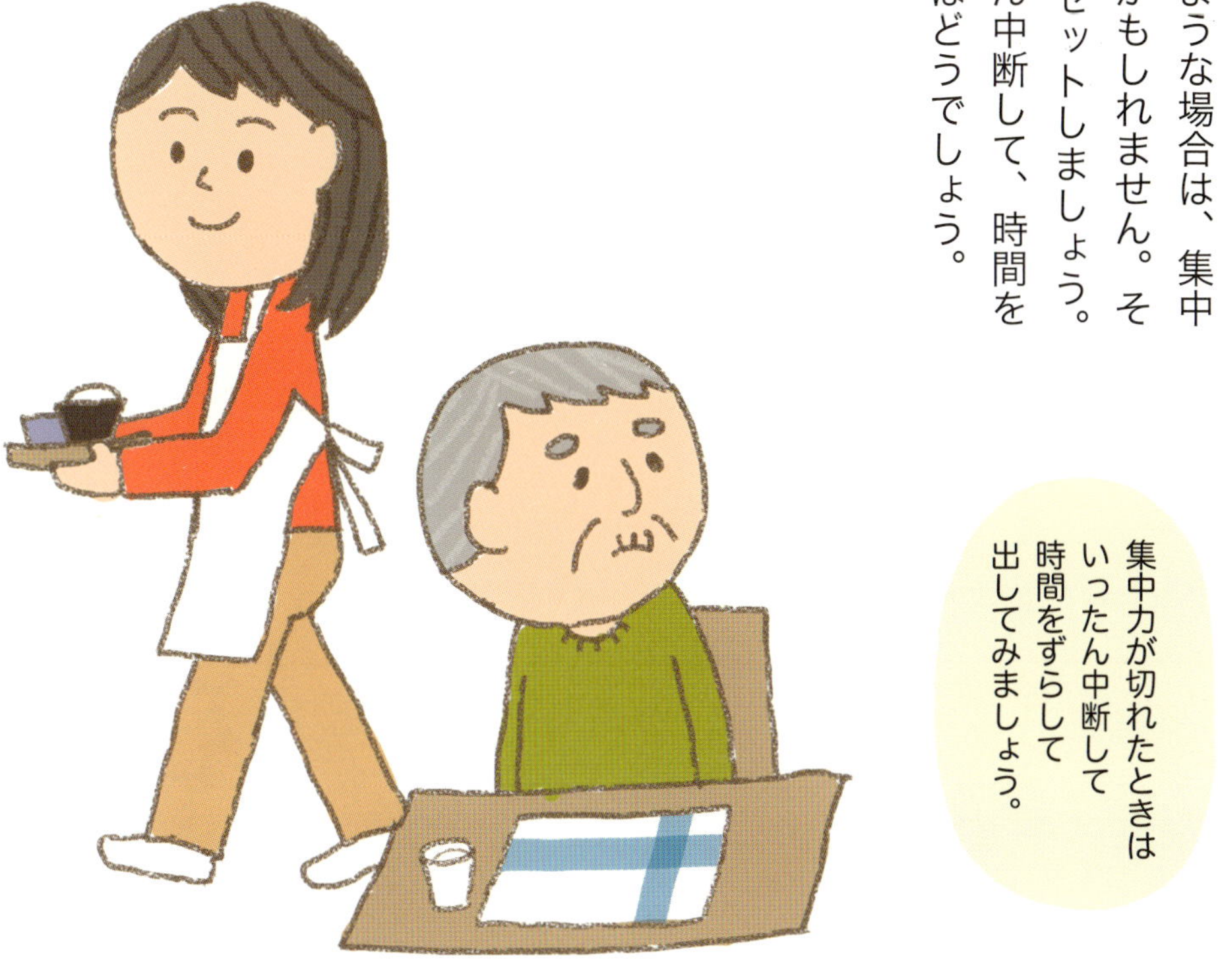
集中力が切れたときは
いったん中断して
時間をずらして
出してみましょう。

A3

食べる方法を考えているうちに、どうしたらいいかわからずに食べられなくなっているのかもしれません。

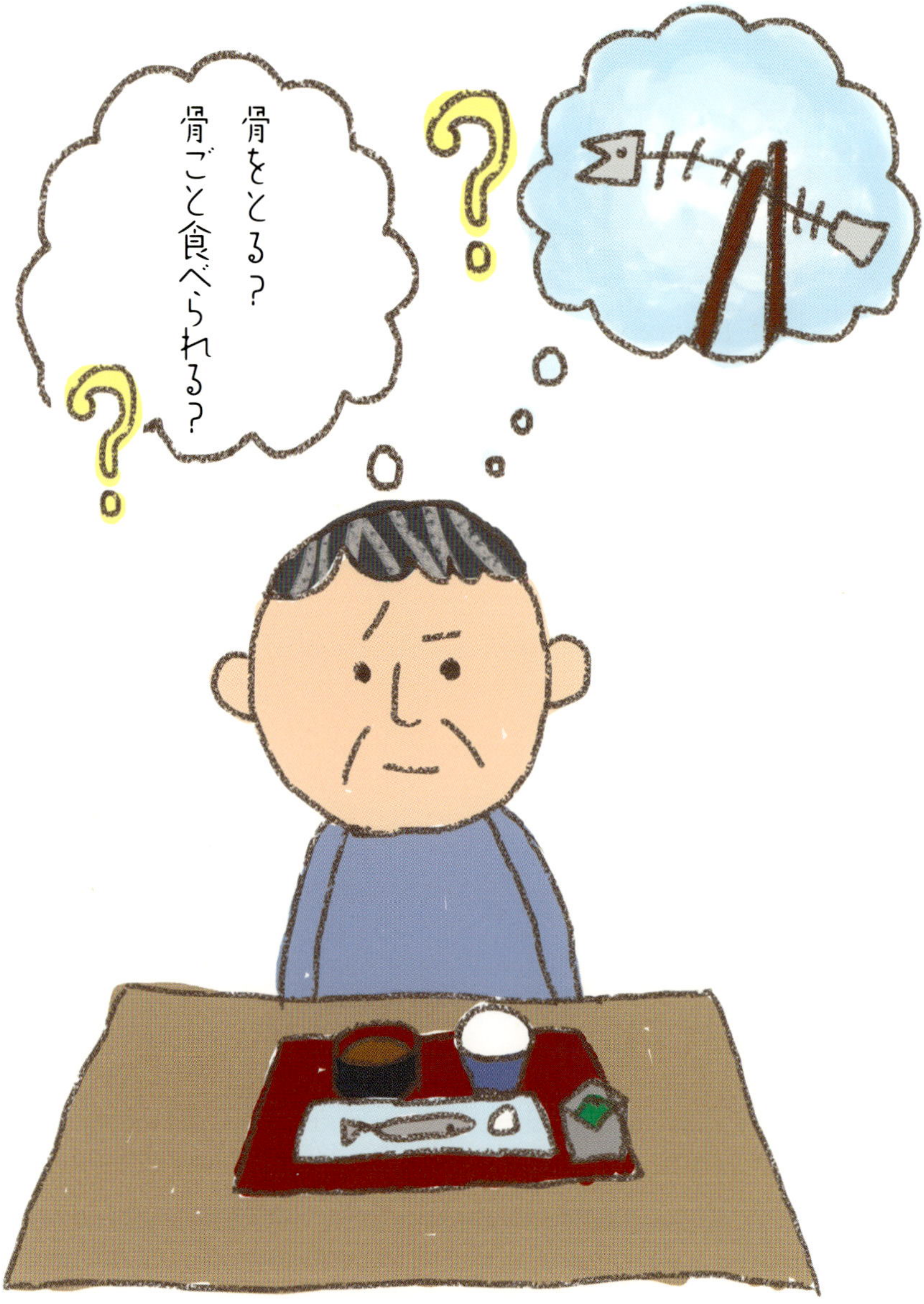

たとえば、焼き魚の骨をとらなくてはいけないとか、すいかに種があるとか、それらを考えているとどうしたらいいかわからなくなり、食べられなくなる場合があります。

Q1 料理を目の前にしても食べないのですが……。

●目の前で、魚の骨やすいかの種をとり除くのを見せてから提供しましょう。もう骨や種がないとわかると食べるときがあります。見えないところで魚の骨を除き、身をほぐして盛りつけても、それが魚の塩焼きと理解できないことがあるので、料理を見せてから、目の前で食べやすくしてあげるとよいでしょう。

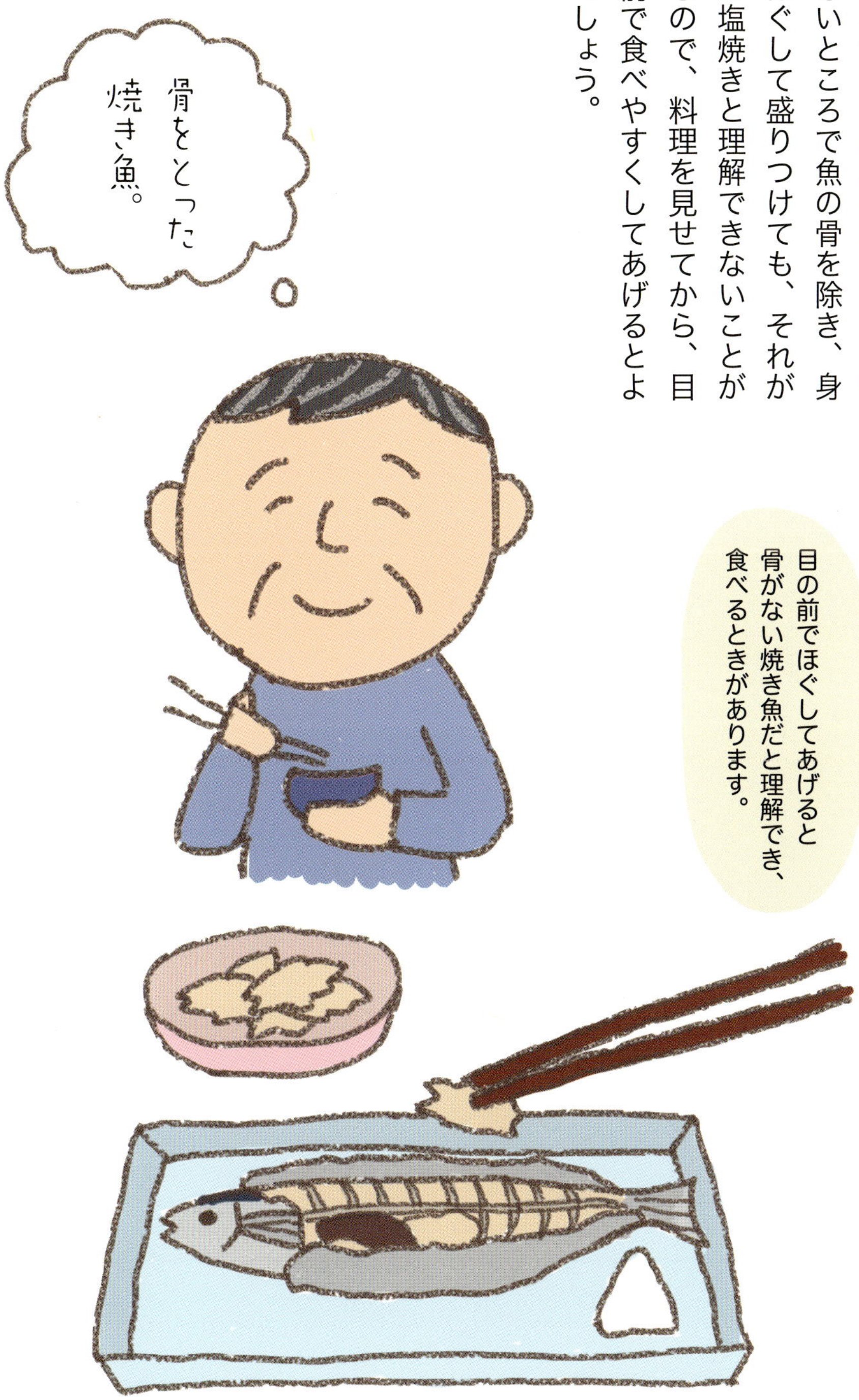

目の前でほぐしてあげると骨がない焼き魚だと理解でき、食べるときがあります。

A4

何皿も同時に並んでいると、なにをどう食べたらいいか、わからなくなるようです。

情報が多すぎる（何皿も料理がある）とそれを同時に処理できないからです。

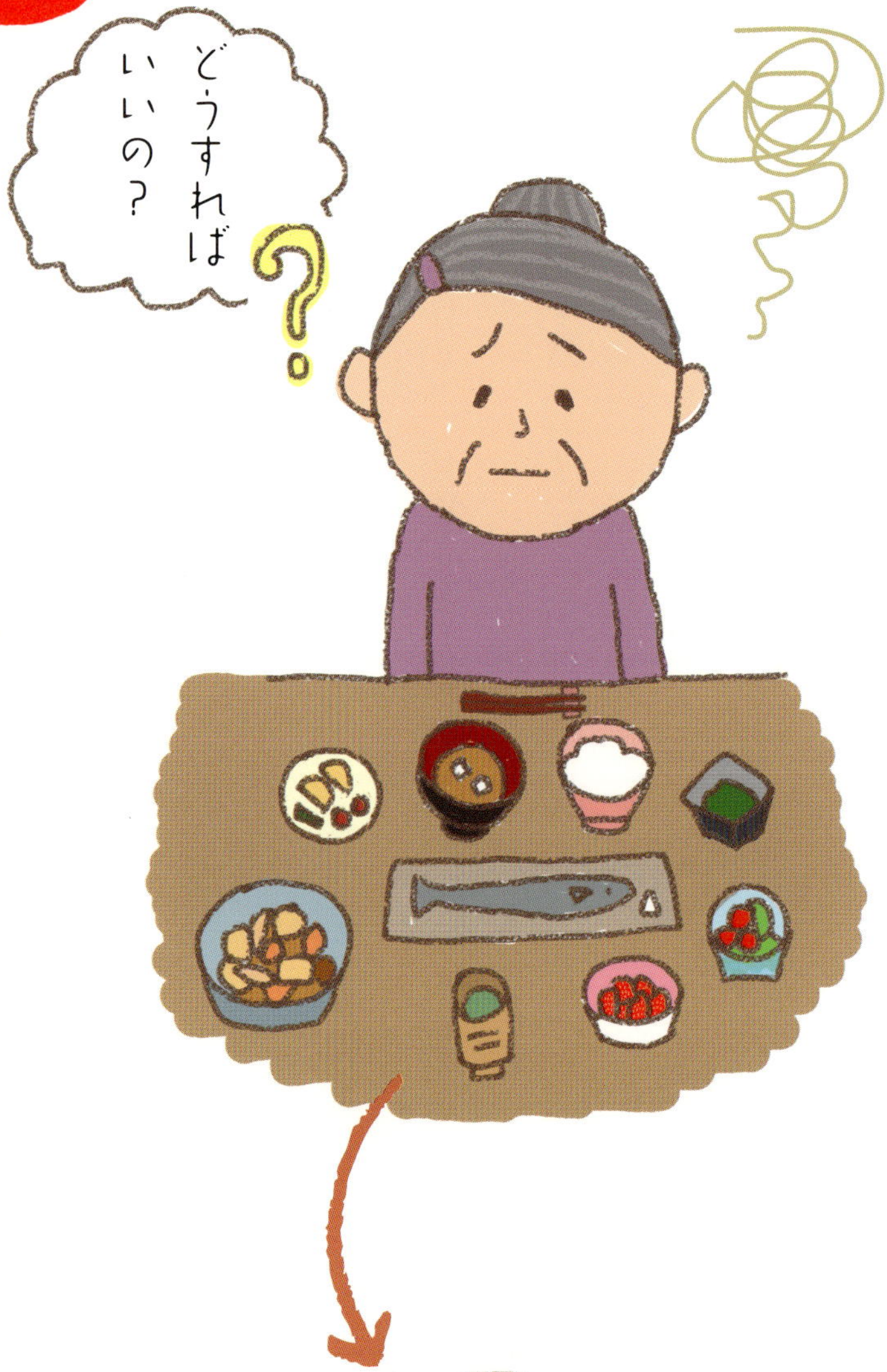
どうすれば
いいの？

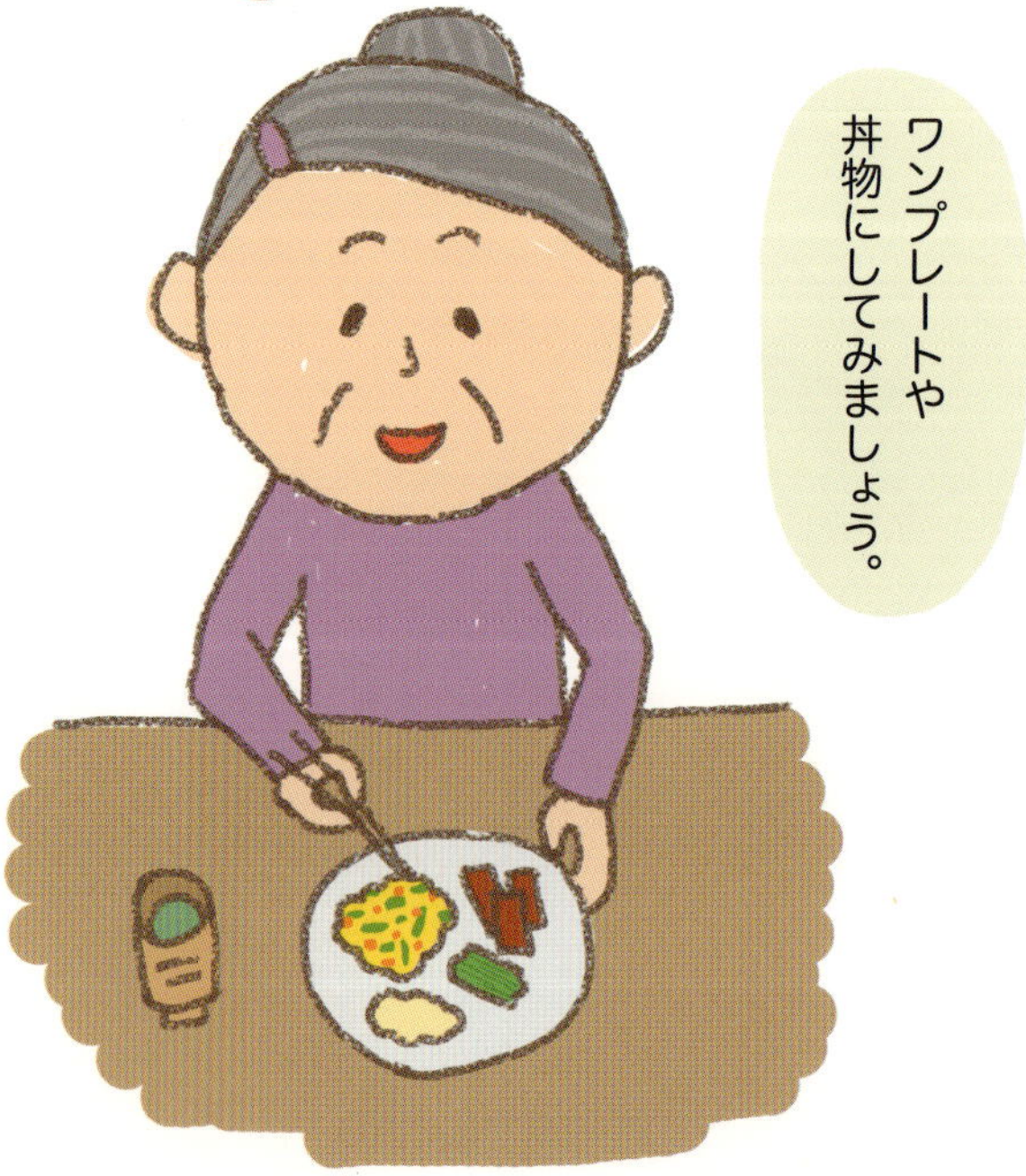
ワンプレートや
丼物にしてみましょう。

● 1～2品ずつ料理を出したり、ワンプレート（一皿盛り）にしたり、丼物（ごはんの上に、数種のおかずをのせる）にしたりすると、問題なく食べることがあります。

A5

箸《はし》がなんなのか、どう使うのか、忘れてしまっているのかもしれません。

認知症状によって道具（箸など）の使い方がわからなくなってきます。

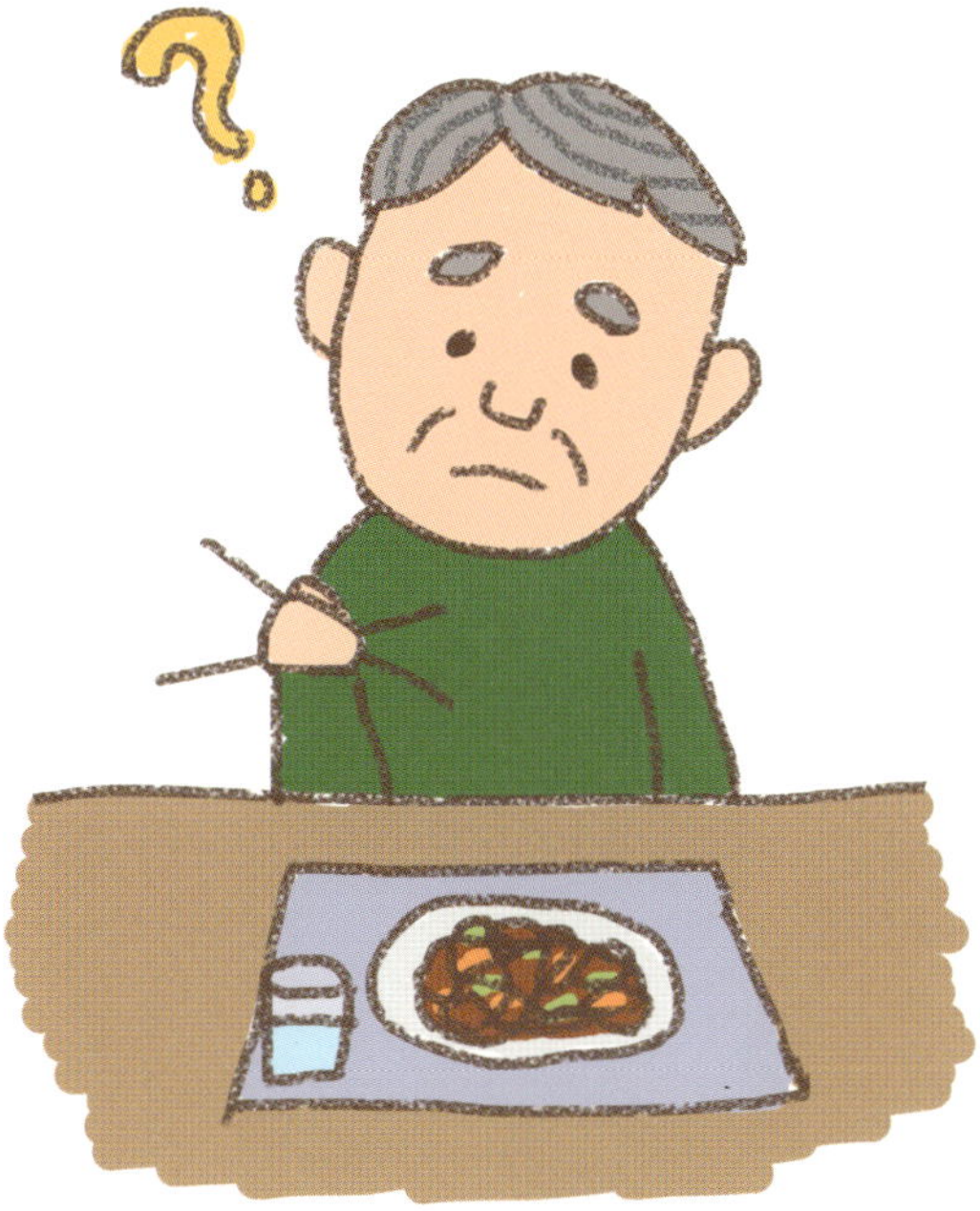

●目の前で、箸を使っている様子を見せて、箸がどんな道具で、どう使うものなのかを思い出してもらいましょう。それでも、まったく箸のことがわからない場合は、スプーンなど違う道具に変えてみましょう。

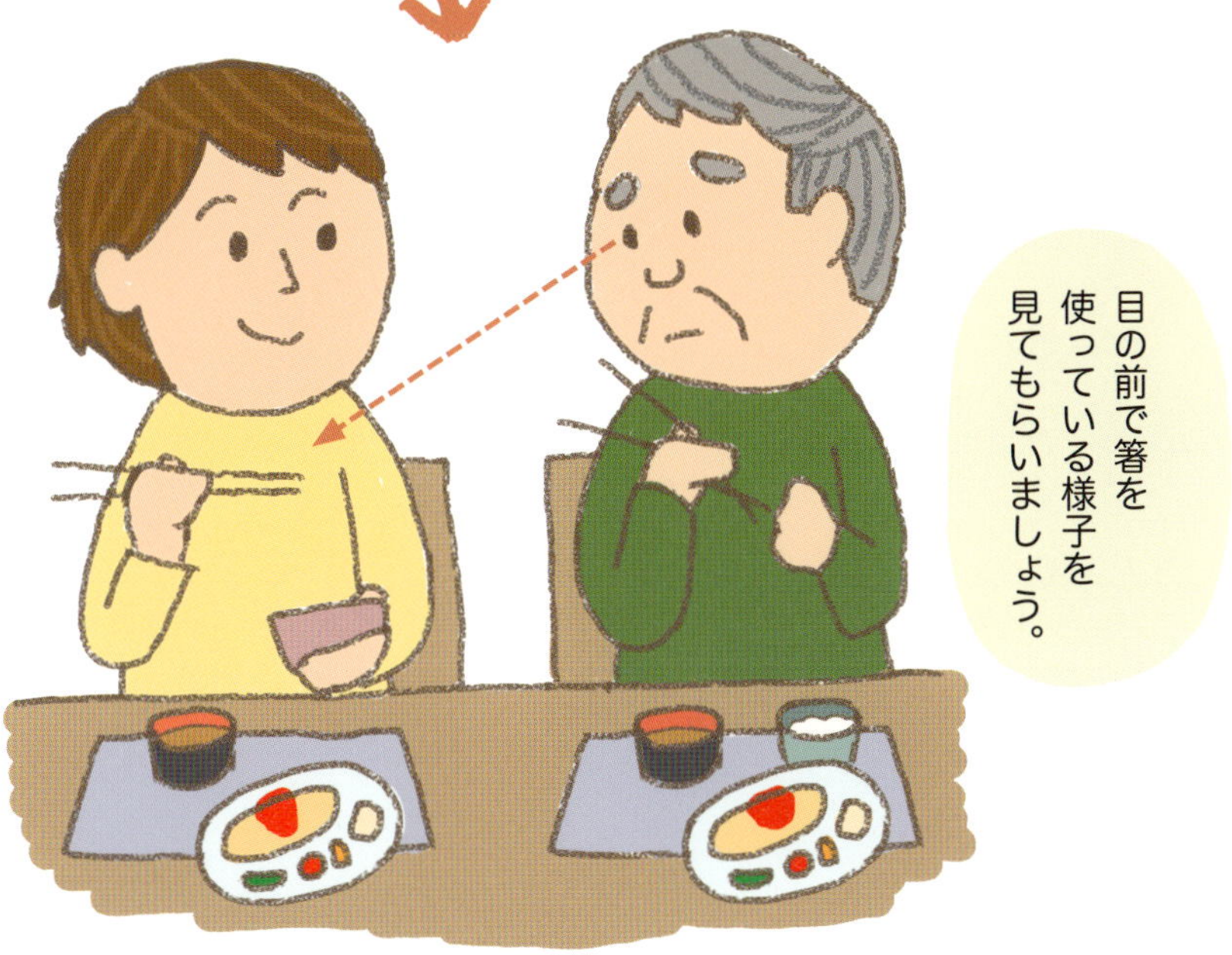
目の前で箸を使っている様子を見てもらいましょう。

A6

どういうふうに食べたらいいのか、わからないのかもしれません。

人は、料理を見ると、どんな食材で、どんなかたさで、どんな温度で、どう食べたらよいのかなど、さまざまな情報を自然に判断し、食べています。それがわからなくなるのです。

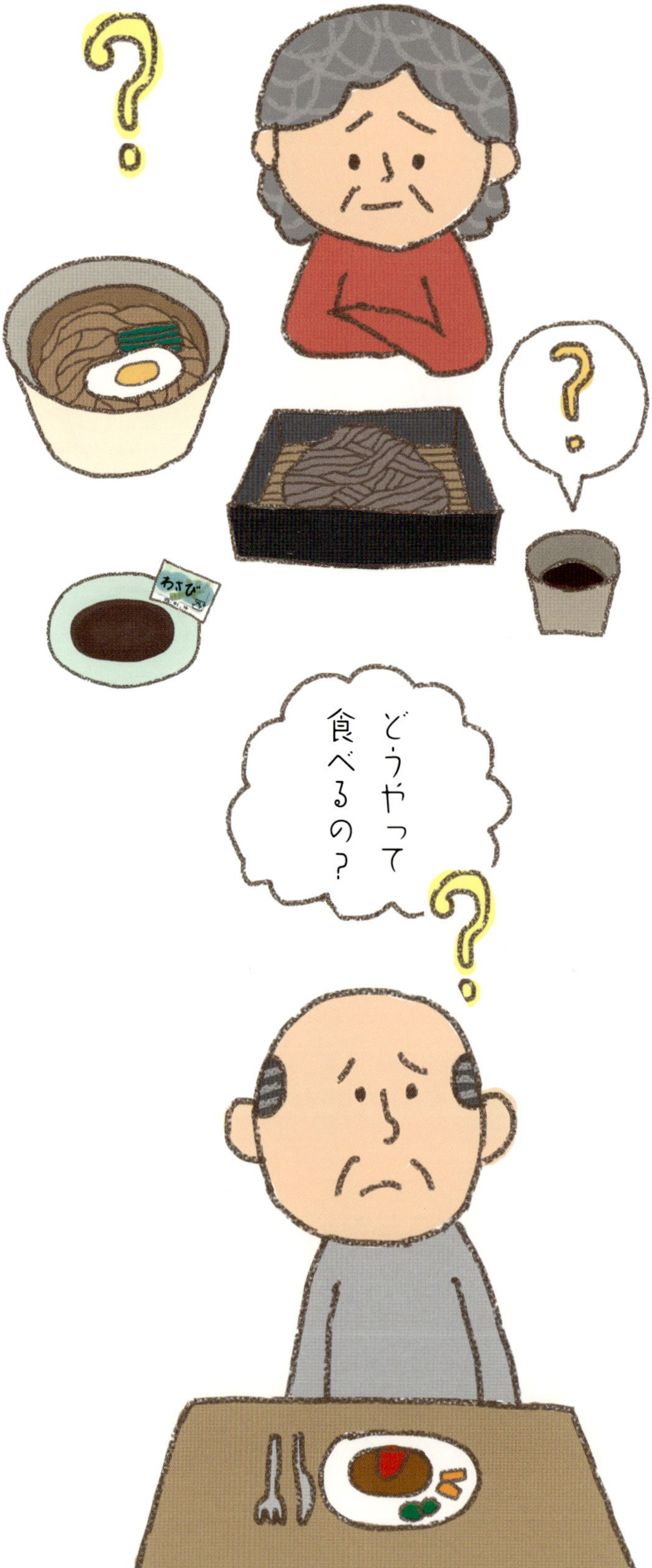
わさび
どうやって食べるの？

Q1 料理を目の前にしても食べないのですが……。

●そうめんやそばなどは目の前で食べ方を見せるとよいでしょう。

●どう食べたらいいのかわからないと、そばつゆだけ飲んでしまったり、袋入りのわさびをそのまま食べてしまったりします。

●ひとかたまりの食べ物は、噛まずに丸のまま飲み込んだりして、窒息事故につながる場合があります。一口で食べられる大きさにあらかじめ切っておいたり、スプーンを小さくして一口量を少なくしたり、噛まずに飲み込む人には、料理をやわらかく調理したりして、窒息事故を防ぎます。

●それでも、ひとりで食べるのが危険なときは、介助して食べさせてあげてください。

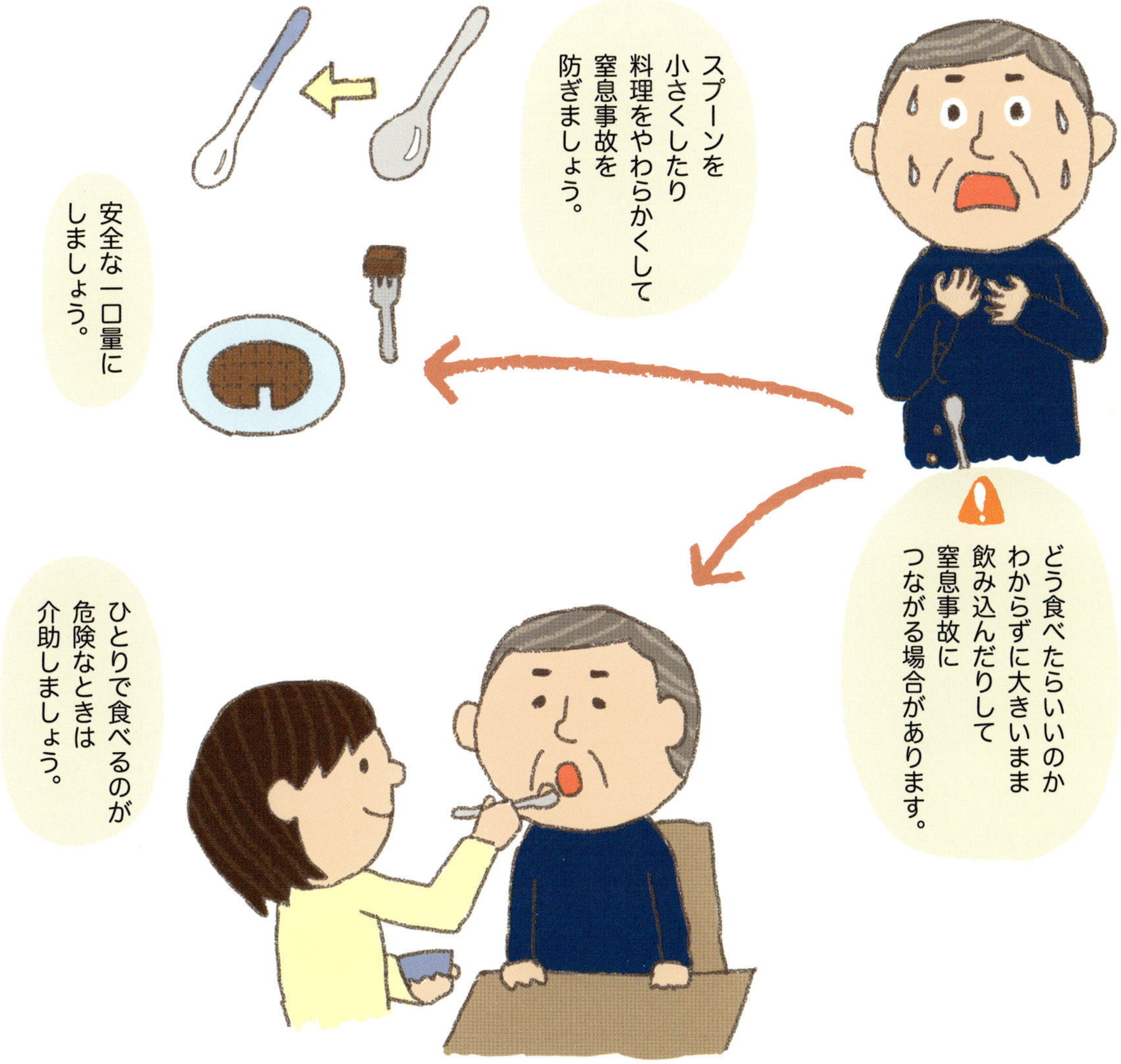
スプーンを小さくしたり料理をやわらかくして窒息事故を防ぎましょう。
安全な一口量にしましょう。
どう食べたらいいのかわからずに大きいまま飲み込んだりして窒息事故につながる場合があります。
ひとりで食べるのが危険なときは介助しましょう。

A7

器の色や柄が邪魔《じゃま》になって、料理がわかりにくくなっているのかもしれません。

器と料理の区別がつかなかったり、柄を料理だと思ってしまいます。

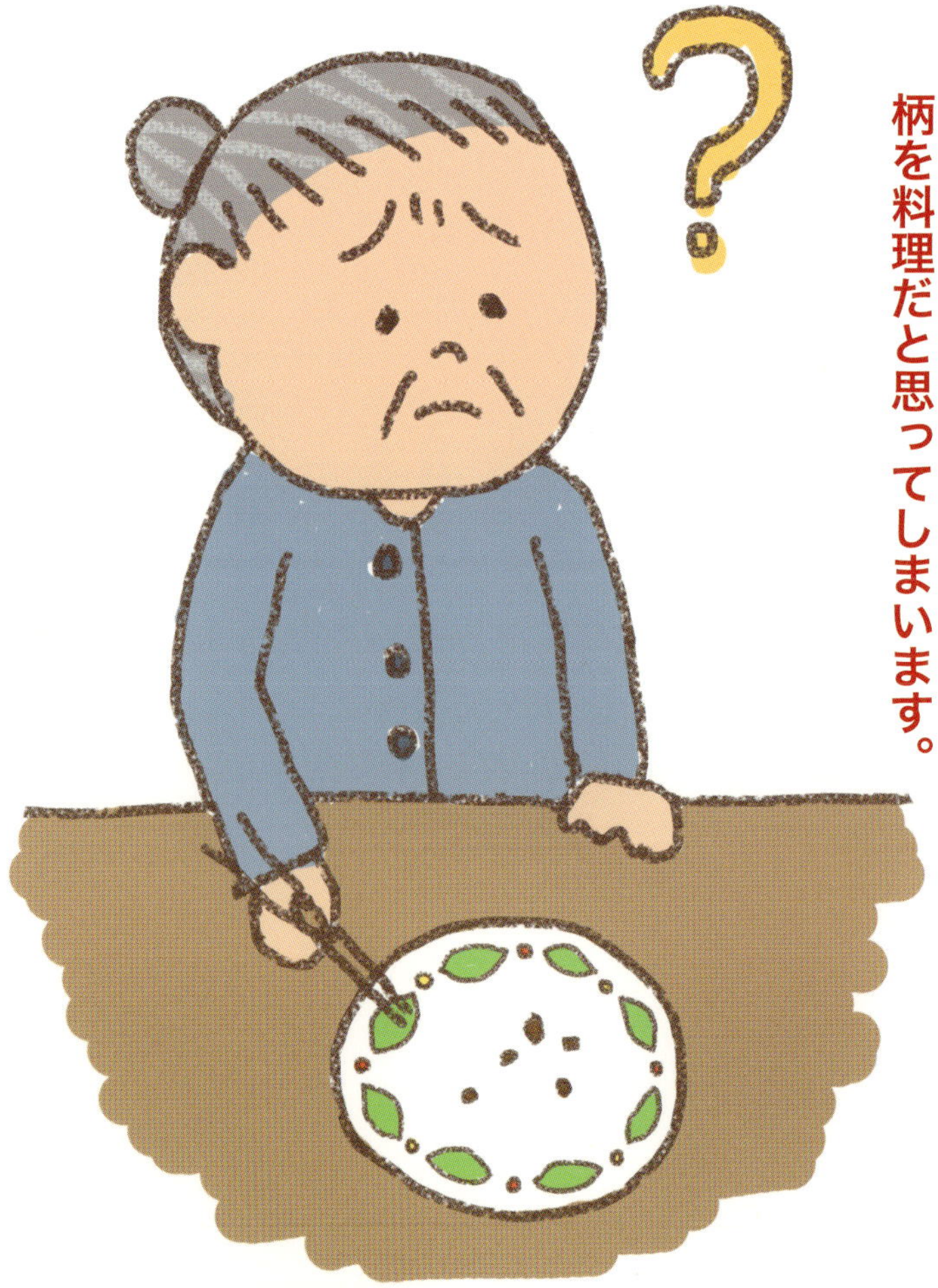

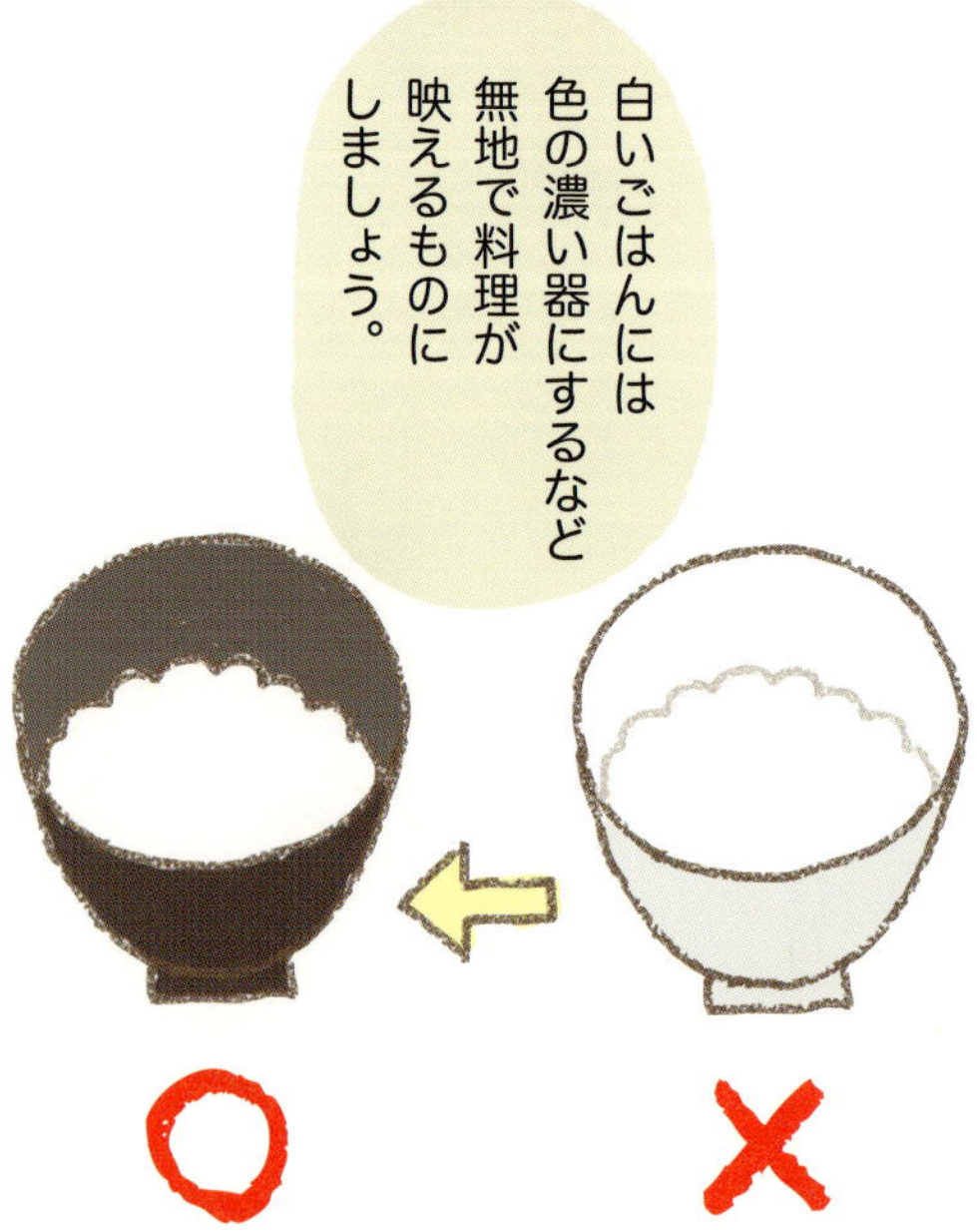
白いごはんには色の濃い器にするなど無地で料理が映えるものにしましょう。

●器と料理の色が似ていると、どんな料理か判別できなくなります。

●器に柄があると、器の柄と料理とが区別できないことがあります。また、食べ終えたあとでも、柄を料理と思ってしまい、食べようとしてずっと箸《はし》でつついていたりすることも見受けられます。

●器は無地のもので、料理が映える色がよいでしょう。

A8

空腹なのかどうか、わからないのかもしれません。

認知症の人は、空腹かどうかわからないことがあります。または、時間の判断が苦手になるので、食事の時間が理解できないのかもしれません。

●一口目を促してみましょう。あまり、食がすすまないようなら、無理に食べさせずに、時間をおいてみましょう。

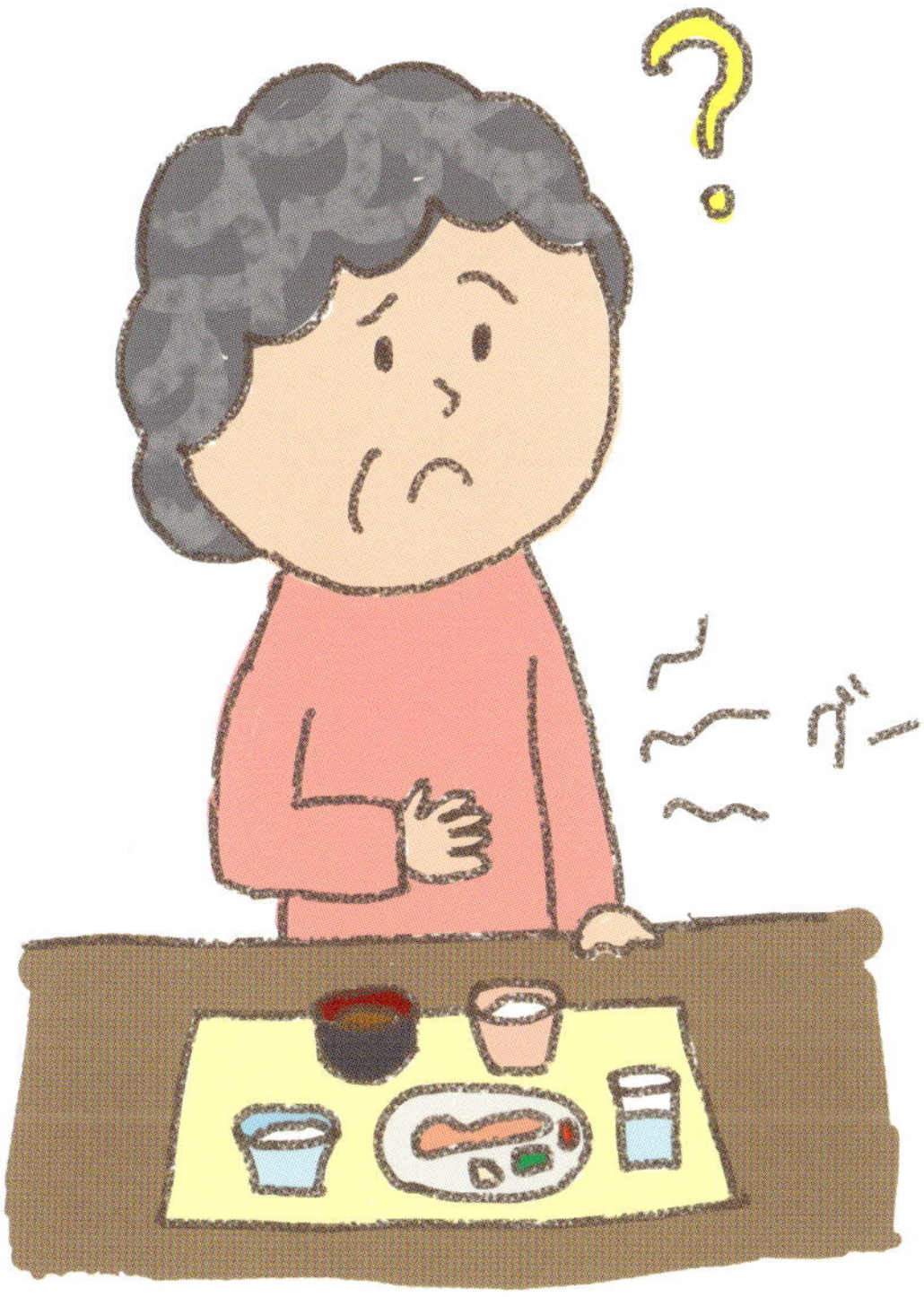
グー

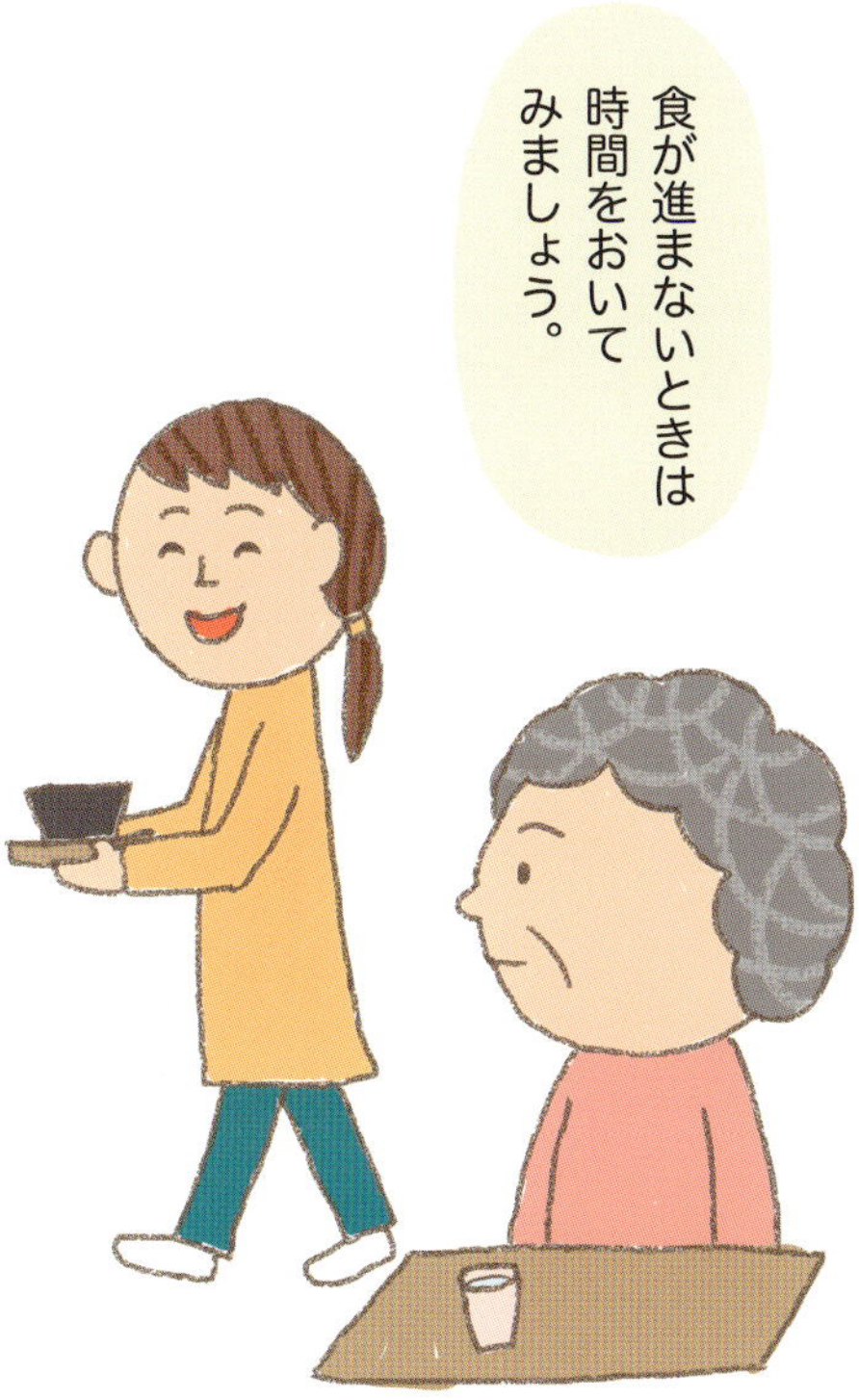
食が進まないときは時間をおいてみましょう。

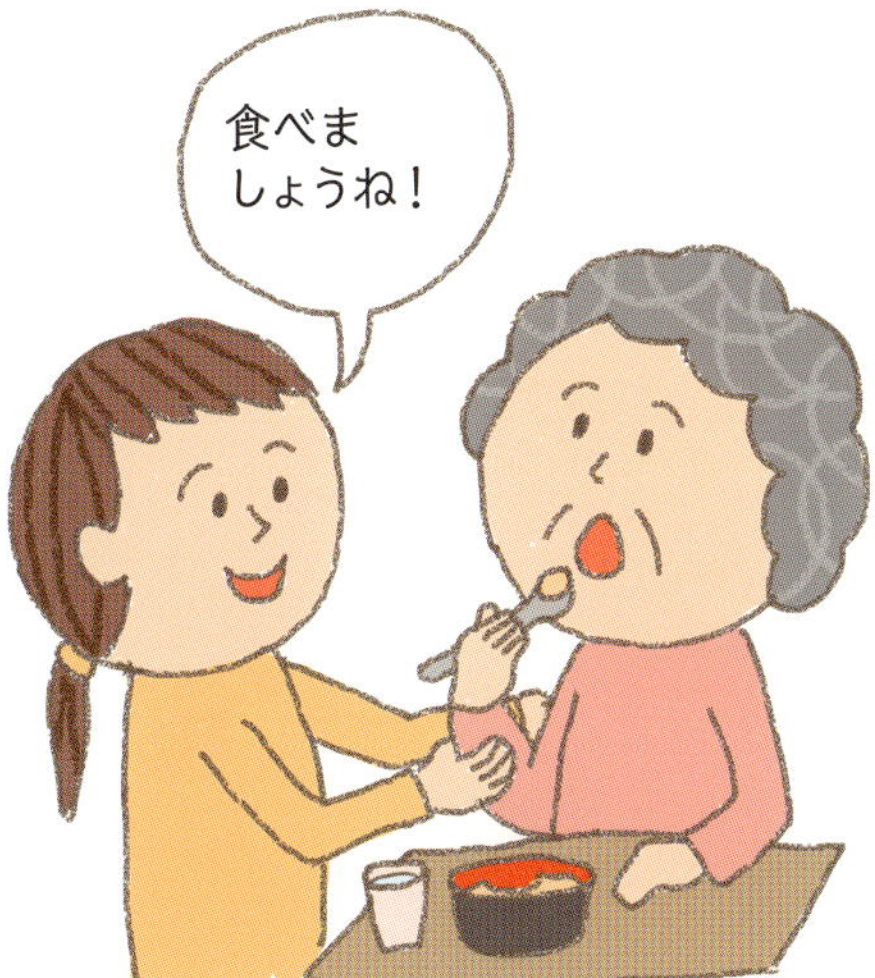
食べましょうね！

A9

便秘のために食べられないのかもしれません。

便秘だとおなかが張って食べられなくなります。

●便はきちんと出ていますか。本人は口に出していないかもしれませんが、便秘だとお腹が張って食べられないことがあります。高齢になると腸の動きが悪くなりますので、便秘になりやすくなります。寝たきりで運動しないとさらに悪くなります。

●排便の回数や状態をチェックし、水分を多めにとったり、食物繊維の多い食材をくふうして料理したり、介護用食品の食物繊維（ファイバー）を利用するようにしましょう。それでも便秘が続くなら、医者に相談しましょう。

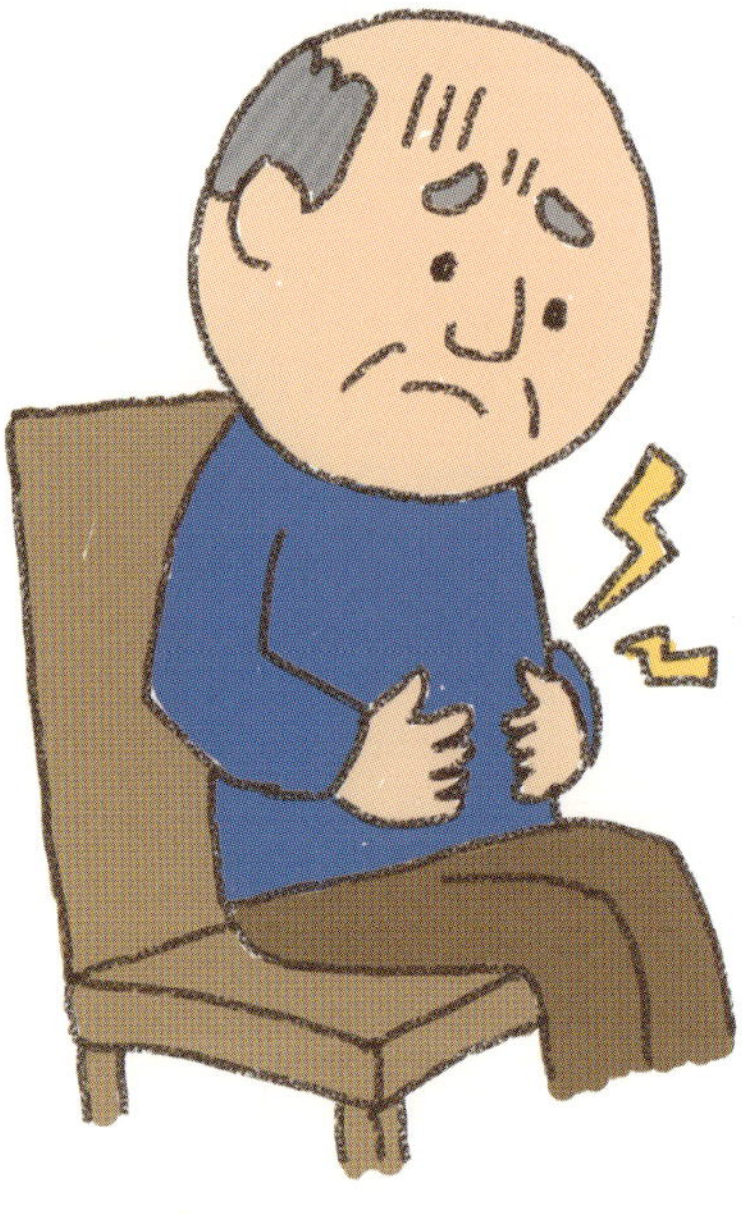

水分を多めにとり、食物繊維の多い食材をくふうしてとりましょう。

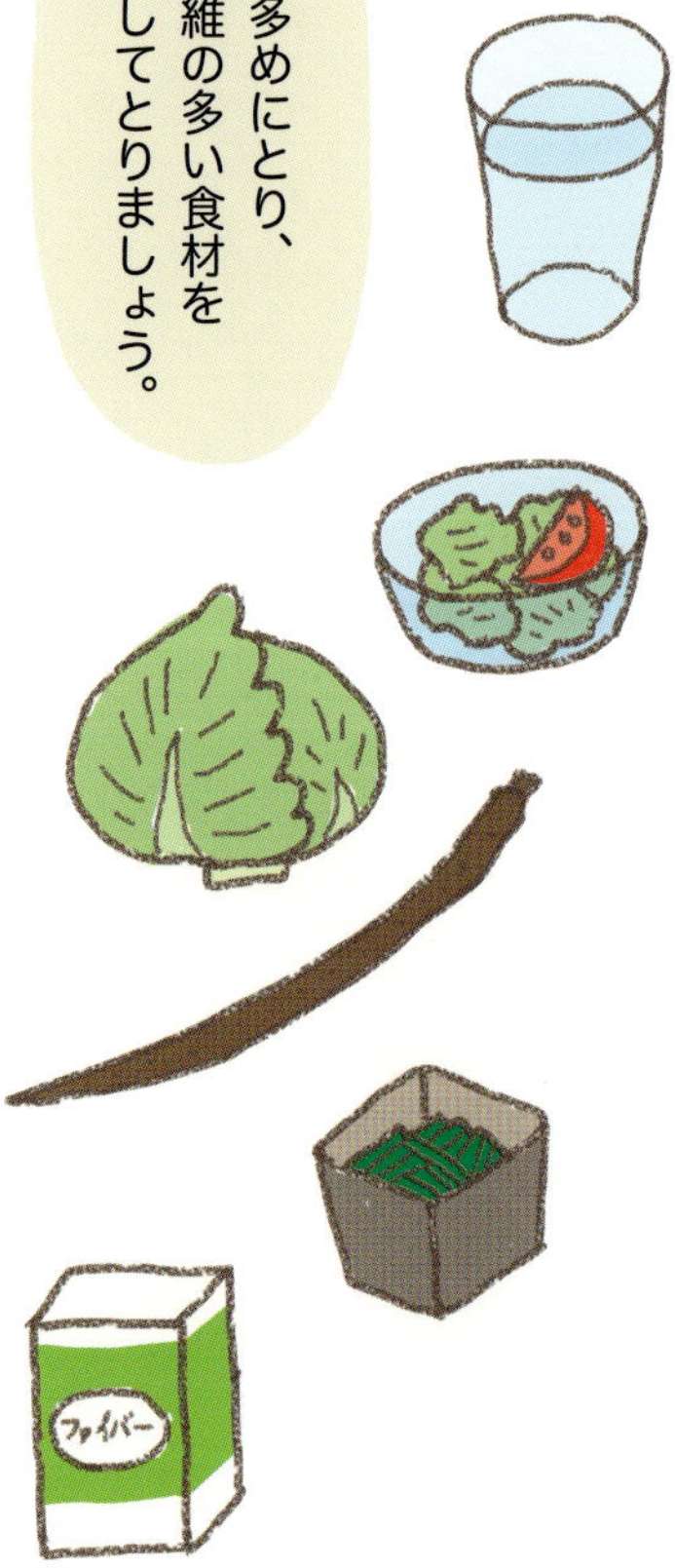

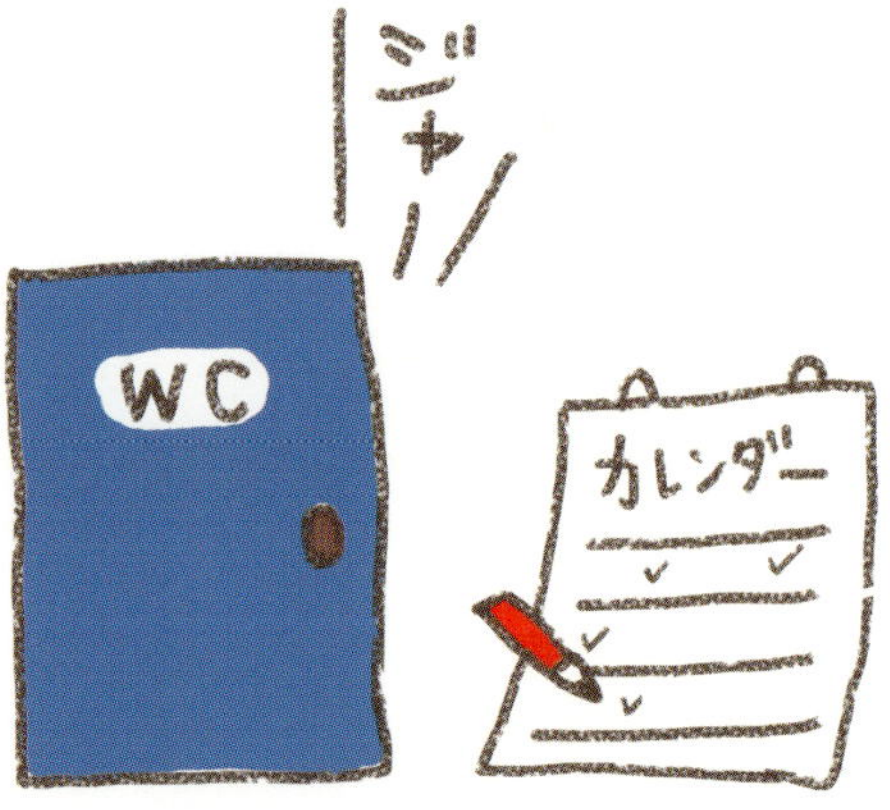

排便チェックをしましょう。

A10

眠いのかもしれません。

寝起き直後だったり、眠かったりすると食べられない場合があります。

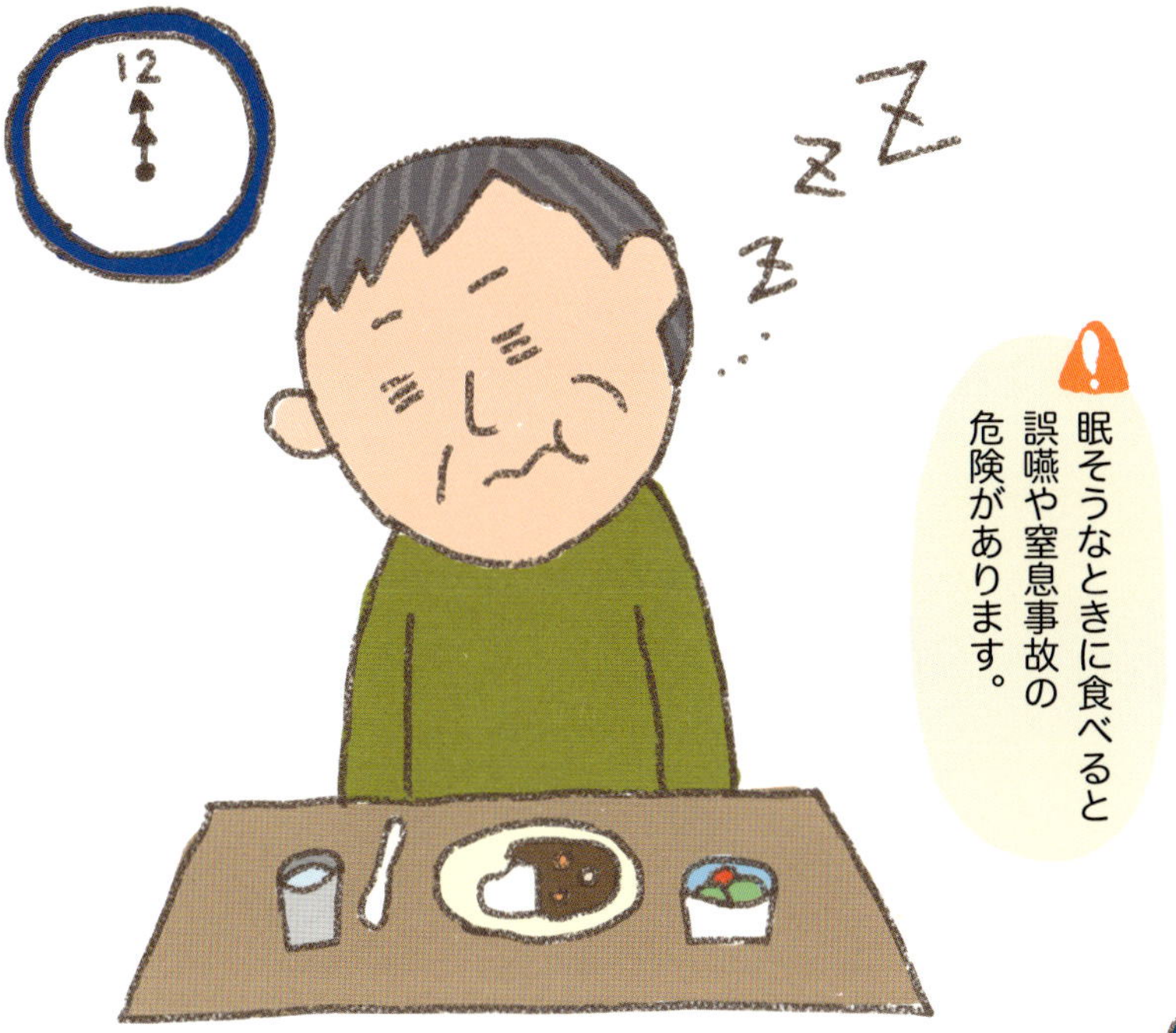
眠そうなときに食べると誤嚥や窒息事故の危険があります。

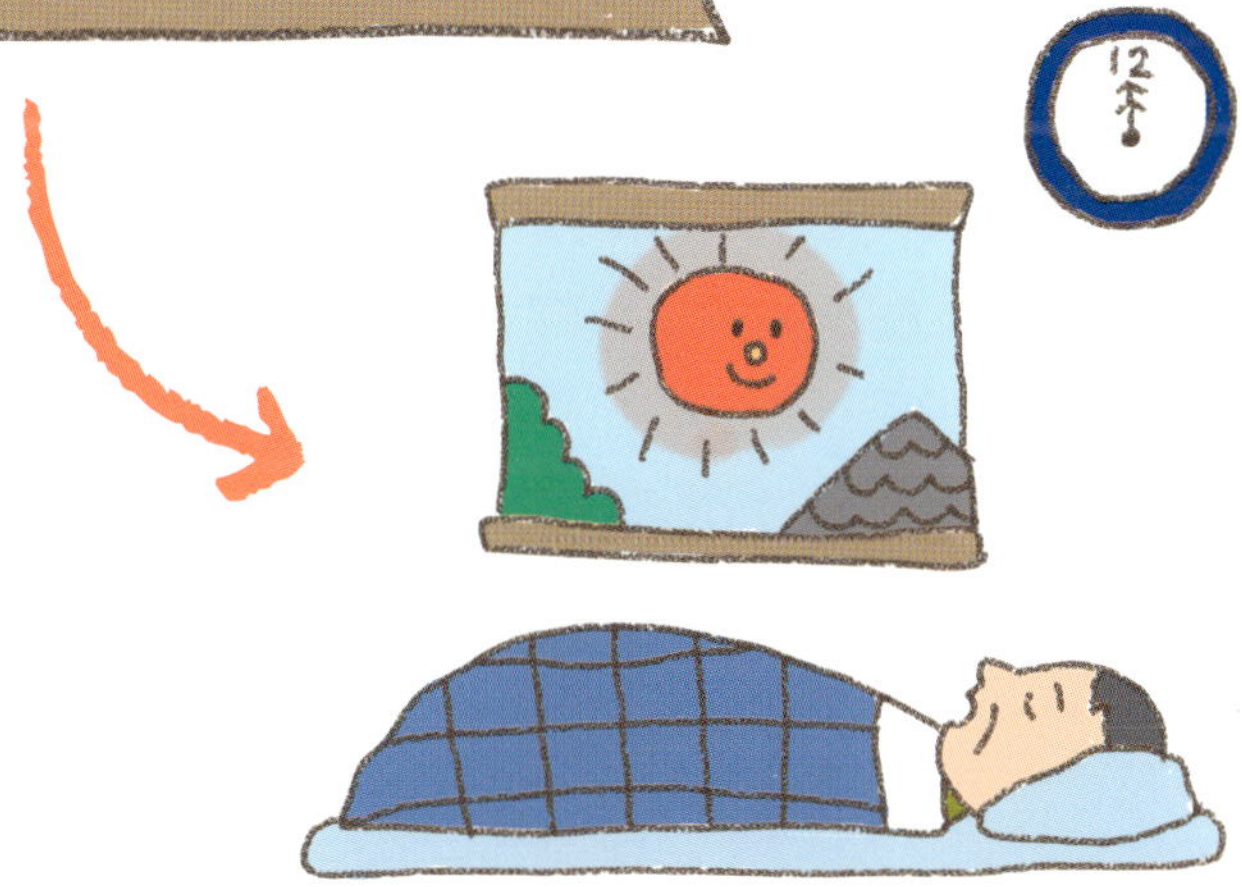

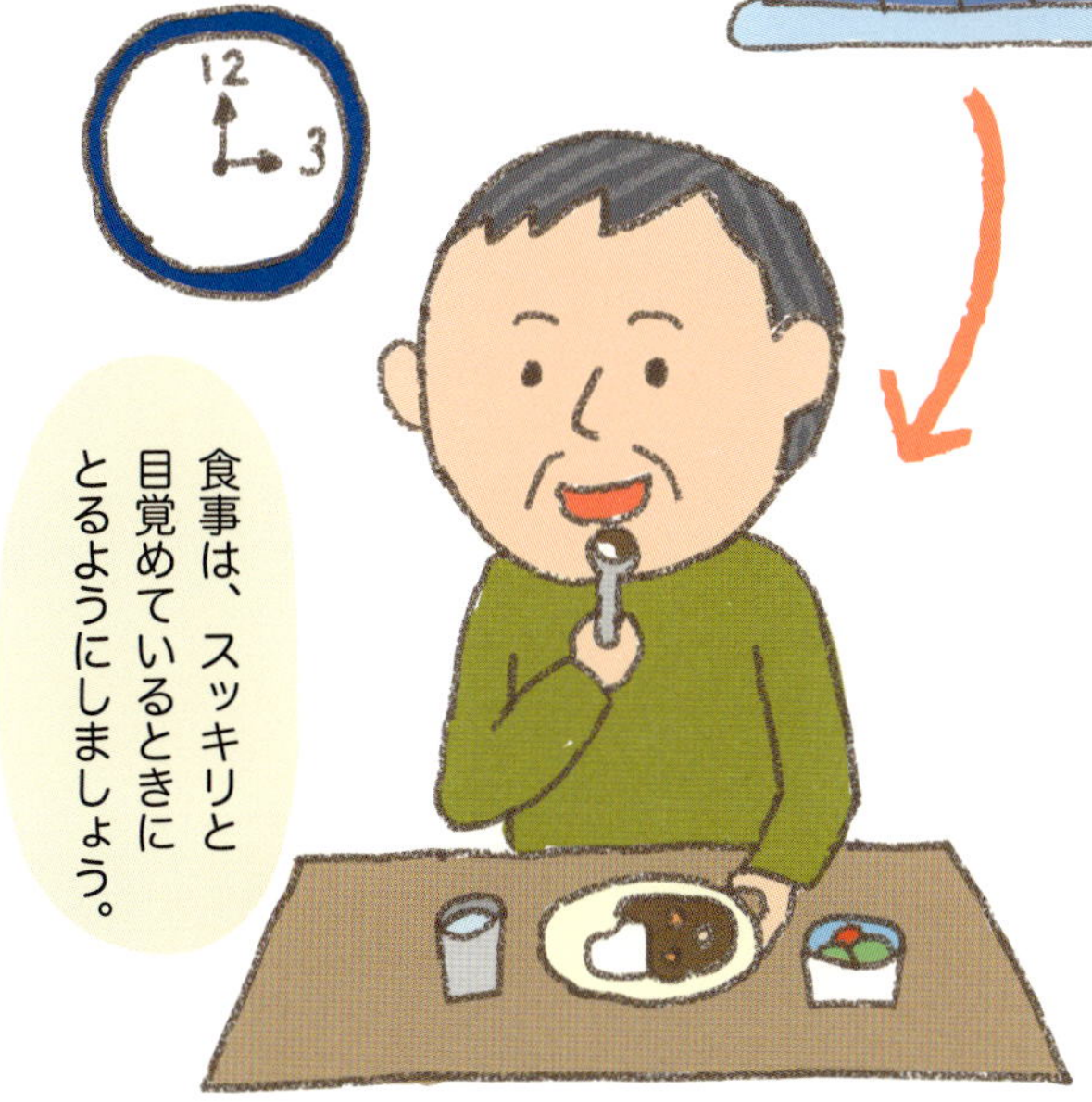
食事は、スッキリと目覚めているときにとるようにしましょう。

●認知症の人は、睡眠や覚醒にかかわる体内時計の狂いから睡眠障害を起こしやすくなっています。ちゃんと起きているか確認しましょう。起こしても眠そうなときは、無理に食べなくてもよいでしょう。寝ぼけながら食べると誤嚥したり、窒息事故が起きる危険もあります。時間をずらしてちゃんと起きているときに食べればよいのです。

A11

脱水症状かもしれません。

脱水状態になると意識レベルが下がり、ボーッとしていたり、話しかけにも反応しなかったりします。ですから、食事を目の前にしてもなにも反応しないことがあります。

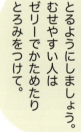

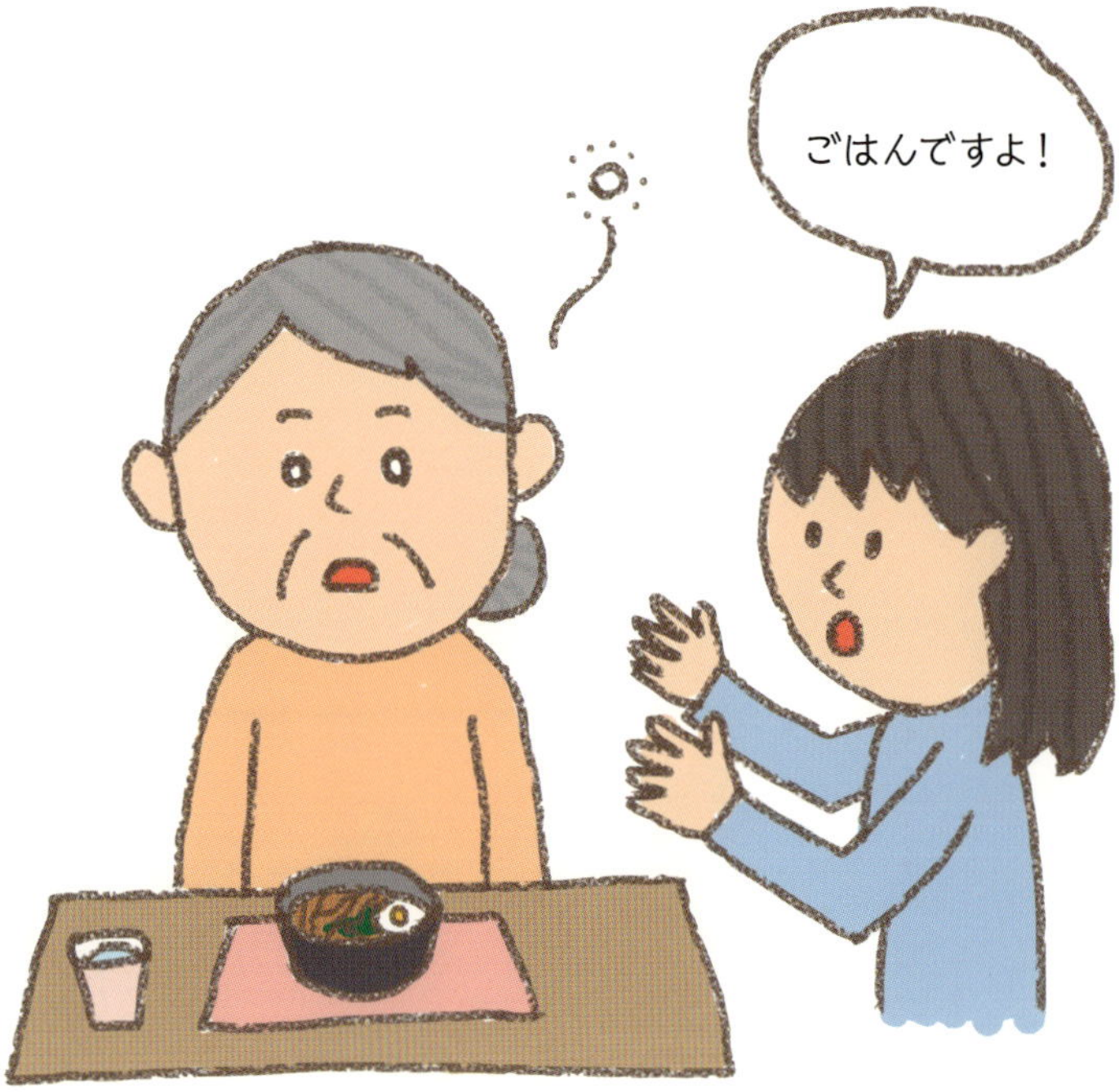

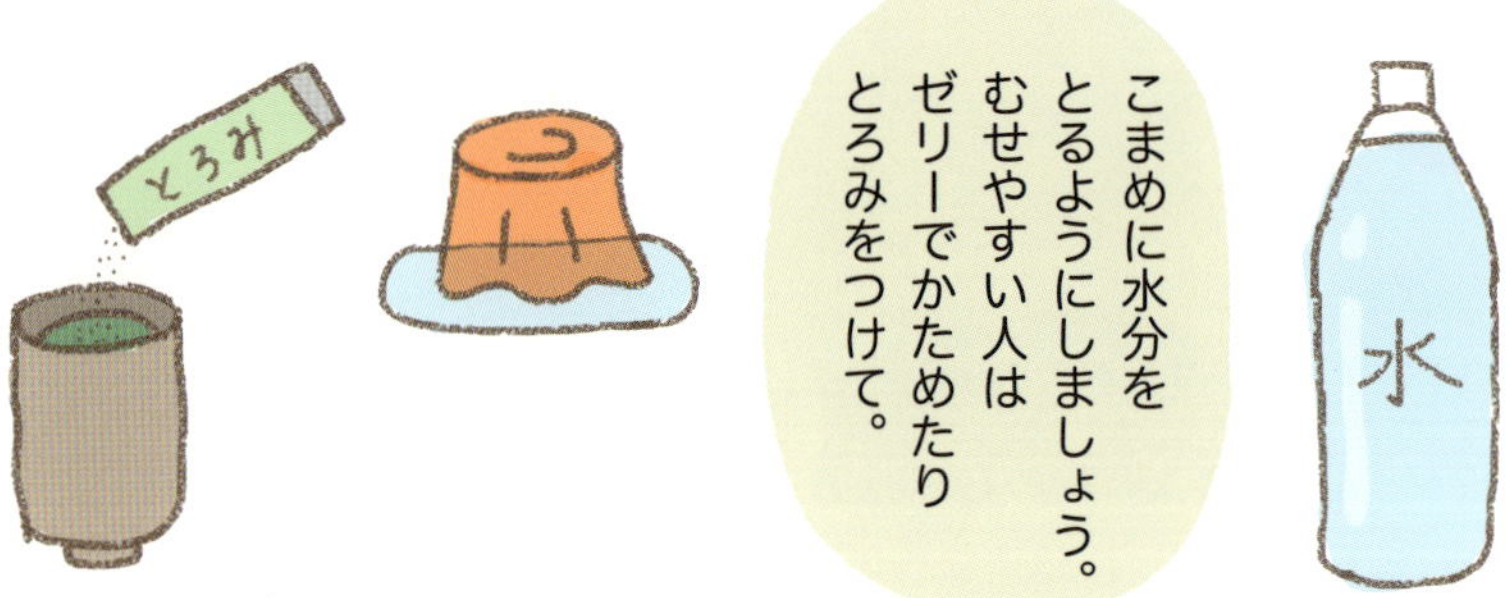

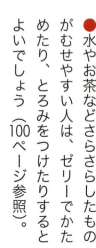

●脱水症状の状態であることがわからないと、認知症が進んだと思ってしまうことがあります。ですが、きちんと水分をとると、意識レベルがもとにもどって、ちゃんと食べるようになることがあります。一日にどれくらい水分（料理以外の水分）をとっているか、調べてみましょう。こまめに水分をとるようにしましょう。そして、しっかり尿が出ていることを確認しましょう。

●水やお茶などさらさらしたものがむせやすい人は、ゼリーでかためたり、とろみをつけたりするとよいでしょう（100ページ参照）。

A12

手づかみ食を試してみては、いかがでしょうか。

料理を手で持つと感覚が刺激されることがあります。

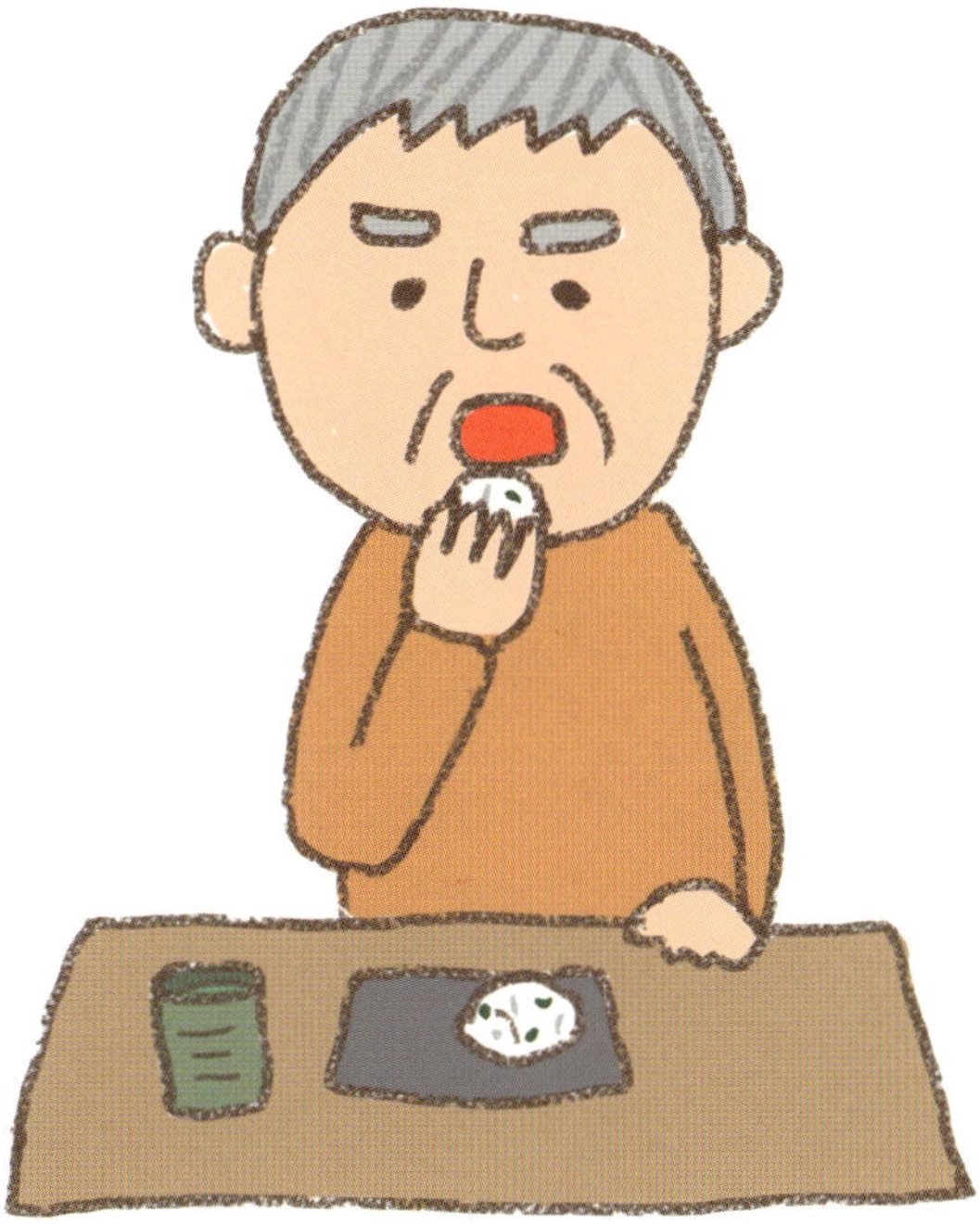

●食べ物を手で持って食べることで、食べることへの感覚がよみがえってくるかもしれません。小さなおにぎりやサンドイッチなど、手づかみできる料理を出してみてはどうでしょう。そのレシピを102ページから「手づかみ食」として紹介します。ぜひ、参考にしてください。

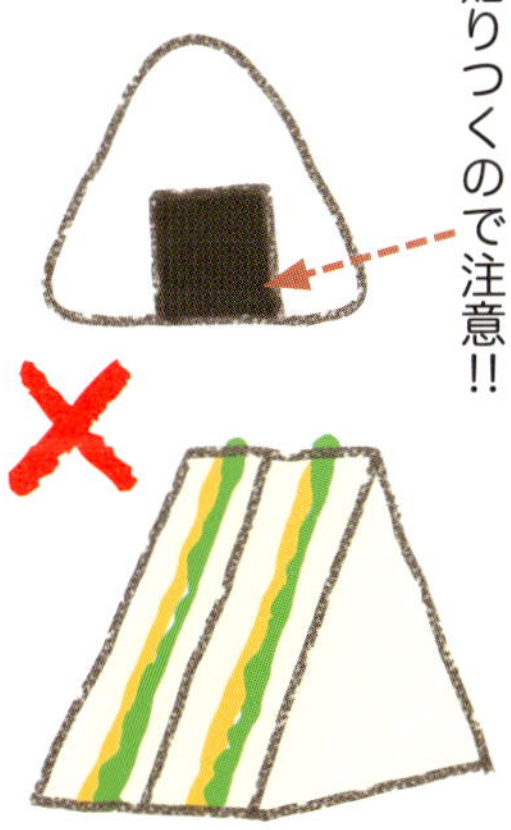
のりは口やのどに貼りつくので注意!!
大きいのは×

大きなおにぎりやサンドイッチは誤嚥や窒息事故の危険があります。サイズは小さく一口サイズにしましょう。

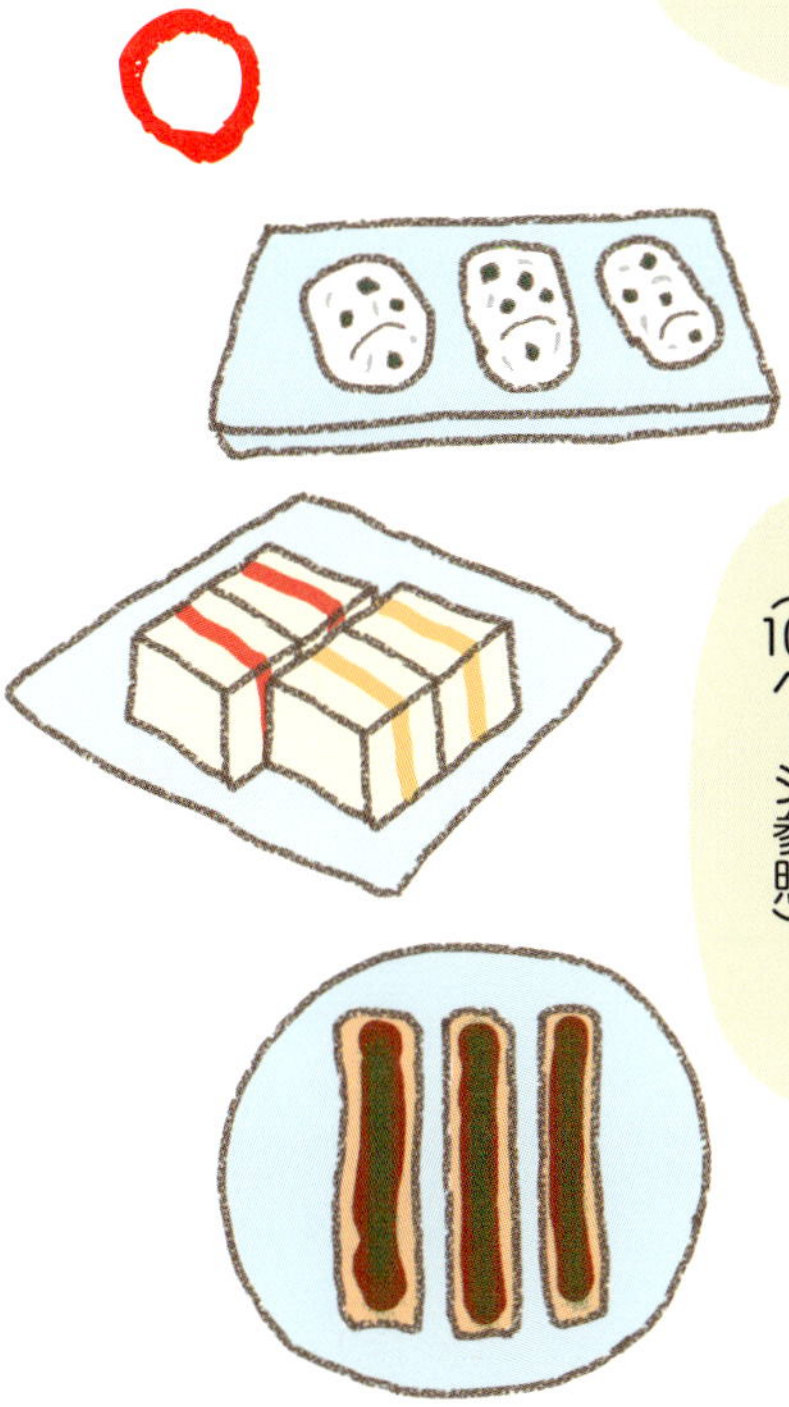
手づかみ食レシピ集（102ページ参照）

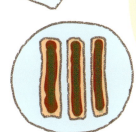

A13

歯が悪くなったり、入れ歯などが合わなくなったりしているのかもしれません。

本人が歯が痛いとか入れ歯が合わないとか訴えていなくても、これらの理由で食べられなくなっている場合があります。

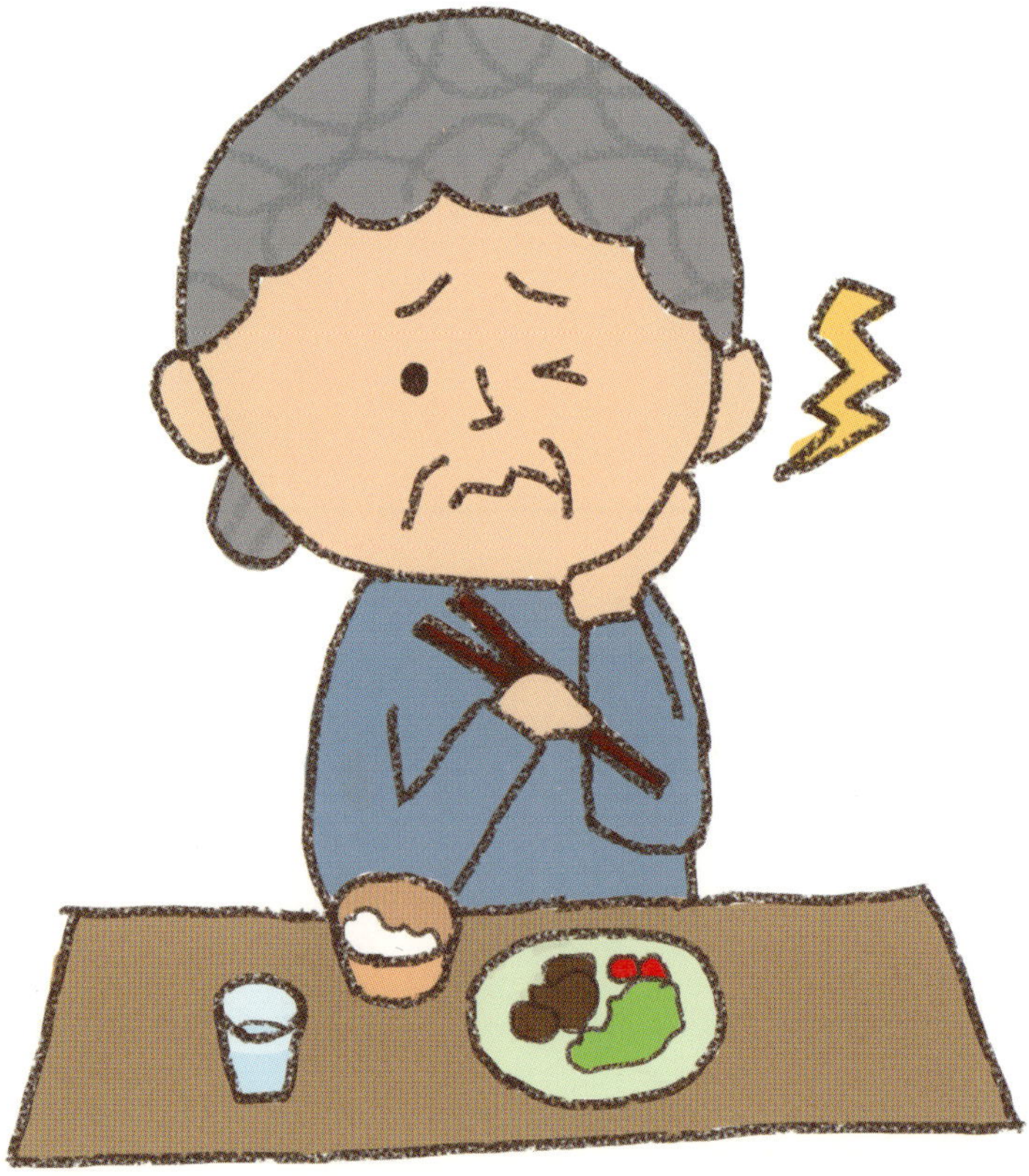

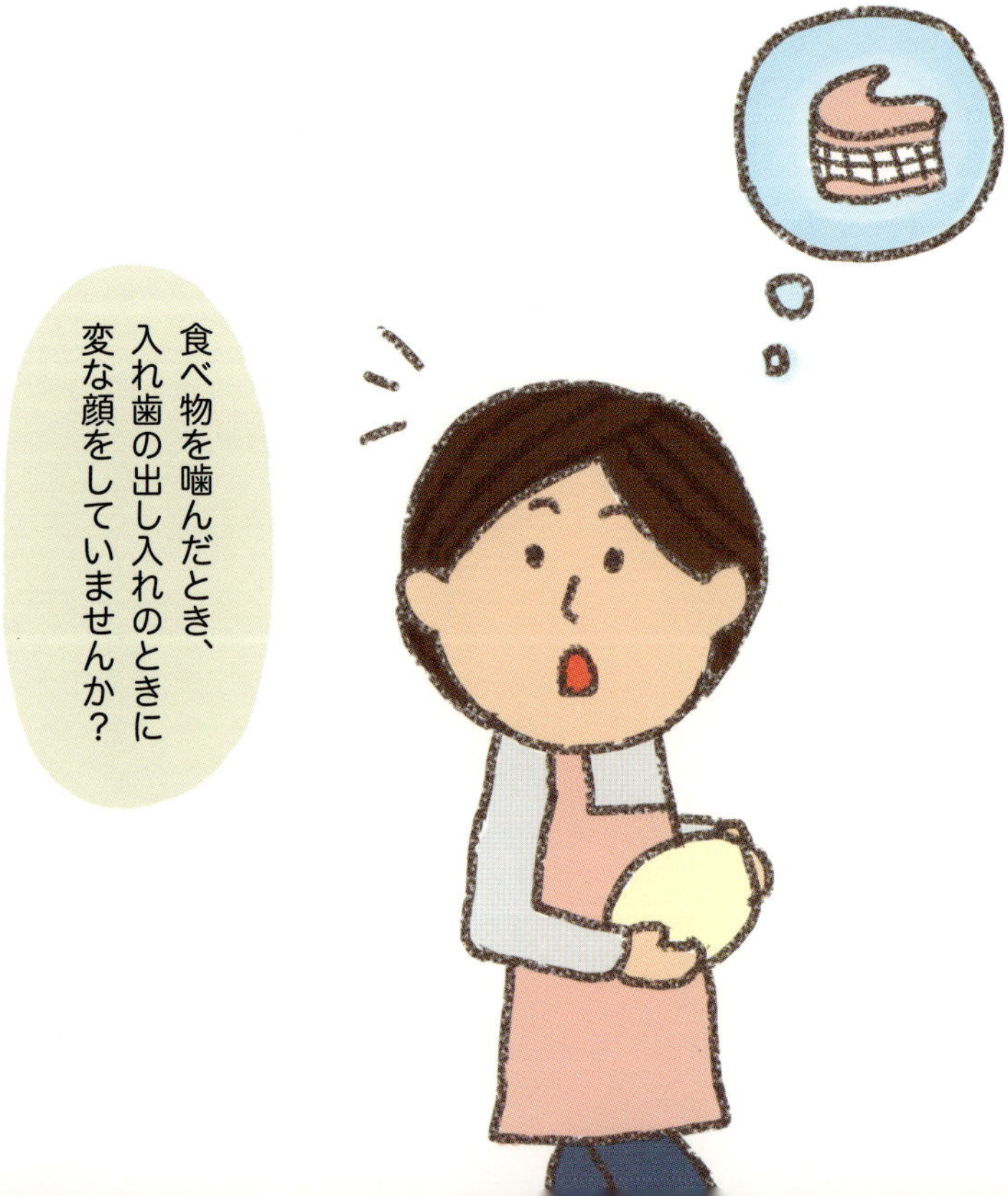
食べ物を噛んだとき、
入れ歯の出し入れのときに
変な顔をしていませんか？

Q1 料理を目の前にしても食べないのですが……。

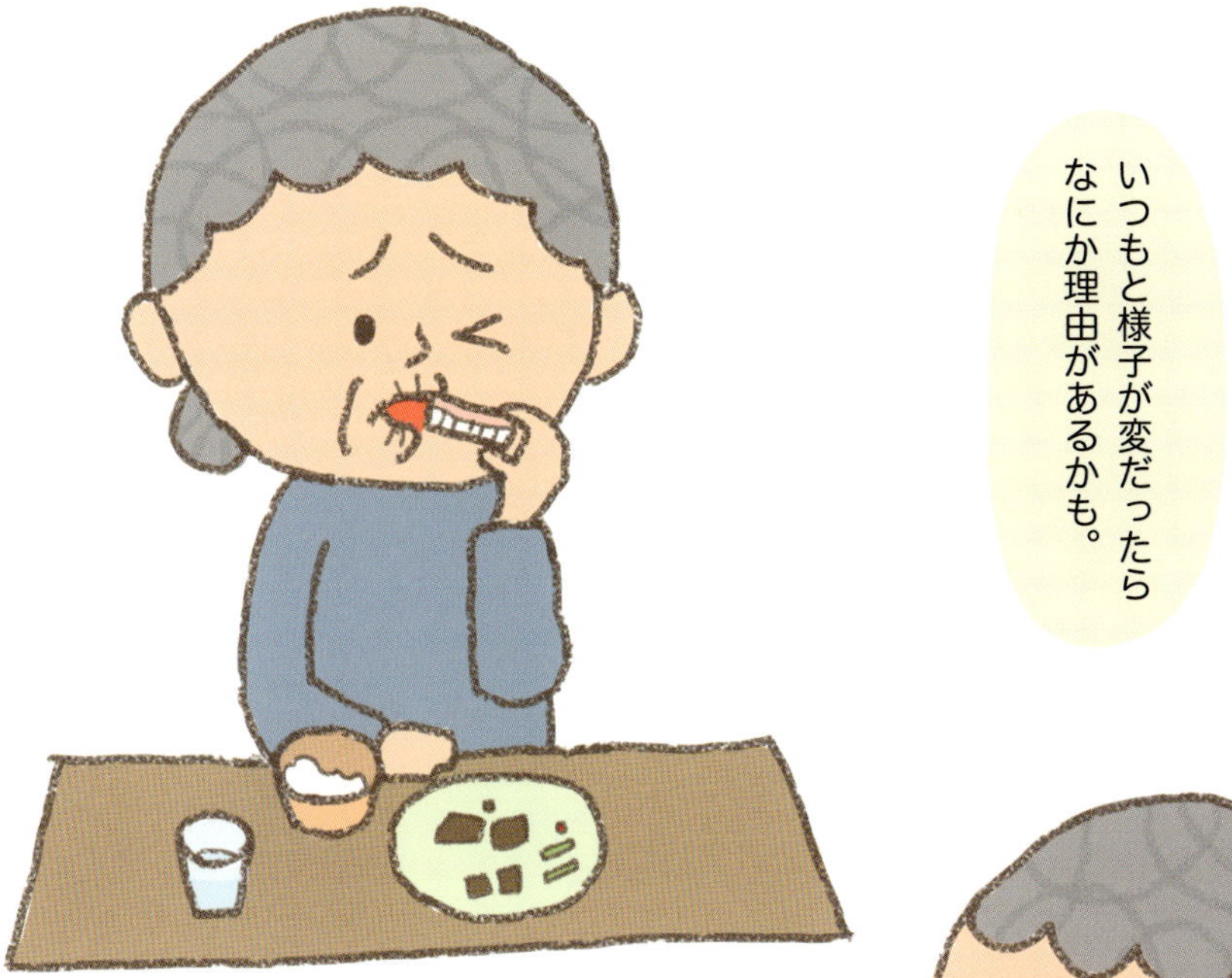
いつもと様子が変だったら
なにか理由があるかも。

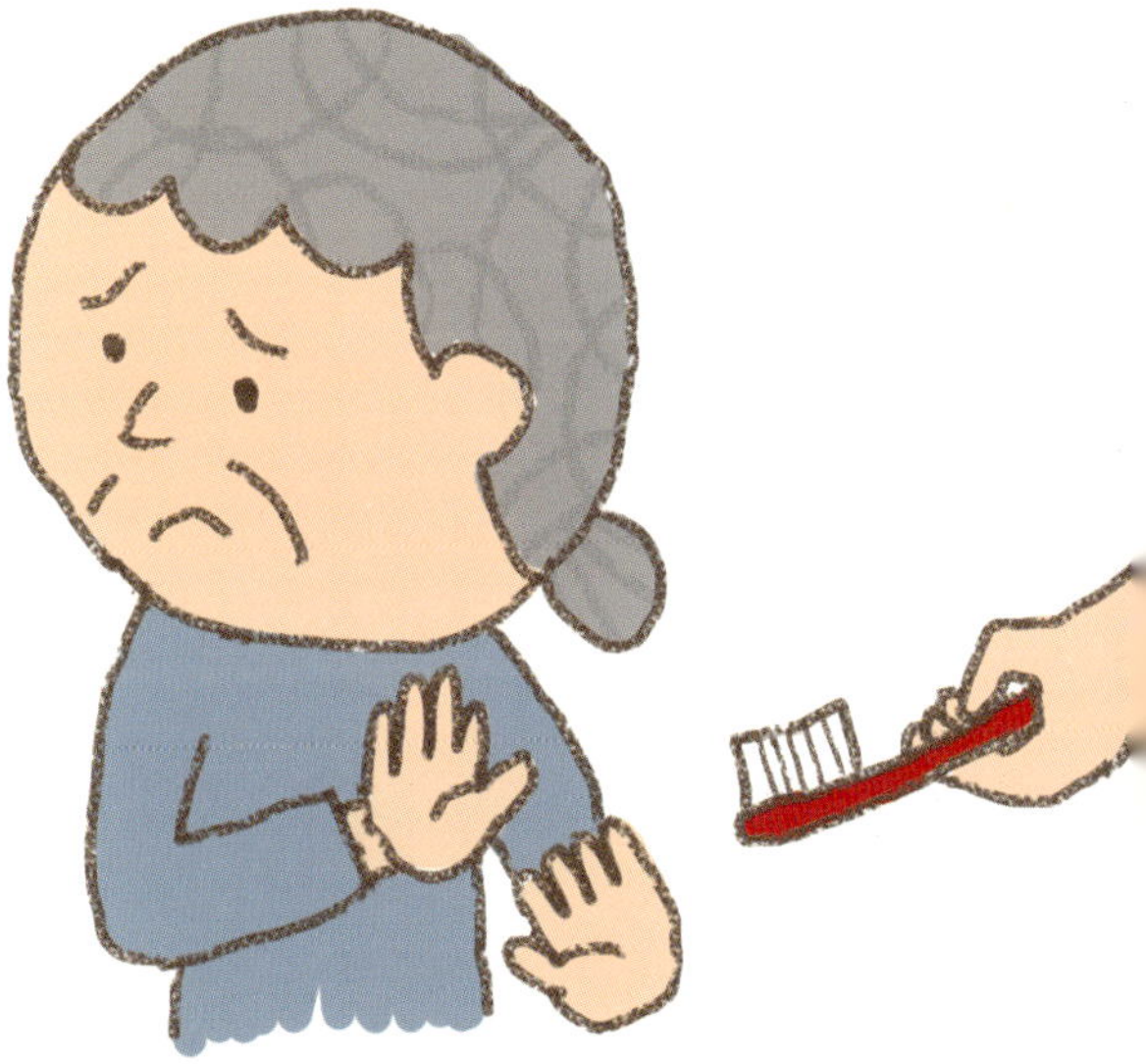

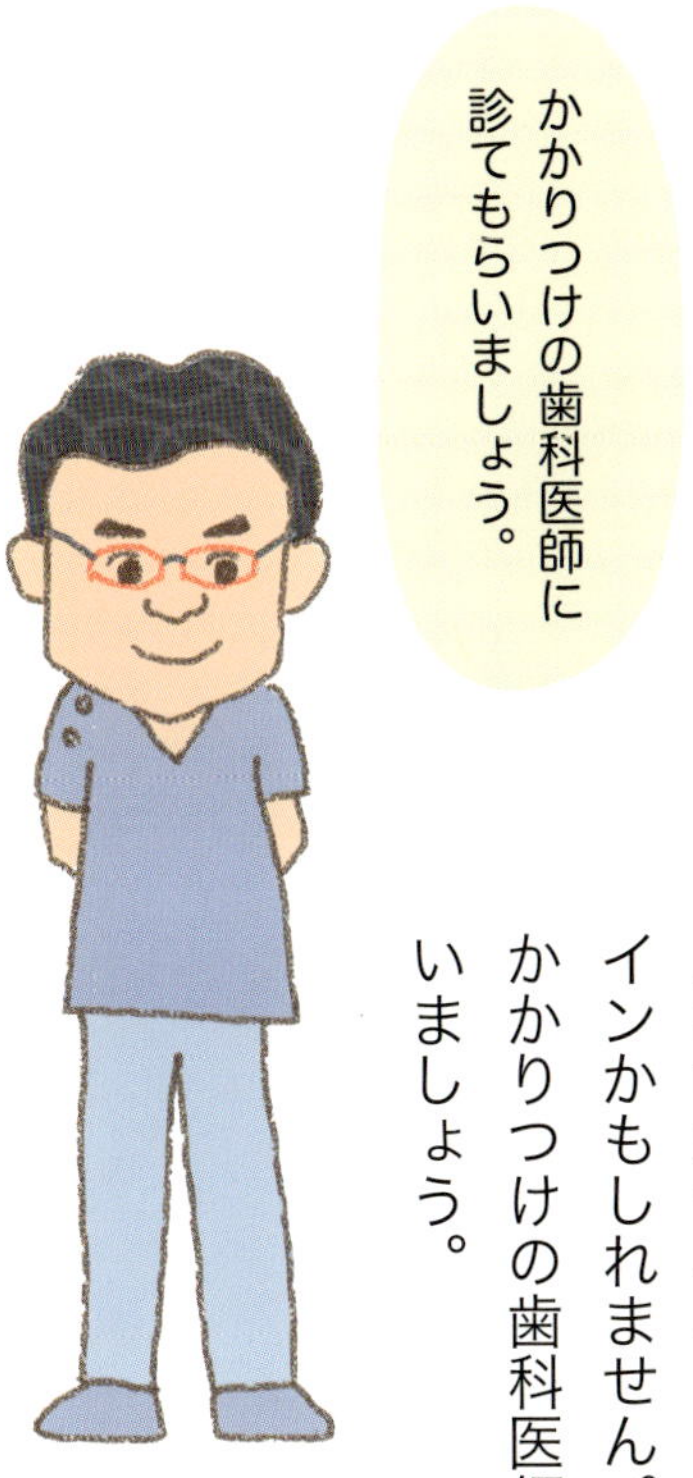
かかりつけの歯科医師に
診てもらいましょう。

●本人から、歯が痛いとか入れ歯が合わないとか訴えてくれないと、気づきにくいことでしょう。本人に質問してもなかなか本当の答えは返ってきません。ですから、日ごろの様子から察してあげてください。たとえば、食べ物を噛んだときや入れ歯の出し入れのときに変な顔をしたり、歯みがきをいやがったり、さらに食事の量が減ったときは、歯が悪くなっていたり入れ歯が合わなくなったりするサインかもしれません。そのときは、かかりつけの歯科医師に診てもらいましょう。

A14

「食べないというこだわり」を持つ人もいます。

本人がなぜ食べないのか、それがどうしてなのか、理由がよくわからないこともあります。

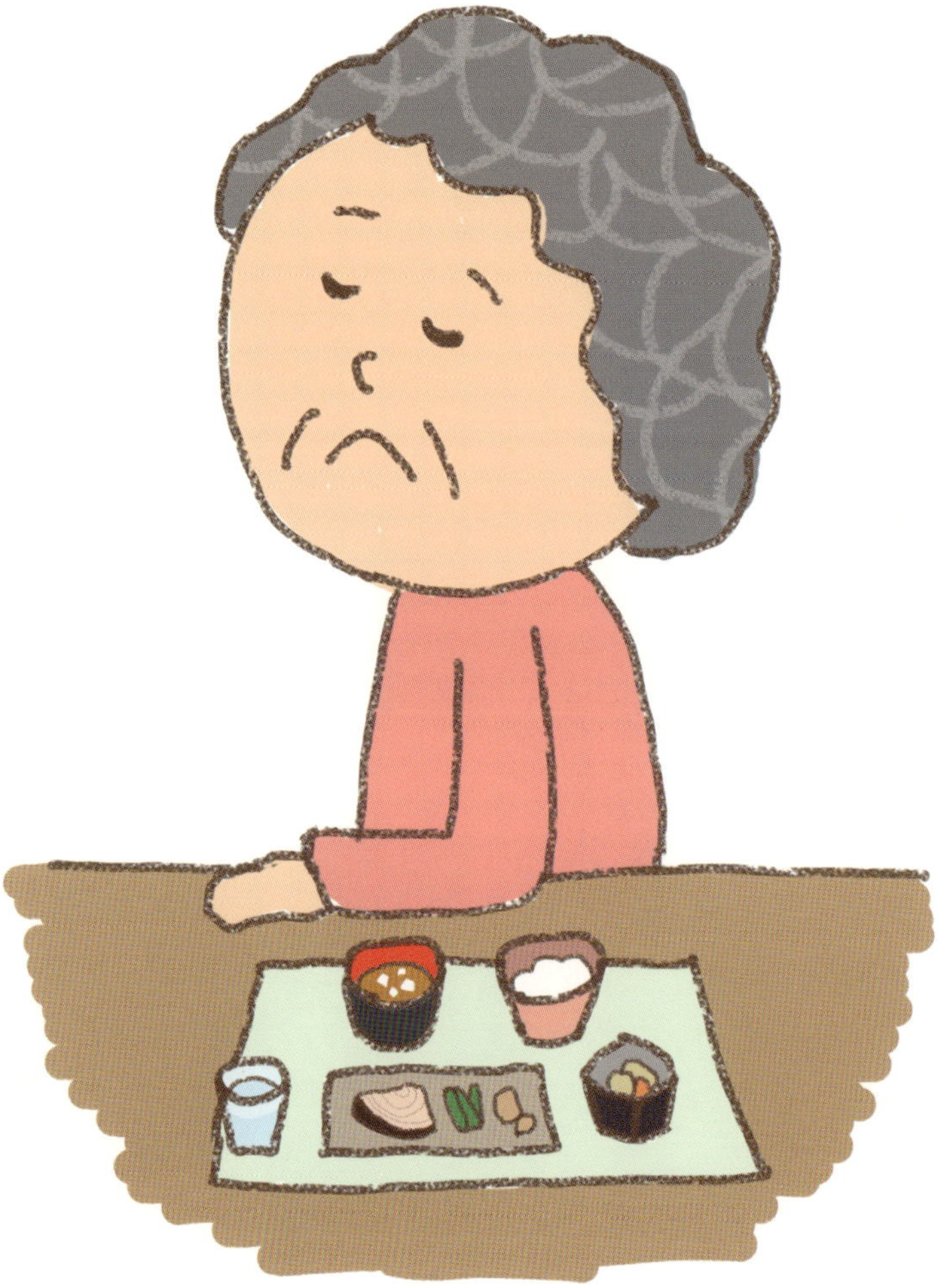

●どんなに原因を探しても、なぜ食べないのか理由がわからないこともあるかもしれません。でも、認知症とは、そういう病気なんだから……、と思うようにしてはいかがでしょうか。なにがなんでも理由や対応策を見つけなくてもいいと思うのです。

●無理に一日3食、決まった時間にきちんと食べなくてもよいのです。食事は、3日間で栄養バランスがとれるように考えれば、充分です。一日2食しか食べない日もあれば、一日何食も食べる日もあったり、ある日はごはんばかり食べたり、違う日はおかずしか食べなかったりと、さまざまです。3日間でトータルして、だいたい量や料理のバランスがとれていれば、おおむねよしとしましょう。

Q1 料理を目の前にしても食べないのですが……。

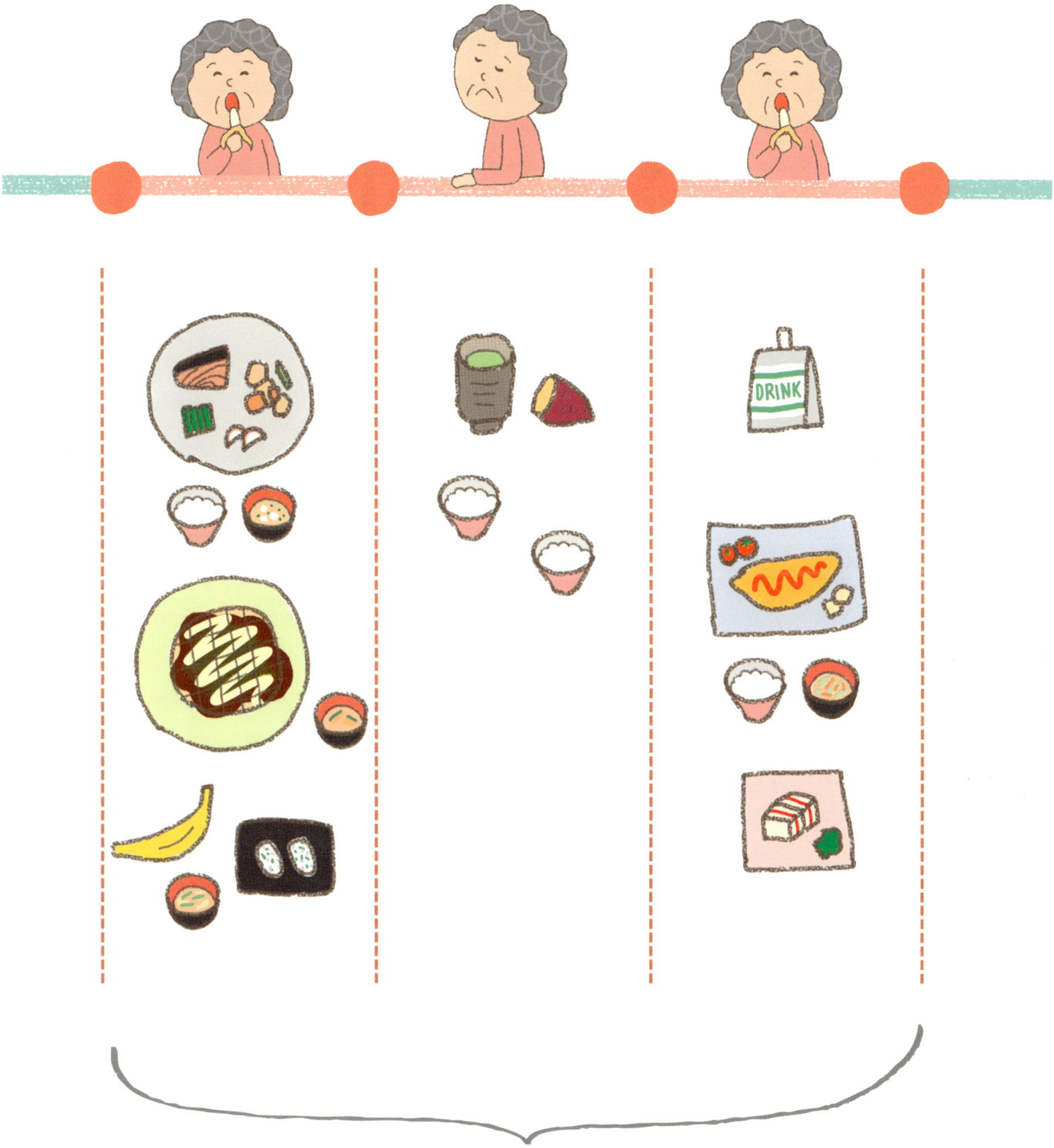

3日間でだいたい量や
栄養バランスがとれていればよいでしょう

こまめに水分を
とるようにしましょう。

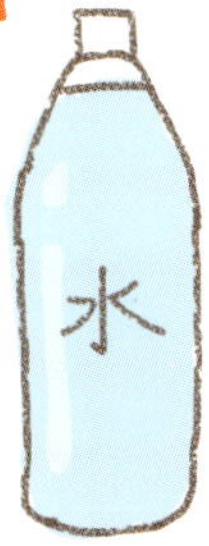

Q2

食べ物が口に入っても噛まなかったり、口に入れた食べ物を出したりしてしまいます。

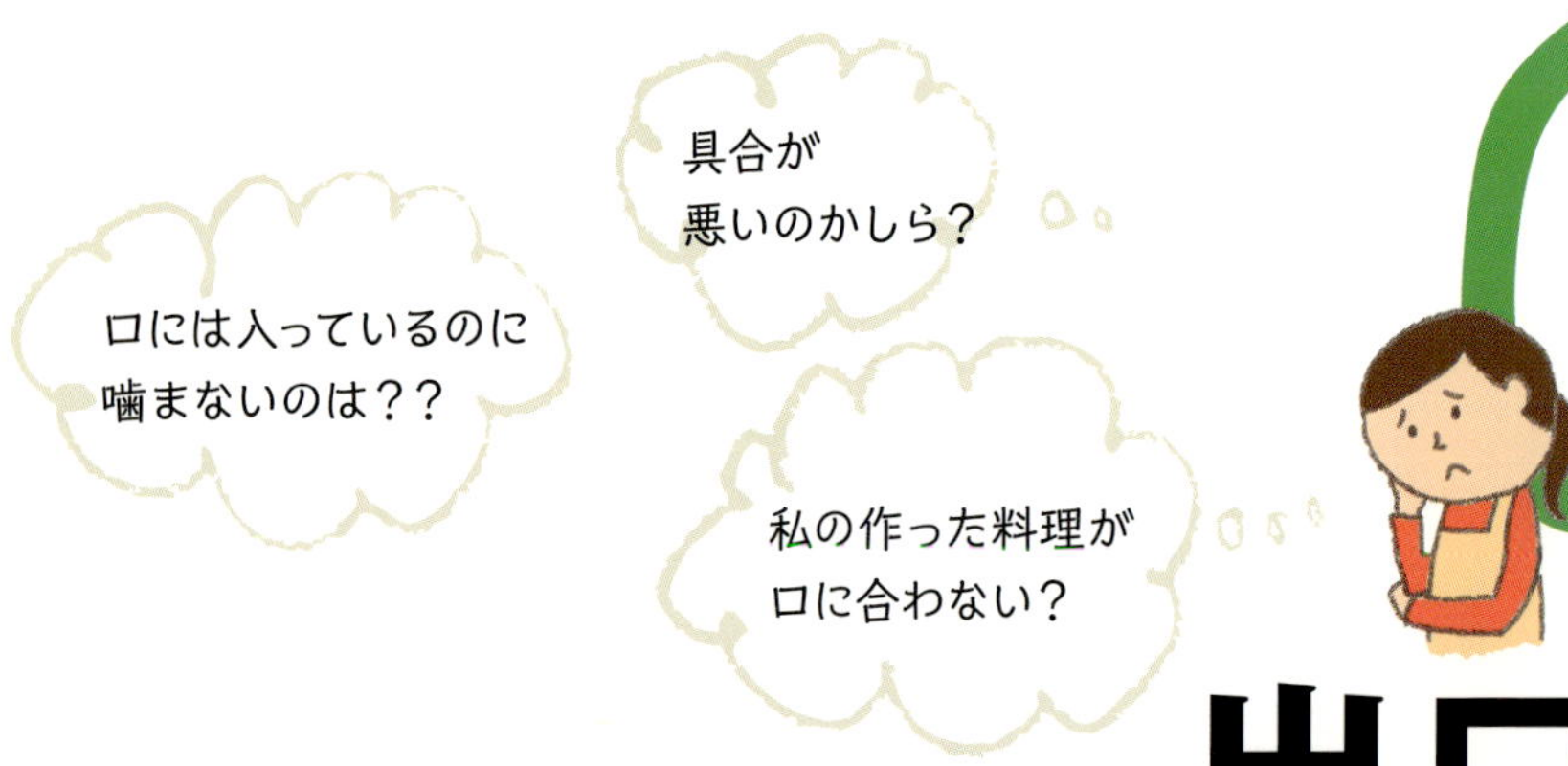
口には入っているのに
噛まないのは？？
具合が
悪いのかしら？
私の作った料理が
口に合わない？

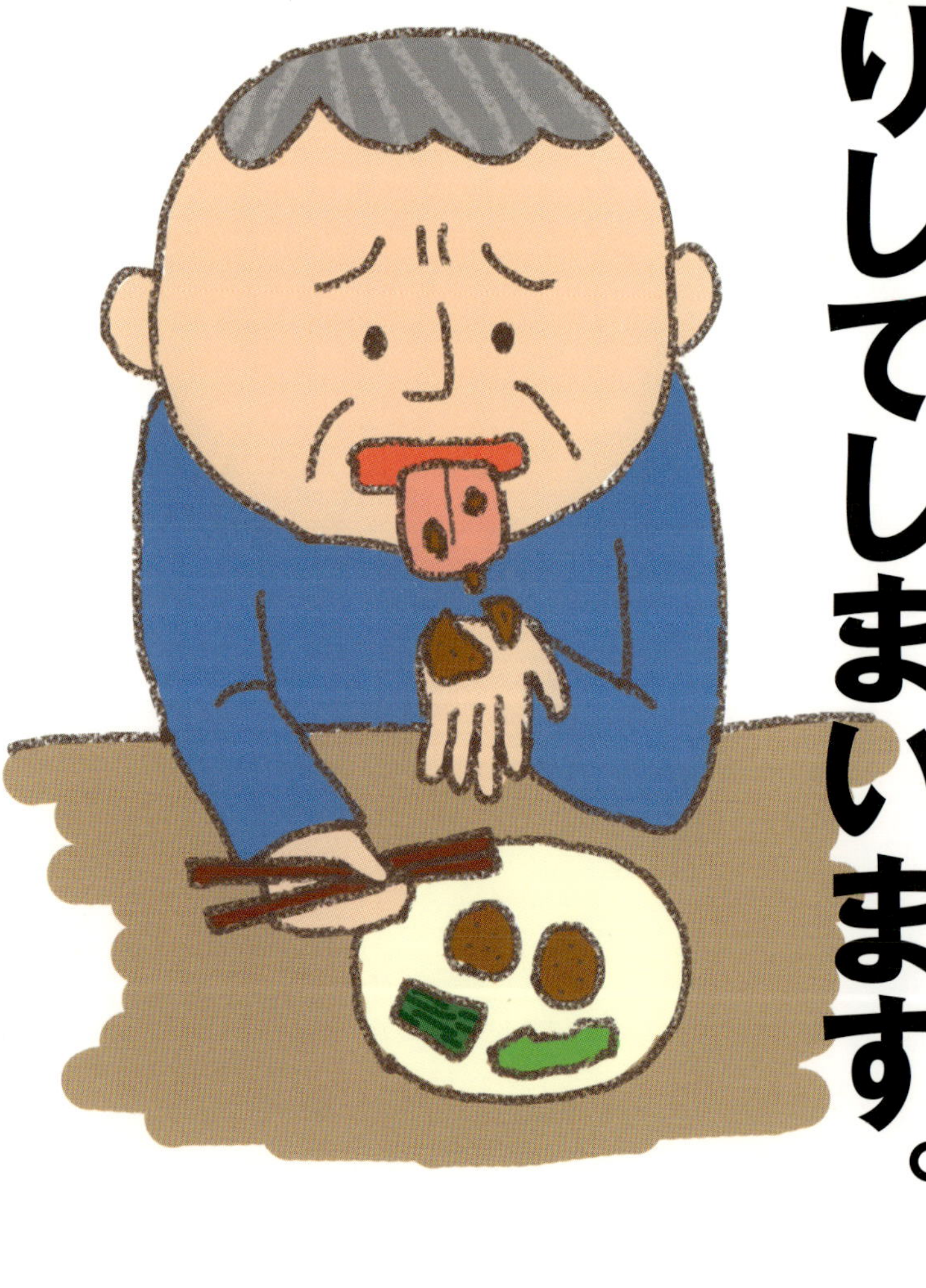

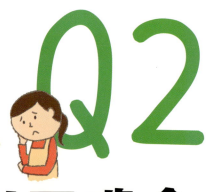

A1

食べ物だとわからないのかもしれません。

視覚的に、あるいは行動的に食べ物であることを示して、認識できるように働きかけるとよいでしょう。

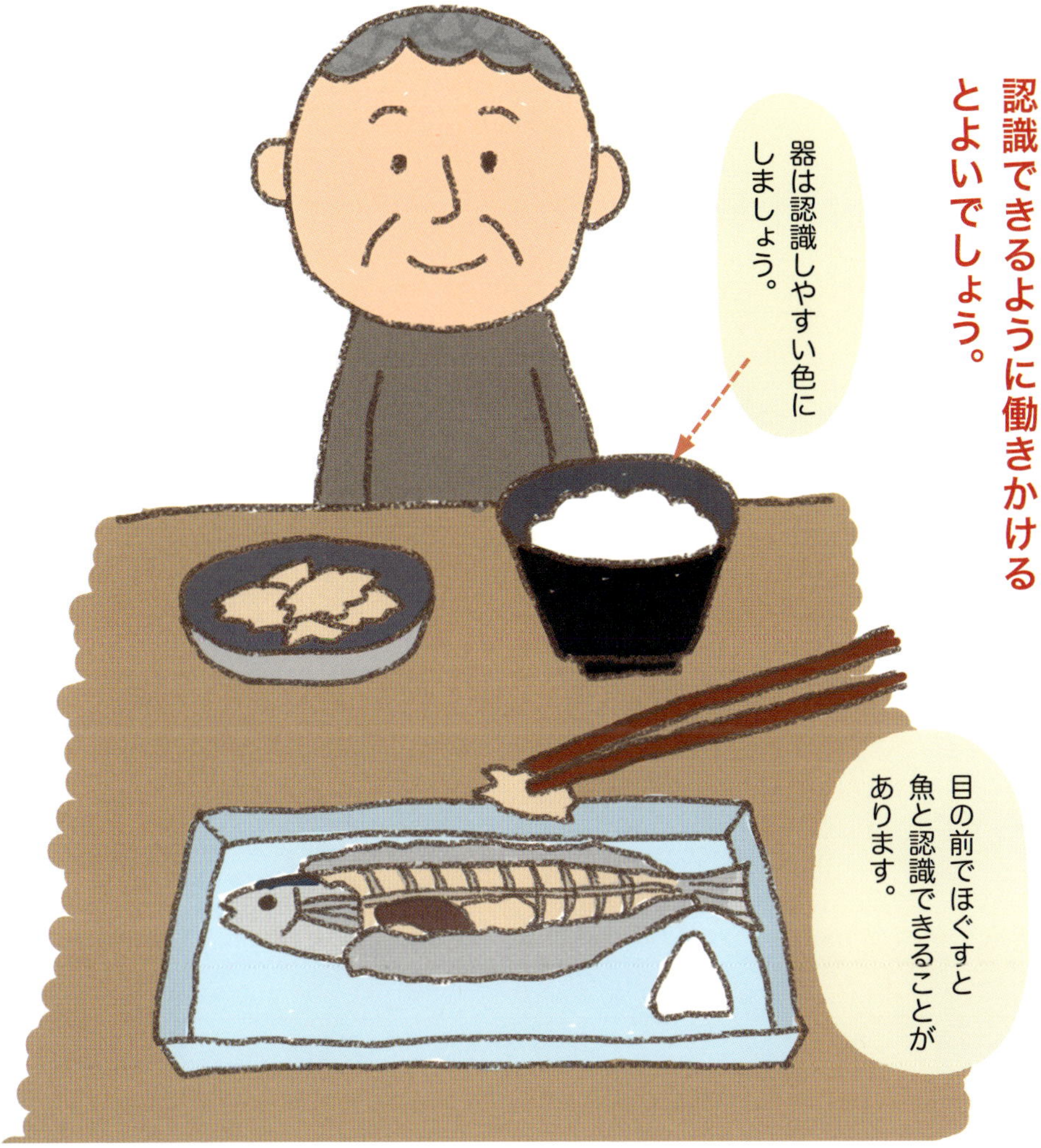
器は認識しやすい色にしましょう。
目の前でほぐすと魚と認識できることがあります。

●認知機能が落ちてくると、微妙な味がわかりにくくなったり、食べ物ということがわからなくなったりします。食べ物であるということをわかりやすくするくふうをしましょう。

●調理のくふうとしては、味をしっかりつける、メリハリやインパクトのある味（甘い、辛いなどはっきりした味）にする。冷たい料理はきちんと冷たくして出す、などです。

●見た目のくふうとしては、ごはんであれば、白い色が映えるような色の濃い食器にしたりするとよいでしょう。また、魚などは、食べやすくほぐしてから提供するのではなく、尾頭つきや切り身のまま提供し、目の前で身をほぐすと、魚と認識できることがあります。

Q2 食べ物が口に入っても噛まなかったり、口に入れた食べ物を出したりしてしまいます。

A2

食感が違うと、食べ物ではなく、石などの異物だと思って吐き出すのかもしれません。

いろんな食感が含まれた食事は理解できないのかもしれません。

●1品の料理の中で、食感が均一でないと、違和感を持つ場合もあります。やわらかいものの中に、それよりかたい食感のものがあると、石などの異物が入っていると思ったりして、吐き出してしまうことがあります。食べ物であることを認識するように、インパクトのある味にしたりしてくふうしましょう。それでも、かたいものを選んで吐き出してしまうようなら、1品の料理を同じ食感になるように調理しましょう。

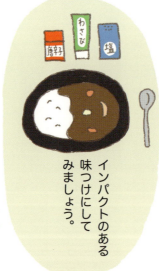

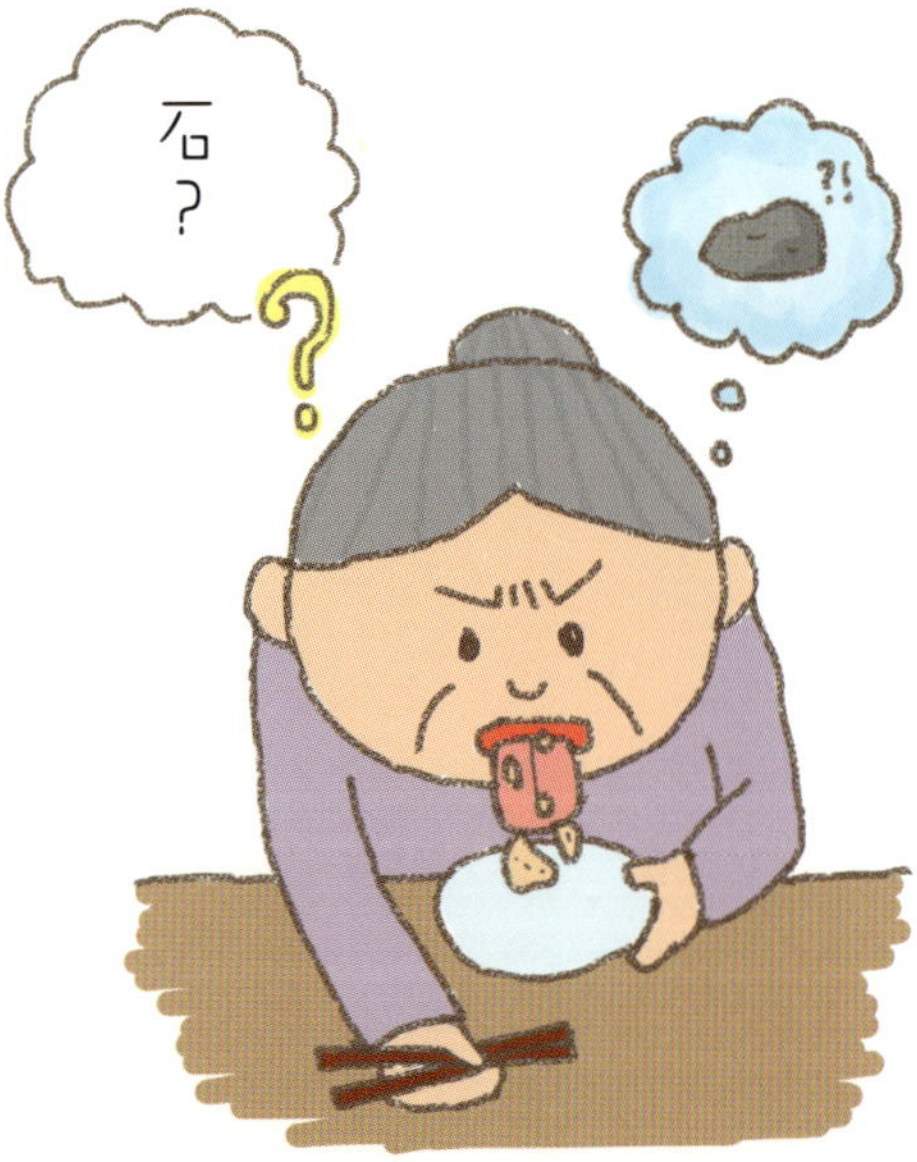

石?
?!

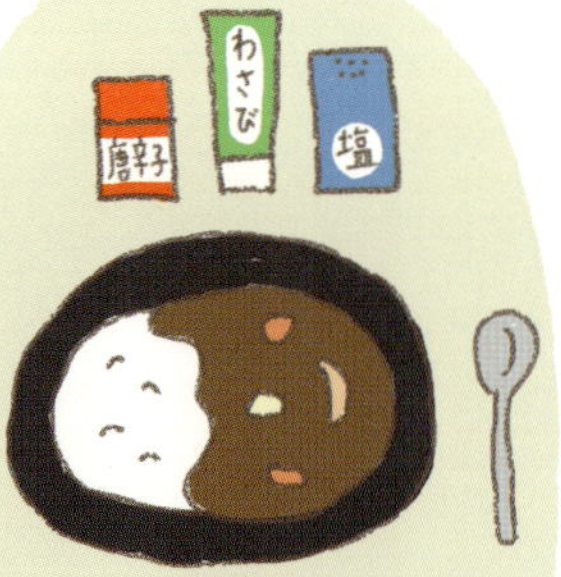

わさび
塩

インパクトのある味つけにしてみましょう。

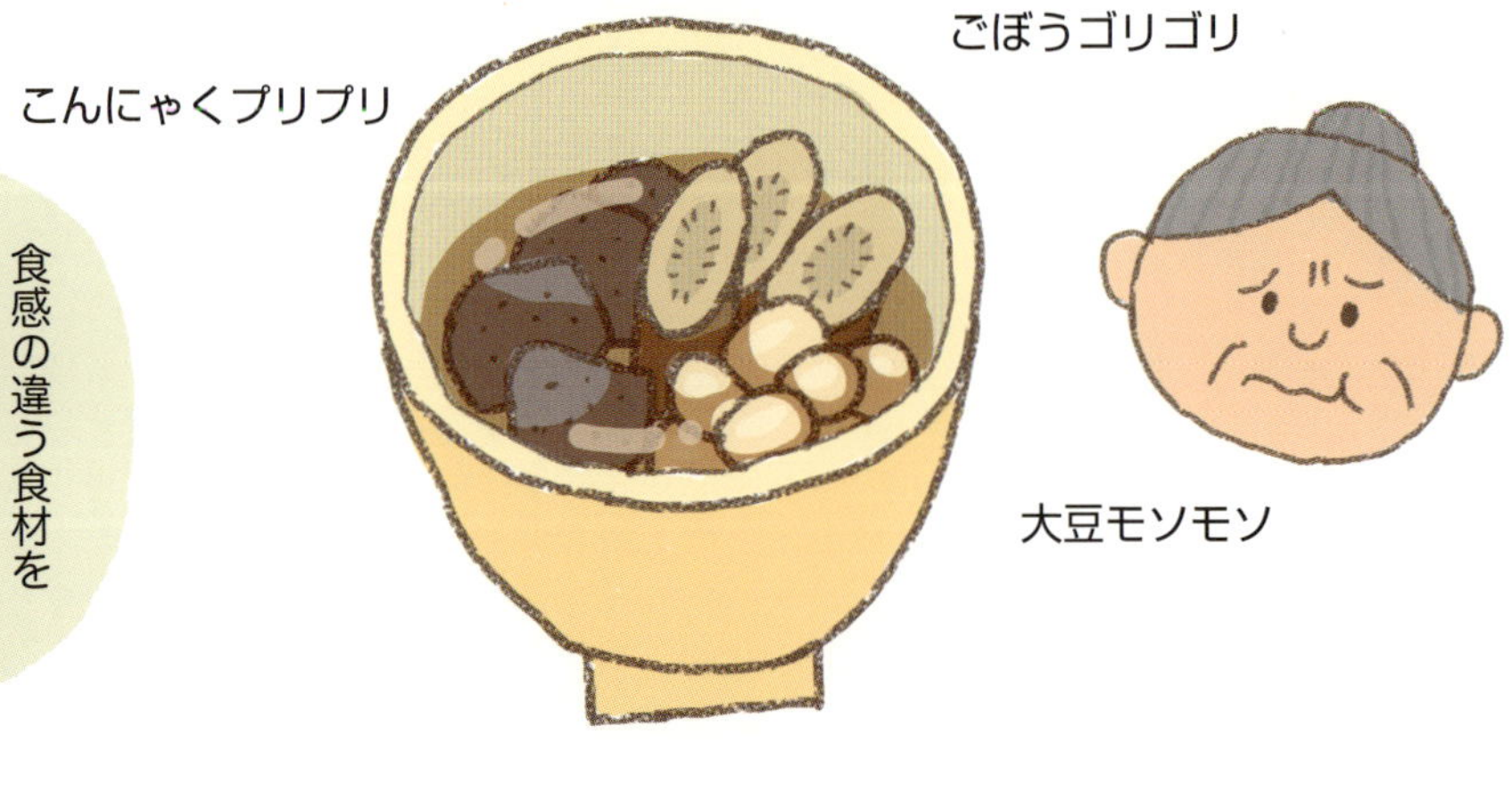

ごぼうゴリゴリ
こんにゃくプリプリ
大豆モソモソ

食感の違う食材をいろいろ入れずになるべく同じ食感になるように調理しましょう。

A3

眠いのかもしれません。

認知症の人は、体内時計の狂いから睡眠障害を起こしやすいのです。

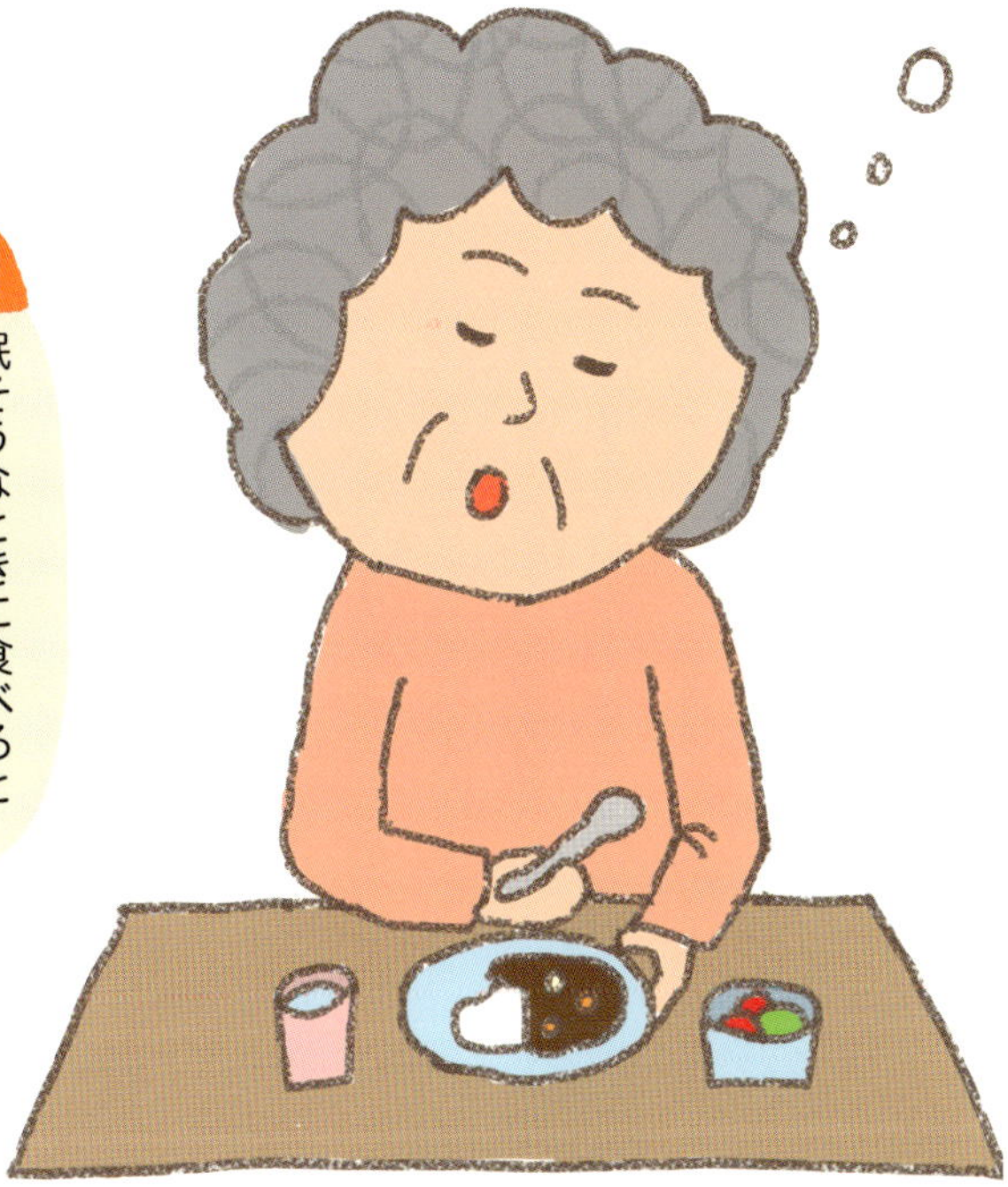

眠そうなときに食べると誤嚥や窒息事故の危険があります。

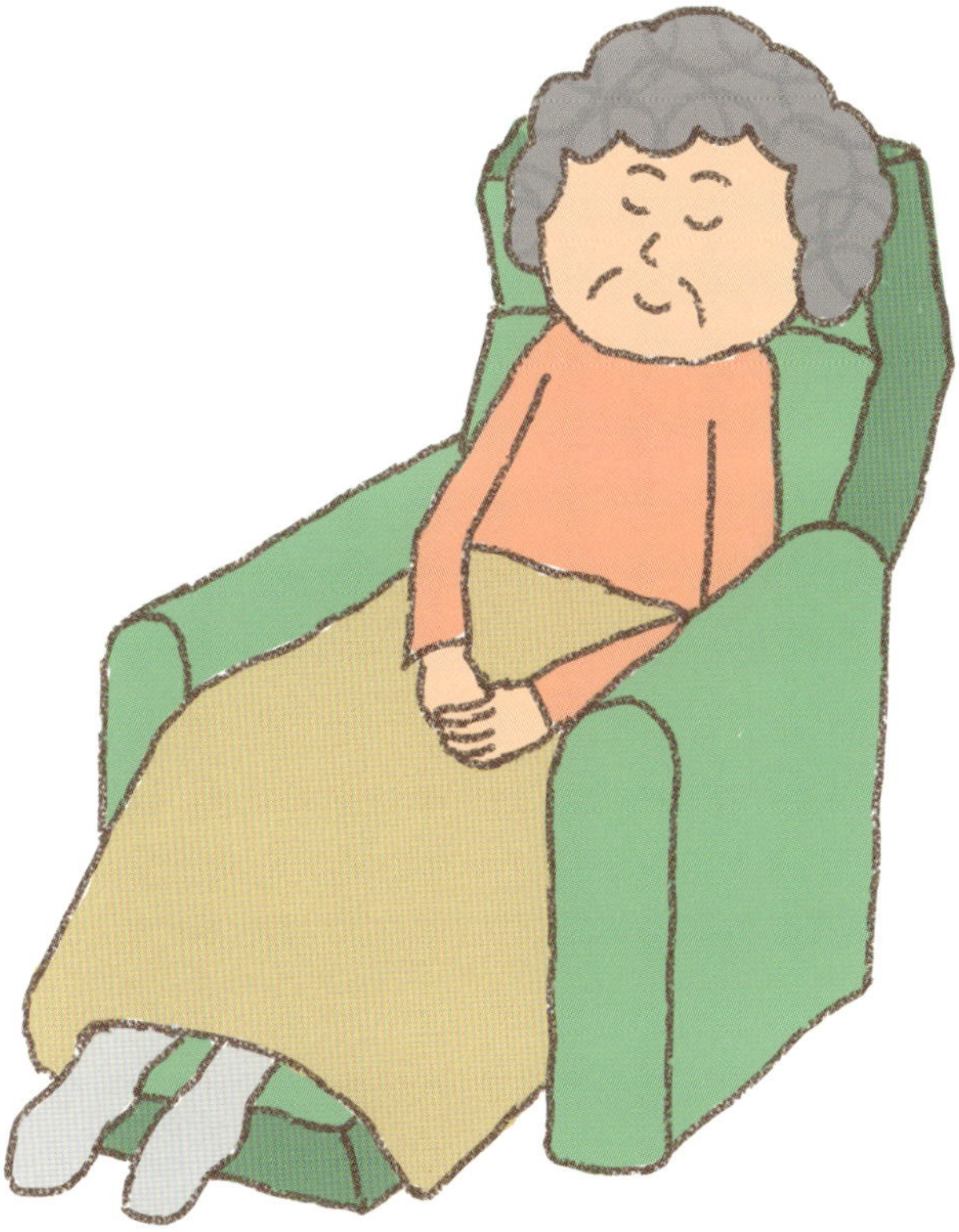

食事はスッキリと目覚めているときにとるようにしましょう。

●ちゃんと起きているか確認しましょう。起こしても眠そうなときは、無理に食べなくてもよいでしょう。寝ぼけながら食べると誤嚥したり、窒息事故が起きる危険もあります。時間をずらしてちゃんと起きているときに食べればよいのです。

A4

歯が悪くなったり、入れ歯などが合わなくなったりしているのかもしれません。

本人が歯が痛いとか入れ歯が合わないとか訴えていなくても、これらの理由で食べられなくなっている場合があります。

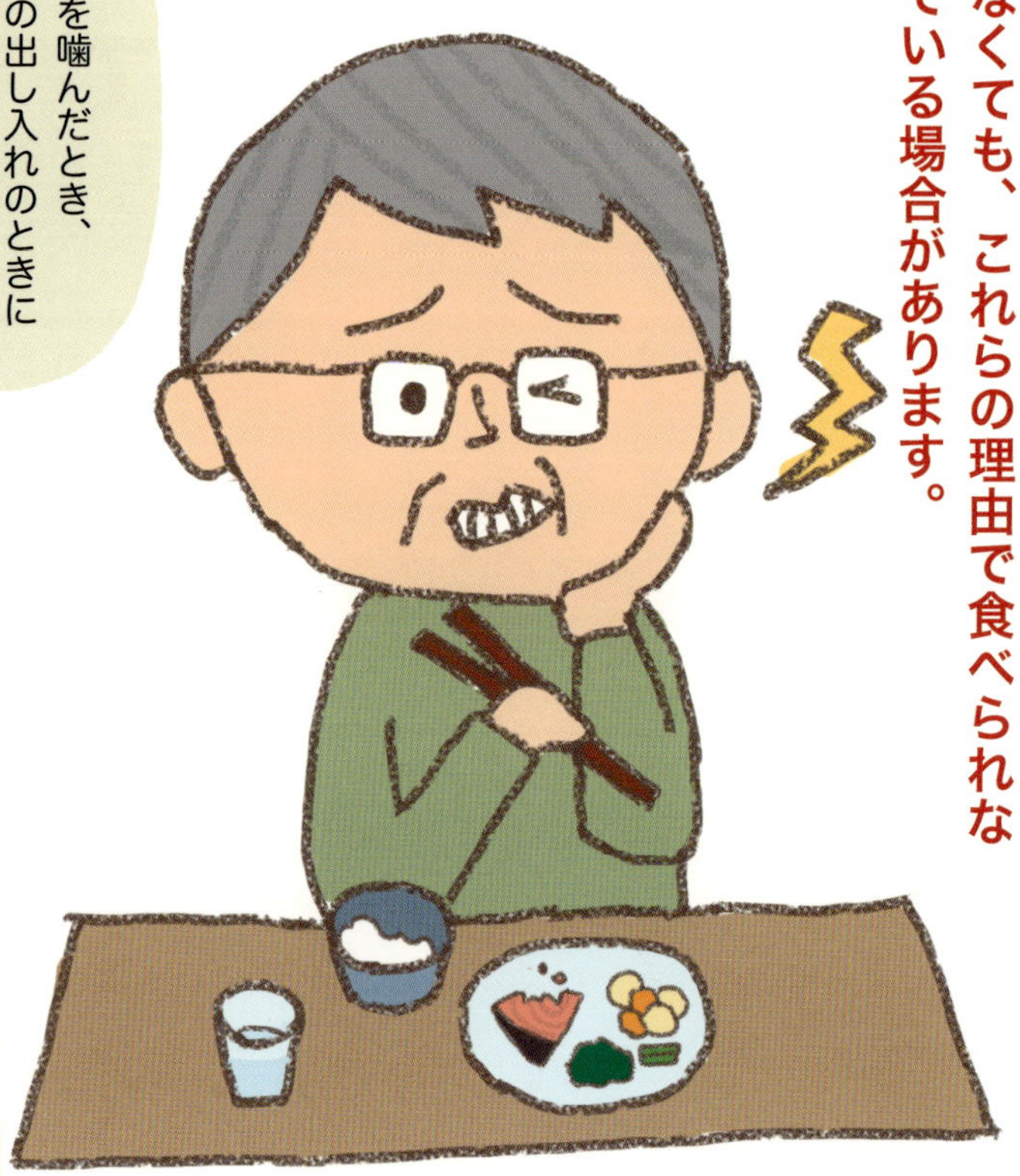

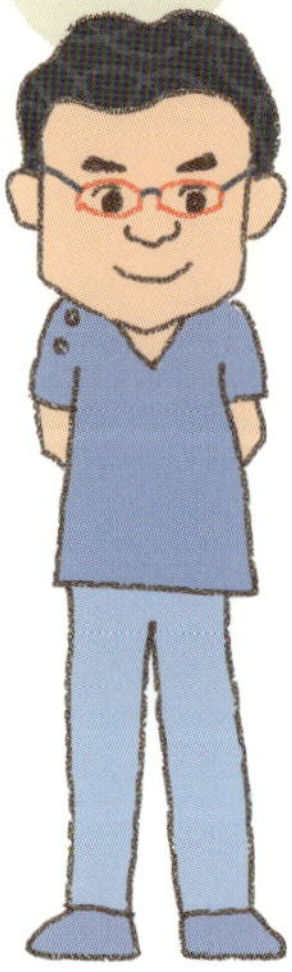

●本人から、歯が痛いとか入れ歯が合わないとか訴えてくれないと、気づきにくいことでしょう。本人に質問してもなかなか本当の答えは返ってきません。ですから、日ごろの様子から察してあげてください。たとえば、食べ物を噛んだときや入れ歯の出し入れのときに変な顔をしたり、歯みがきをいやがったり、さらに食事の量が減ったときは、歯が悪くなっていたり入れ歯が合わなくなったりするサインかもしれません。そのときは、かかりつけの歯科医師に診てもらいましょう。

A5

噛んだり飲み込んだりする力と合っていない料理を出しているのかもしれません。

噛めなかったり、飲み込みにくかったりすると食べないことがあります。

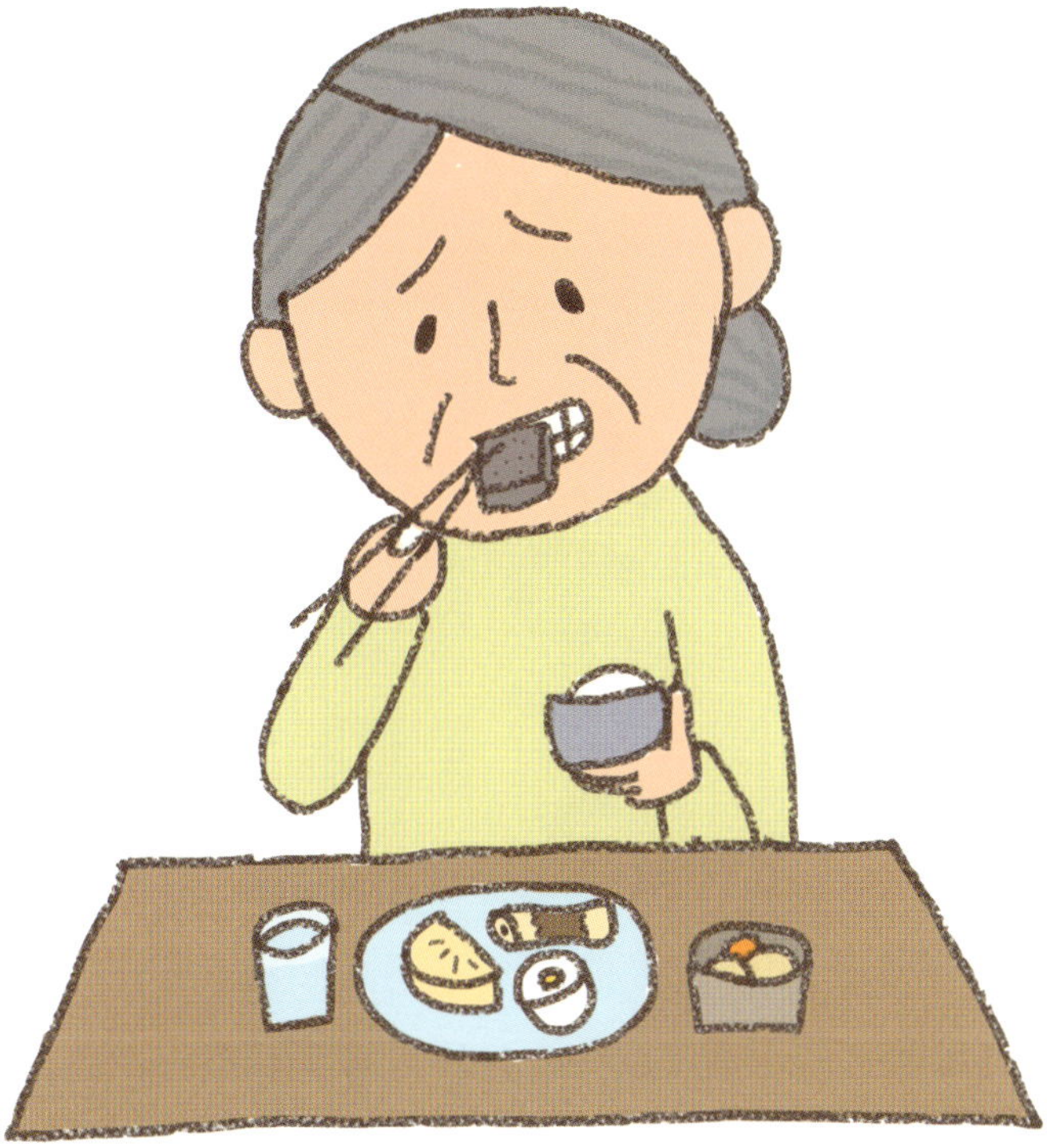

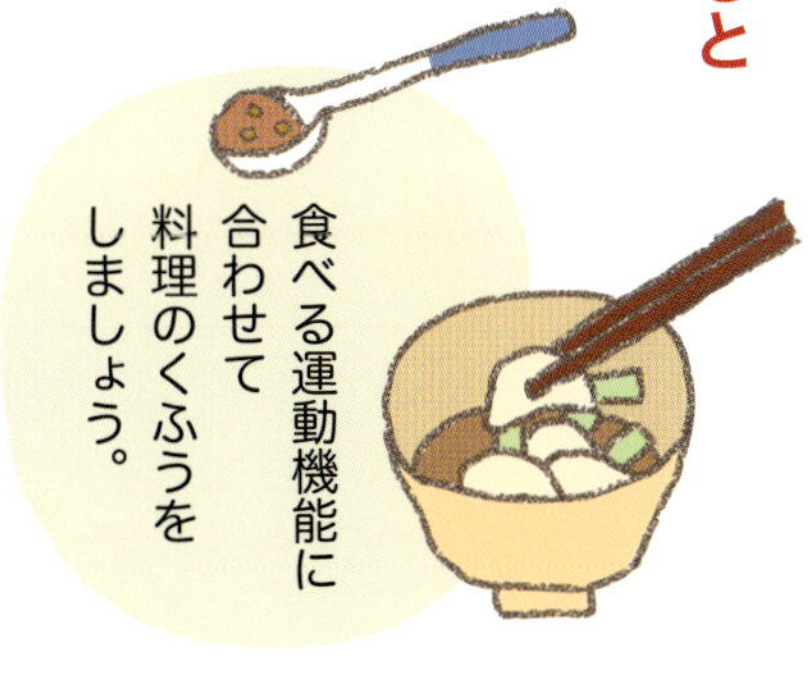
食べる運動機能に合わせて料理のくふうをしましょう。

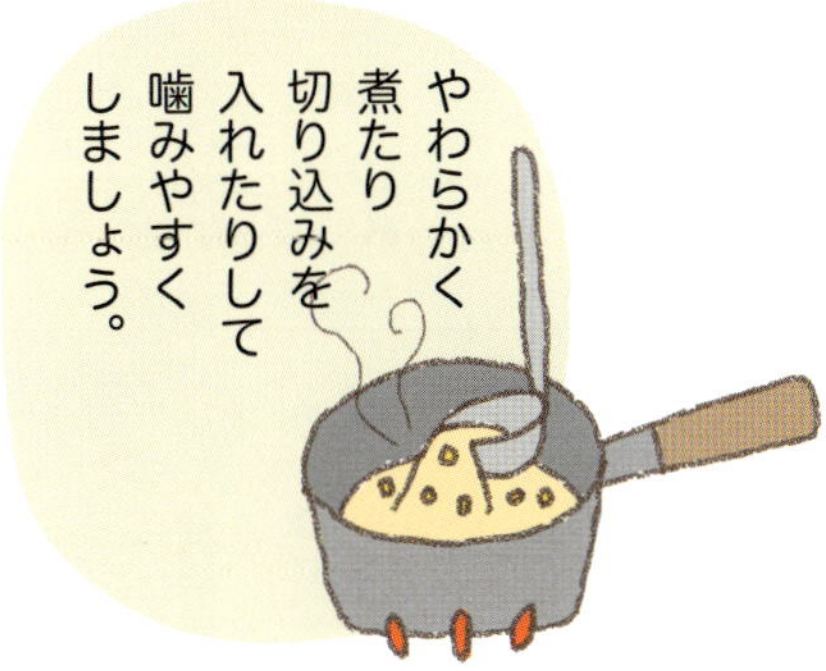
やわらかく煮たり切り込みを入れたりして噛みやすくしましょう。

●認知機能が低下すると、目的に合った運動ができなくなったり、運動機能が低下したりすると、噛んだり飲み込んだりする力が弱くなります。力に合わないかたい料理は食べられないことがあります。

●料理をやわらかく煮たり、噛みやすい大きさにしたり、切り込みを入れたりというくふうをしましょう。機能低下がさらに悪化してきたら、まとまりのよい料理（とろみがけをする、ペースト状にするなど）や、ゼリーなどのような食べやすい食品にして食べやすくしましょう（98～101ページ参照）。

●認知症が後期になると、食べ物を喉《のど》に送り込むことがむずかしくなります。たとえば、いすやベッドのリクライニングを60度くらいにして、自然に飲み込むように介助してスプーンで口の奥側に運ぶとよいでしょう。

Q3

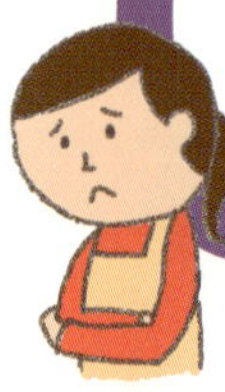

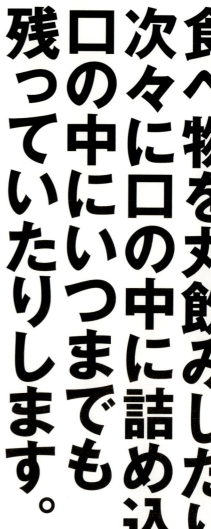

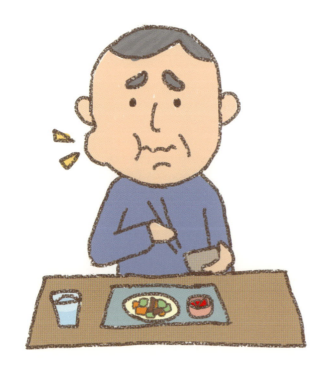

食べ物を丸飲みしたり、次々に口の中に詰め込んだり、口の中にいつまでも残っていたりします。

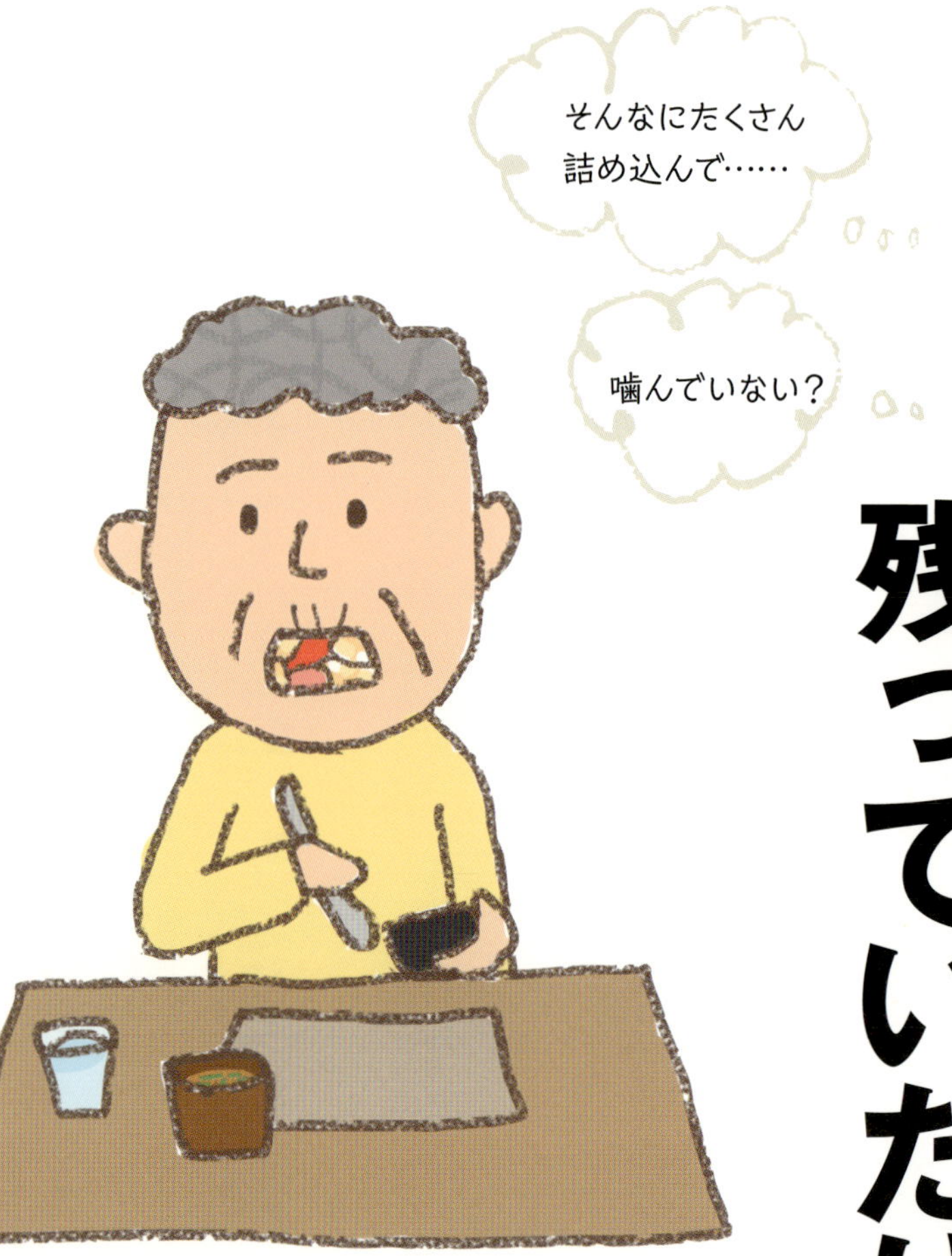

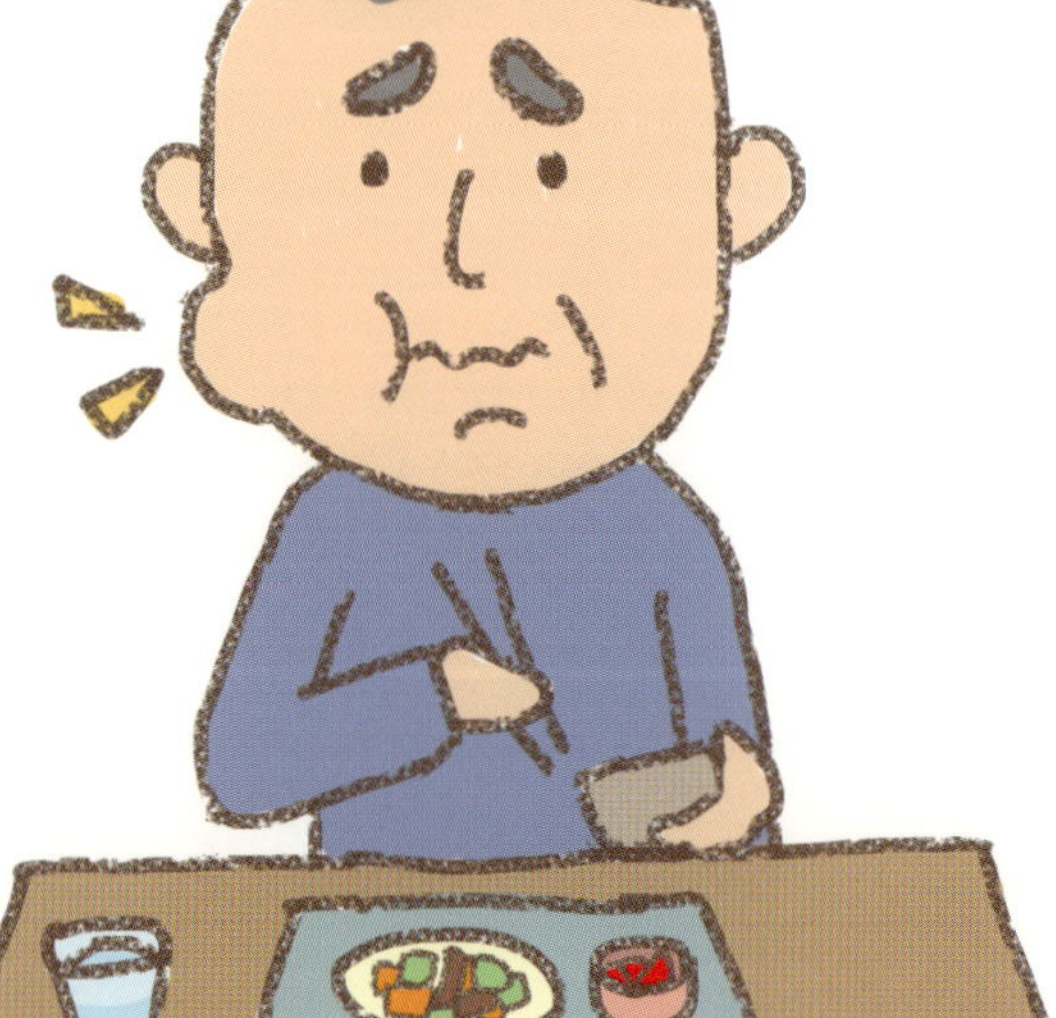

Q3 食べ物を丸飲みしたり、次々に口の中に詰め込んだり、口の中にいつまでも残っていたりします。

A1

どう食べたらよいのか、わからないのかもしれません。

料理を見ても食べ方がわからないことがあります。

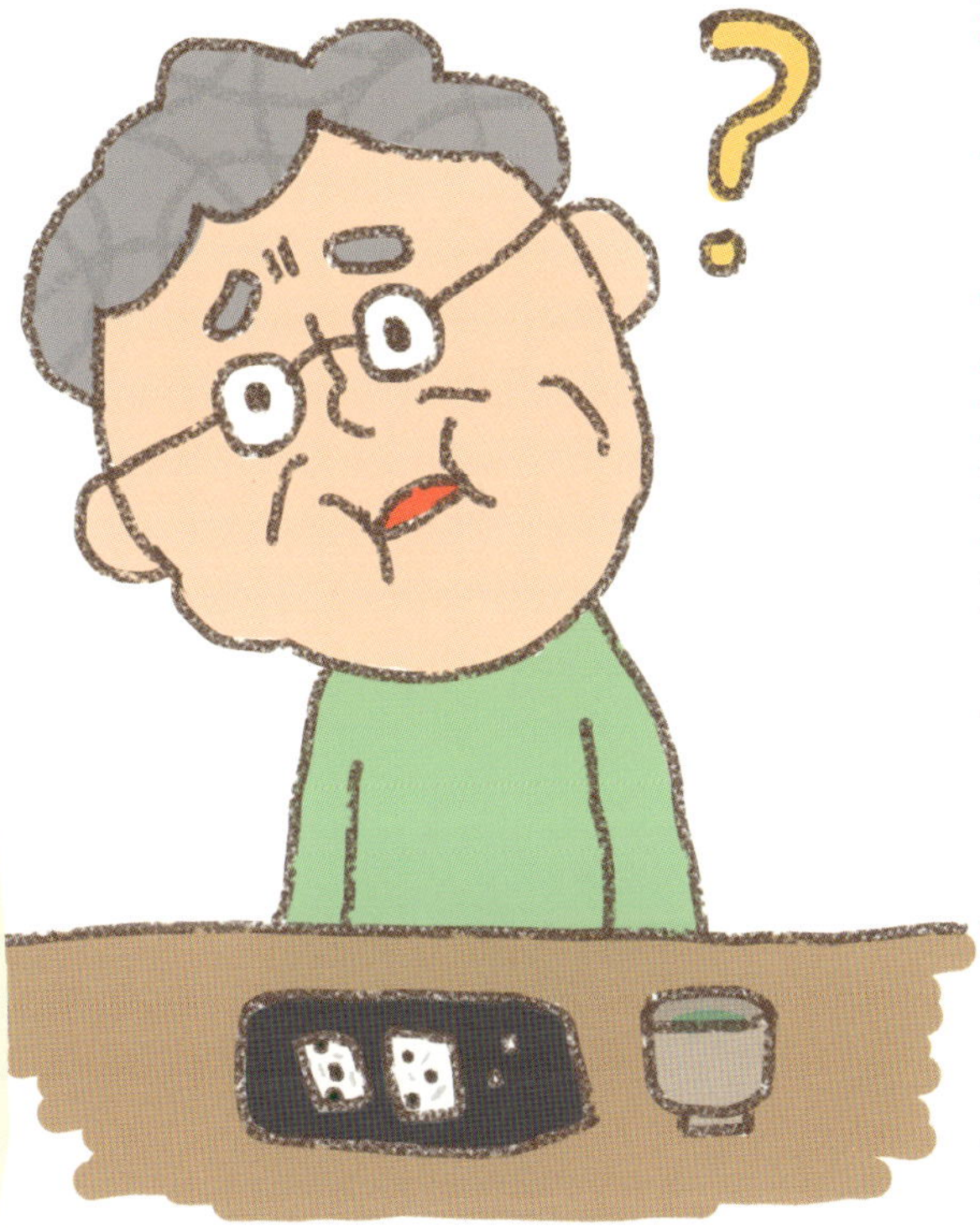

丸飲みが頻繁に起こる場合は、やわらかい食事やペースト状の食事に変更しましょう。

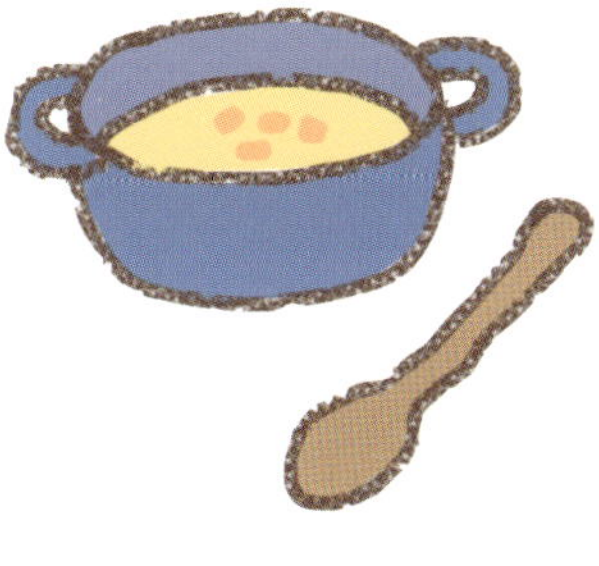

●私たちは、かたいものはよく噛みますし、噛まなくてもいいものは噛む動作をしません。しかし、どう食べたらよいかわからないときには、丸飲みしたり、逆にいつまでも噛み続けていたりします。

●また、口の中に食べ物が残っているという認識が欠如すると、口の中にため込んでしまったりします。

●丸飲みをするようなことが頻繁に起こるようだと、窒息するおそれがあって危険ですので、やわらかい食事やペースト状の食事に変更し、丸飲みしても危険のない食事の状態にする必要があります。

A2

一口分がよくわからないのかもしれません。

一口に食べる量や飲み込む量が、わからないことがあります。

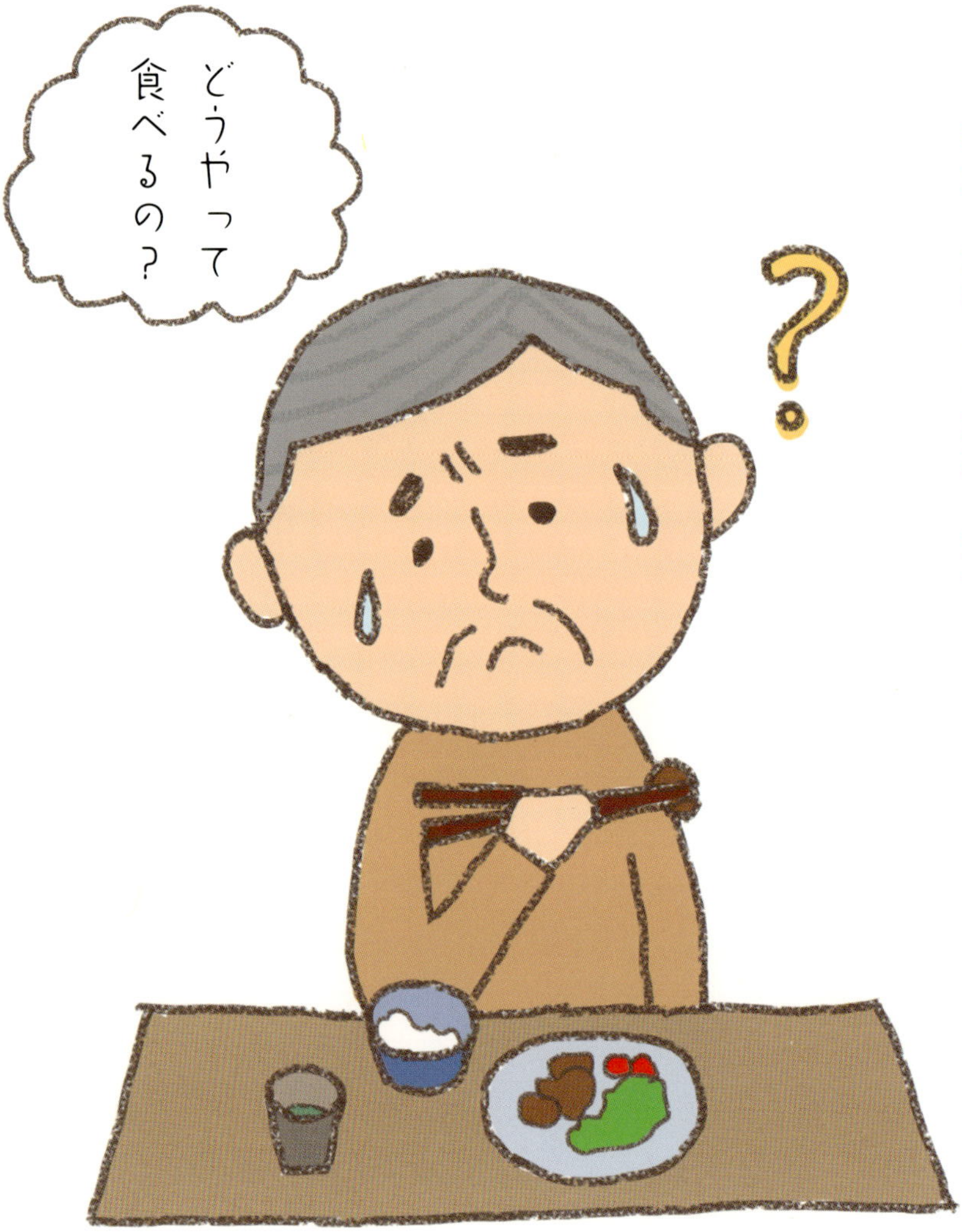

●認知障害があると、食べ方がわからなくなったりします。食べ物を噛むということがわからず、あまり噛まずに飲み込もうとしたりし、一口量がわからずに大きいまま口に入れたり、飲み込まないうちに次々に料理を口に入れたりします。そのため、喉《のど》につまらせたり、むせたりして、窒息や誤嚥する危険性があります。窒息や誤嚥といった事故を起こさないように、一口量を調整し、一口ずつ口に入れて飲む込むように声かけをする、スプーンを小さくする、料理をあらかじめ食べやすく切り分けるなど、気を配りましょう。

●また、噛んだり飲み込んだりしやすくなるように料理のくふうをしましょう（94ページ参照）。ど

Q3 食べ物を丸飲みしたり、次々に口の中に詰め込んだり、口の中にいつまでも残っていたりします。

うしても噛んだり飲み込んだりできないようなら、噛まなくてもよい状態の料理（やわらかくする、ペースト状にするなど）にしましょう。それでも丸飲みしたり、口に詰め込んだりするようなら、介助して食べさせてあげましょう。一口分の目安は、小さなスプーン1杯分（20㎖）くらいです。

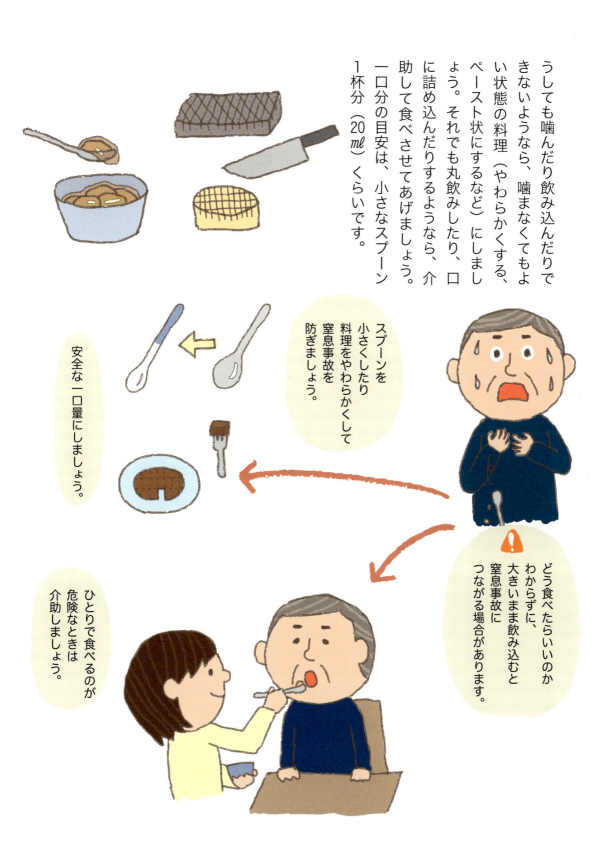

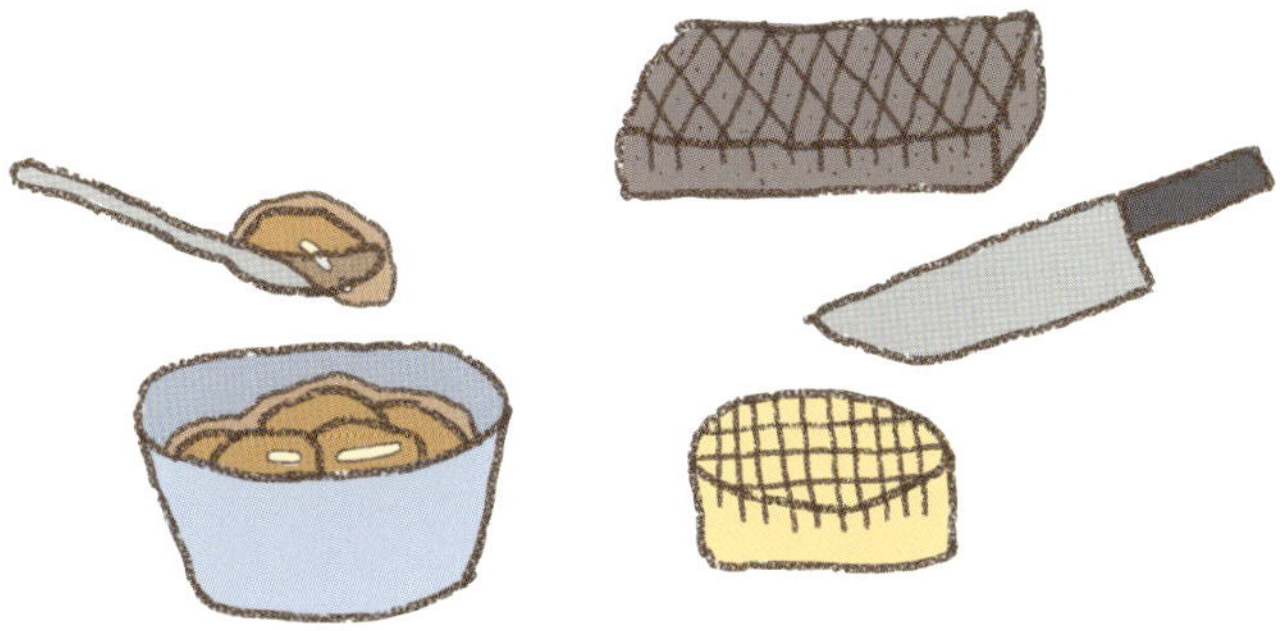

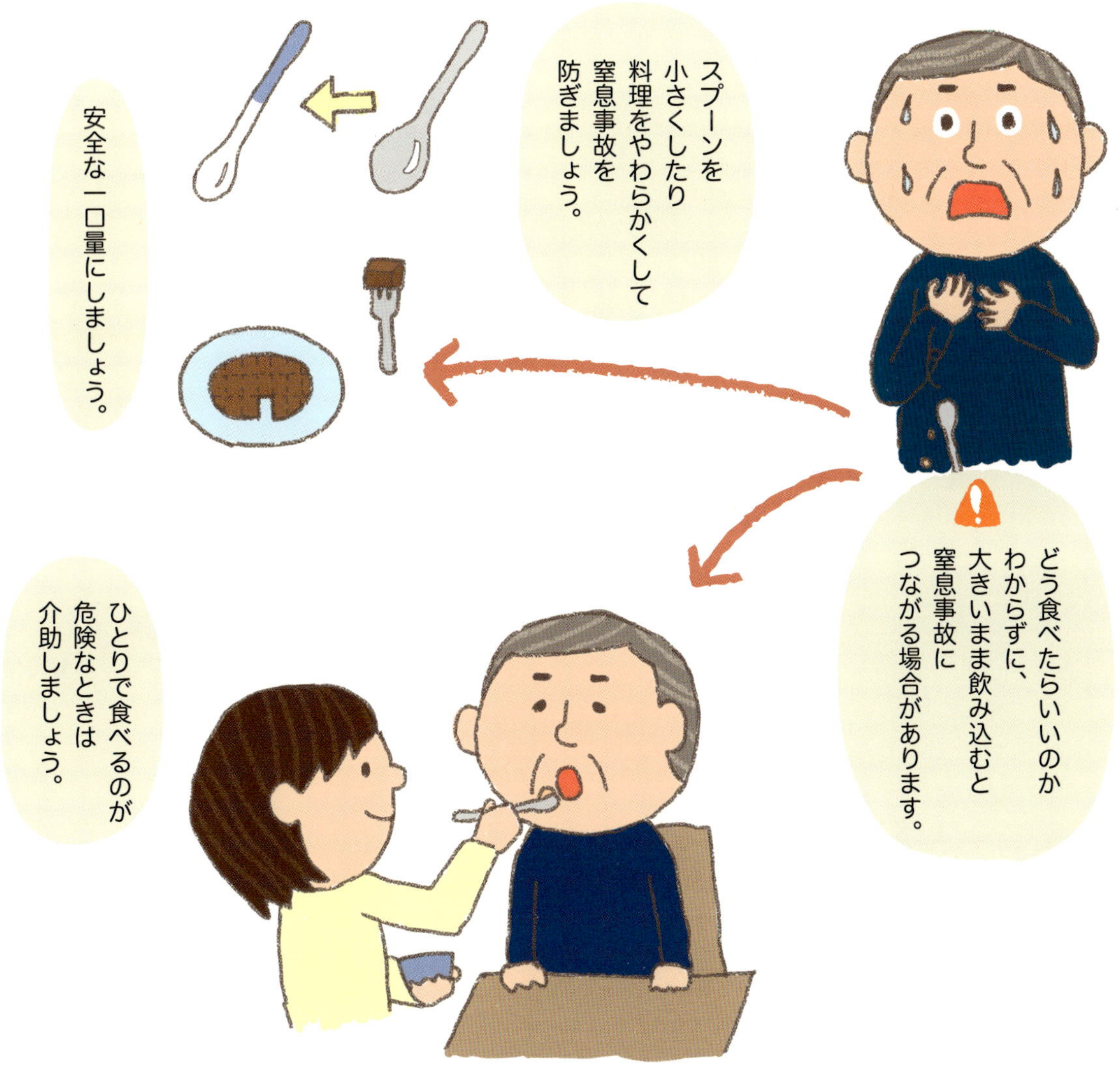
どう食べたらいいのかわからずに、大きいまま飲み込むと窒息事故につながる場合があります。
スプーンを小さくしたり料理をやわらかくして窒息事故を防ぎましょう。
安全な一口量にしましょう。
ひとりで食べるのが危険なときは介助しましょう。

A3

噛んだり飲み込んだりする運動が、うまくできなくなっているのかもしれません。

食べるための運動機能が低下すると、今まで食べていたものも食べられなくなります。

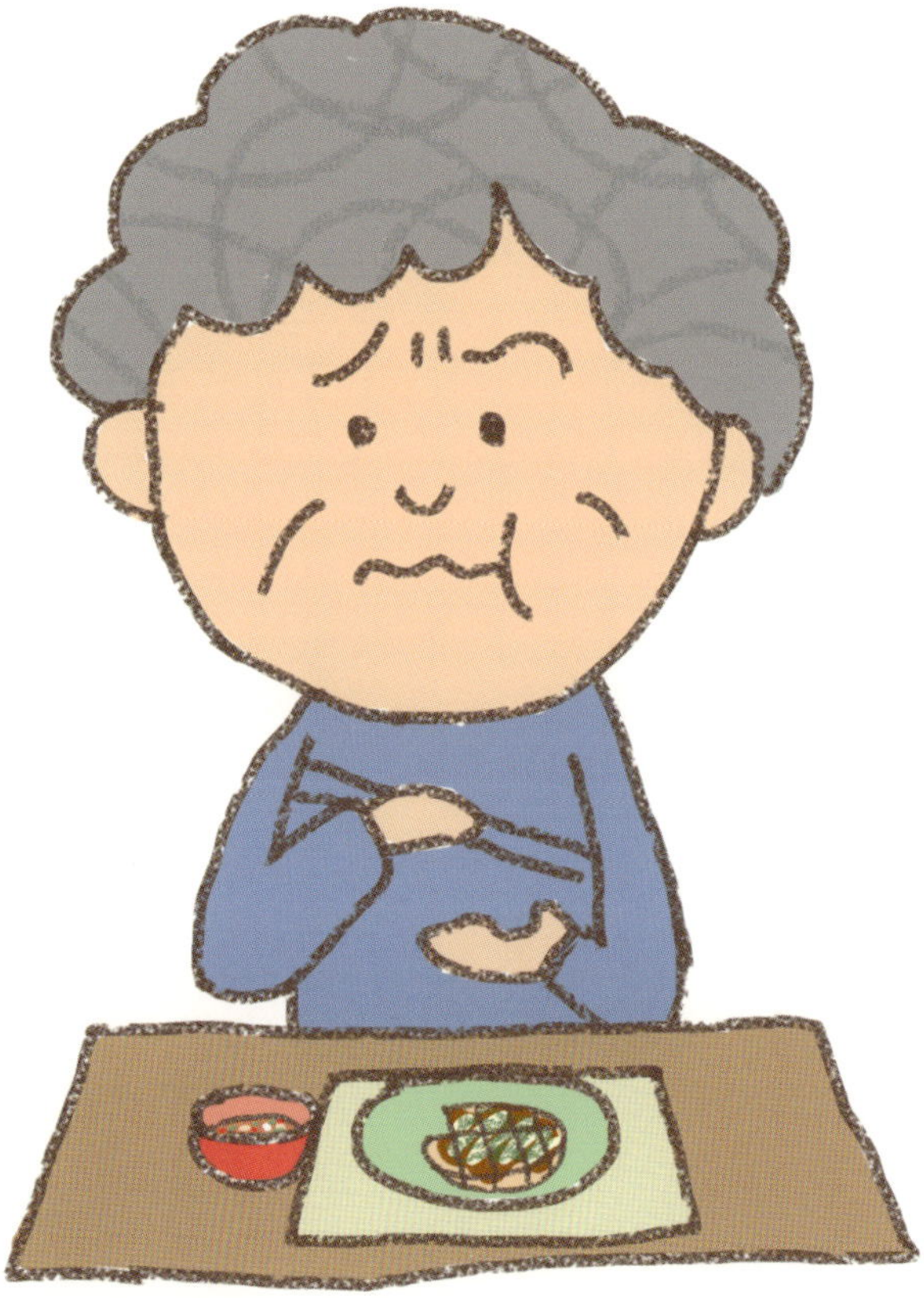

●認知機能が低下すると、目的に合った運動ができなくなり、食べ物を口に入れても舌がうまく動かなかったり、食べ物をうまく飲み込めなくなったりします。また老化によっても噛んだり飲み込んだりする力が低下します。そういう場合は、運動機能や力に合わない料理を食べると窒息や誤嚥の危険性があります。それぞれの噛んだり飲み込んだりする力に合った料理にしましょう（94ページ参照）。

Q3 食べ物を丸飲みしたり、次々に口の中に詰め込んだり、口の中にいつまでも残っていたりします。

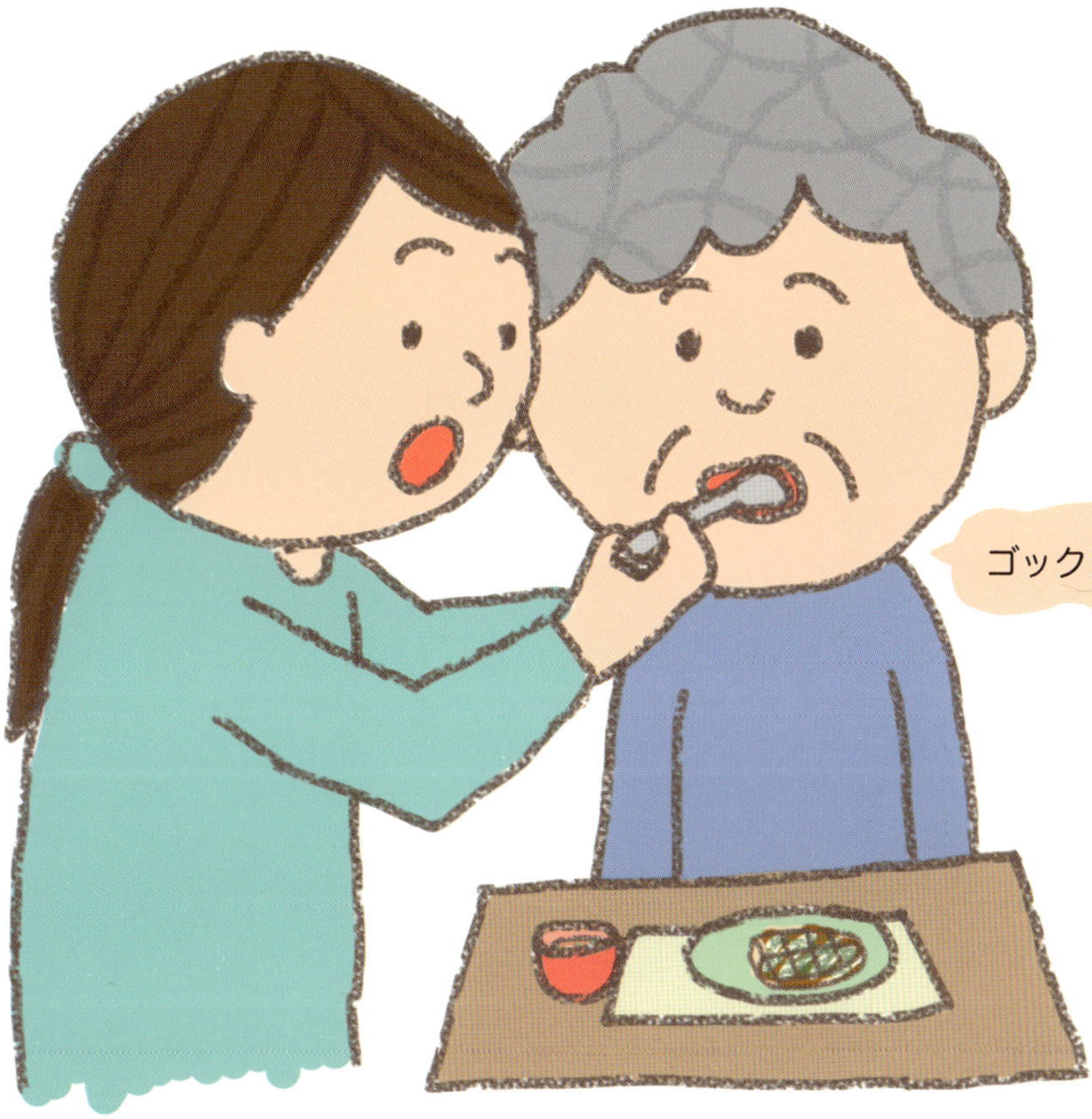

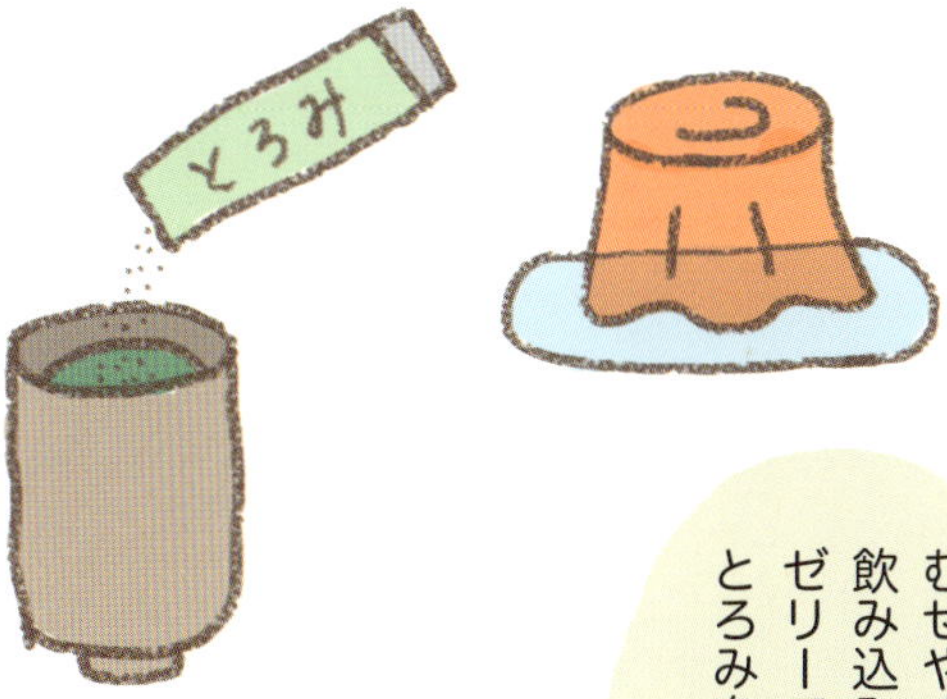

●料理をくふうしてもうまく食べられない場合は、まとまりのある料理（とろみがけをする、ペースト状にするなど）や、ゼリーなどのような食べやすくて飲み込みやすいものにしましょう（98～101ページ参照）。

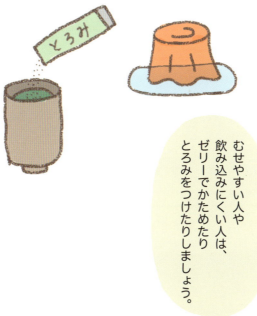

むせやすい人や飲み込みにくい人は、ゼリーでかためたりとろみをつけたりしましょう。

Q3 食べ物を丸飲みしたり、次々に口の中に詰め込んだり、口の中にいつまでも残っていたりします。

A4

どうやって飲み込んだらいいのか、わからないのかもしれません。

飲み込むことがわからないと、いつまでも食べ物が口の中に残ってしまいます。

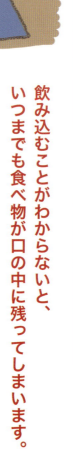

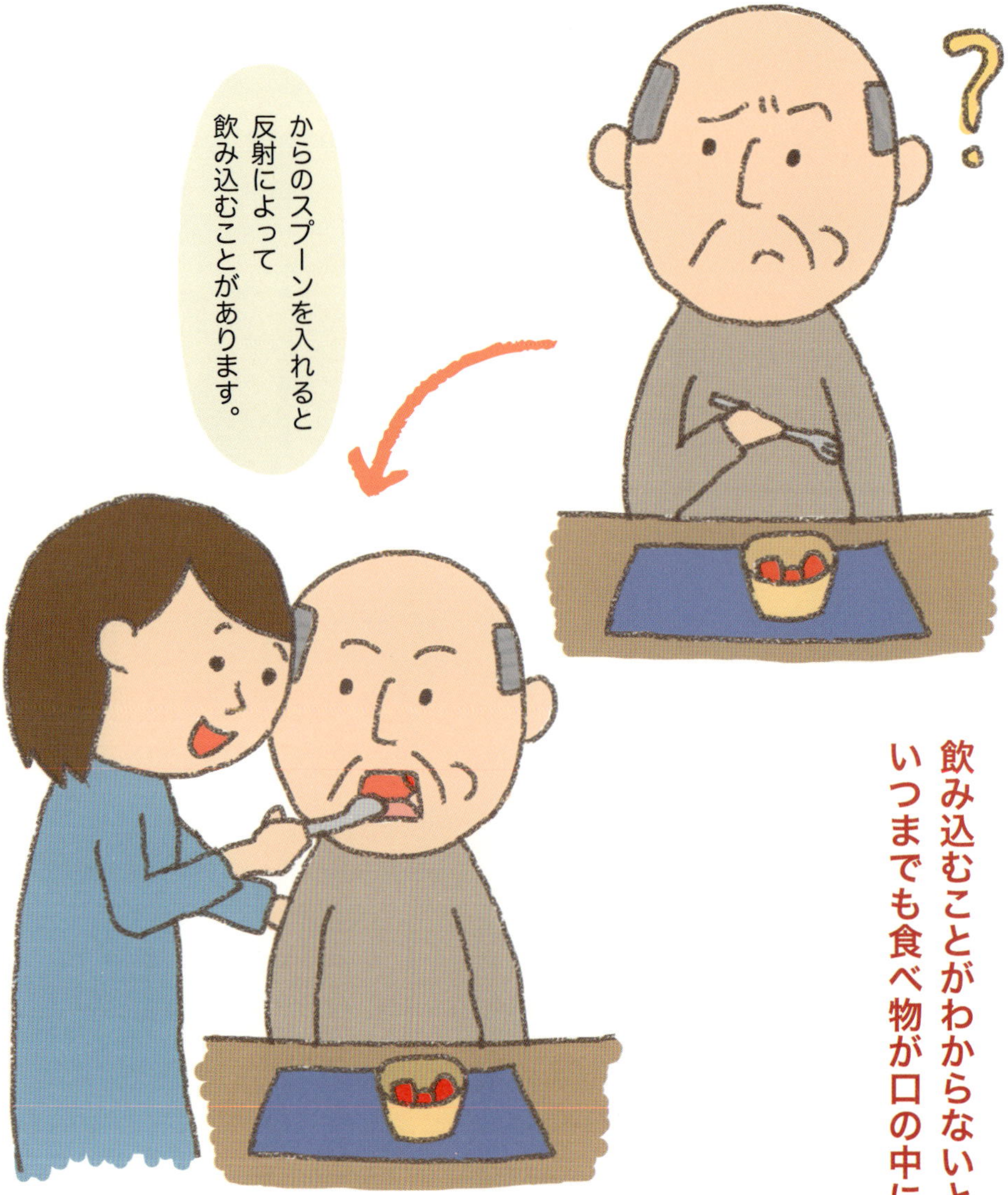
からのスプーンを入れると反射によって飲み込むことがあります。

●認知機能が落ちてくると、飲み込み方がわからなくなったりします。食べ物を口に入れても、何回か噛んだ後、そのまま飲み込まないようなら、スプーンだけを口に入れてみましょう。反射によって飲み込むことがあります。

Q3 食べ物を丸飲みしたり、次々に口の中に詰め込んだり、口の中にいつまでも残っていたりします。

A5

歯が悪くなったり、入れ歯などが合わなくなったりしているのかもしれません。

痛くても口に出して伝えることができないことがあります。

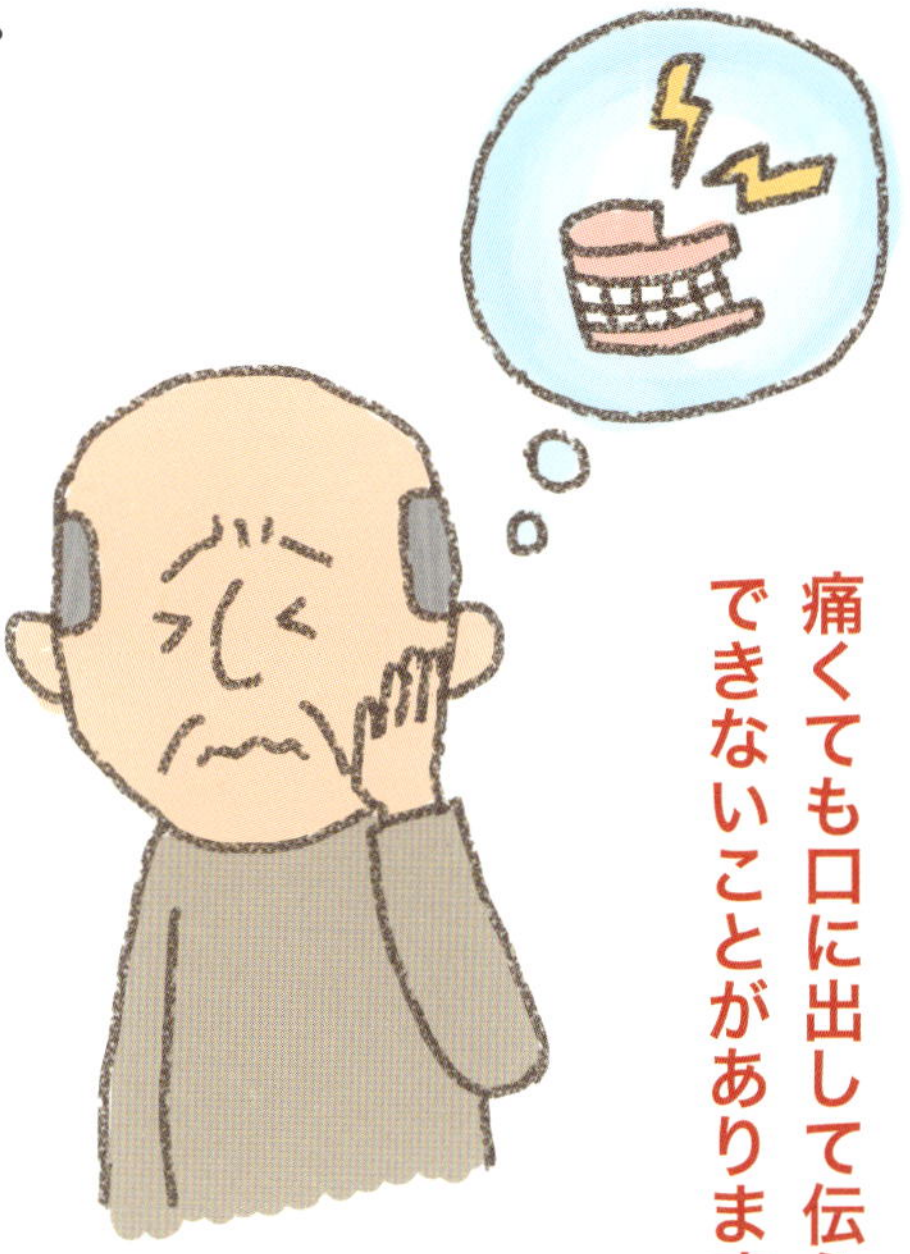

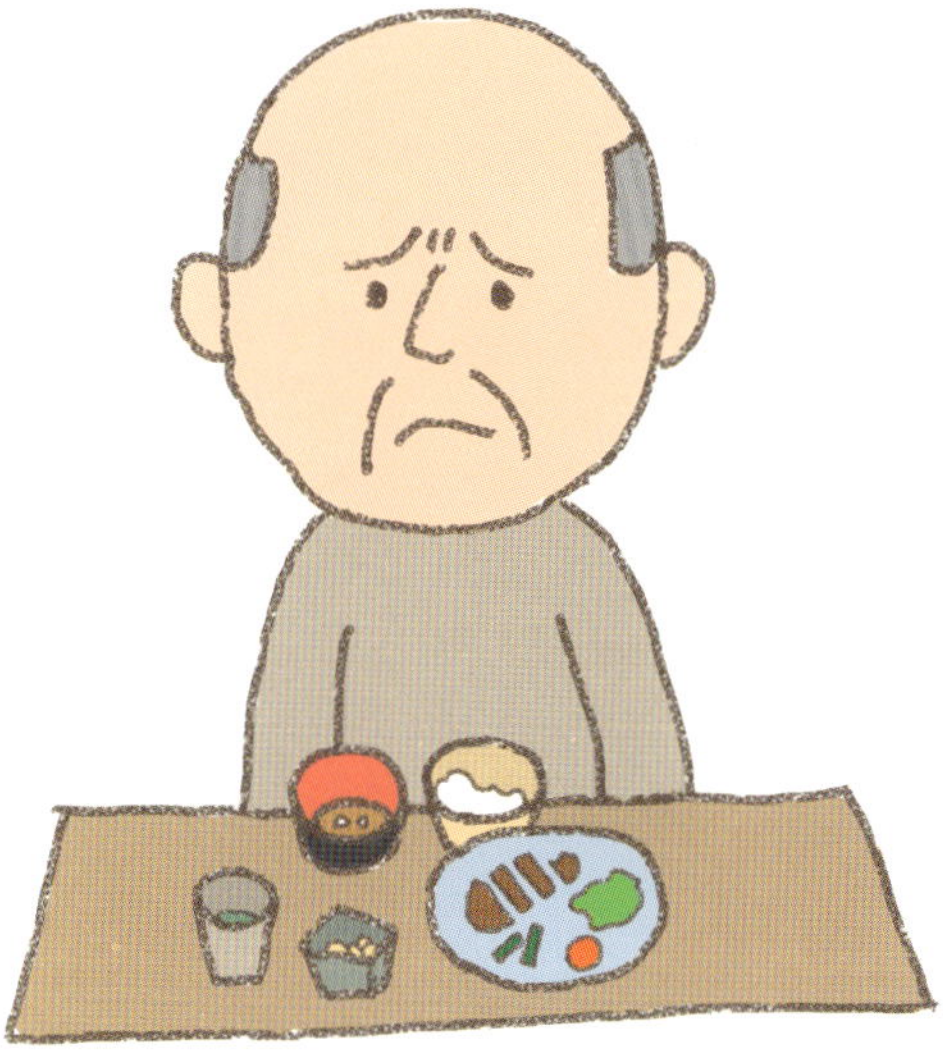

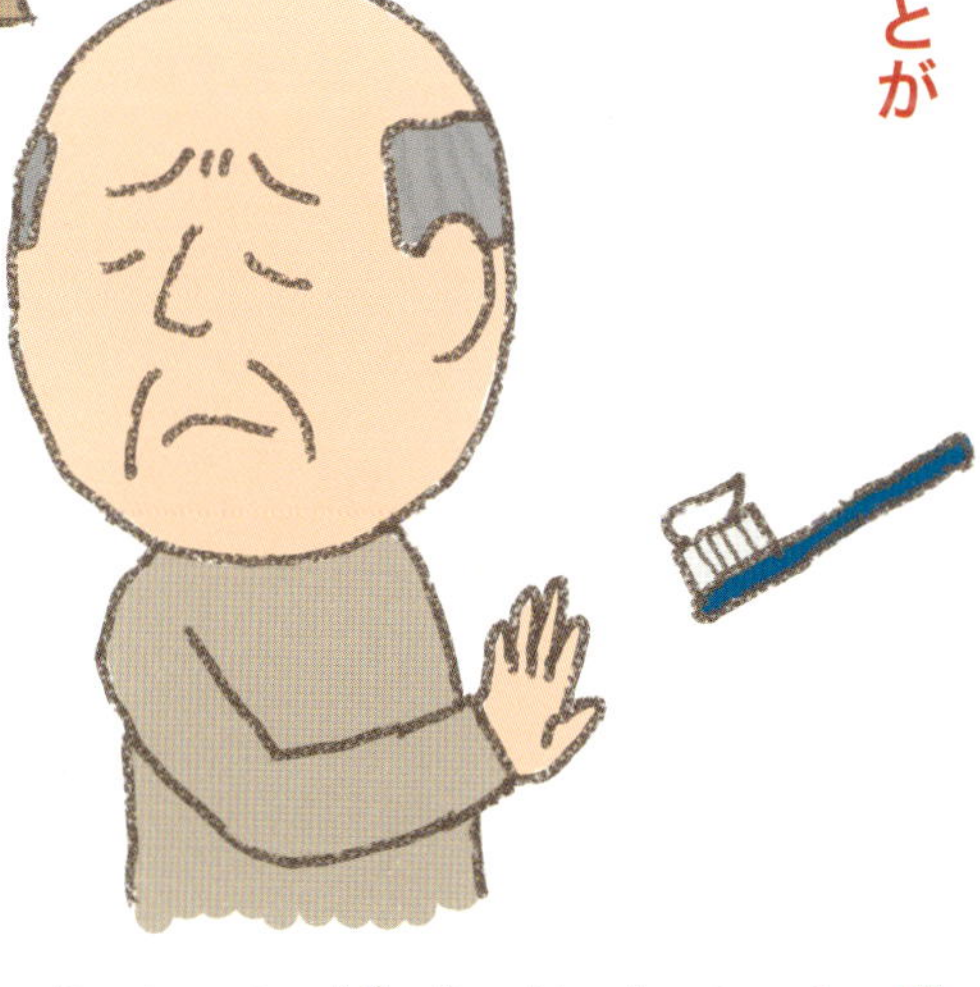

歯の調子が悪いサインを見逃さないで。

●認知症の人は、歯が痛いとか入れ歯が合わないとか訴えてくれないことが多く、本人に質問してもなかなか本当の答えは返ってきません。ですから、日ごろの様子から察してあげてください。たとえば、食べ物を噛んだときや入れ歯の出し入れのときにへんな顔をしたり、歯みがきをいやがったり、さらに食事の量が減ったときは、歯や入れ歯が合わなくなっているサインかもしれないので、かかりつけの歯科医師に診てもらいましょう。

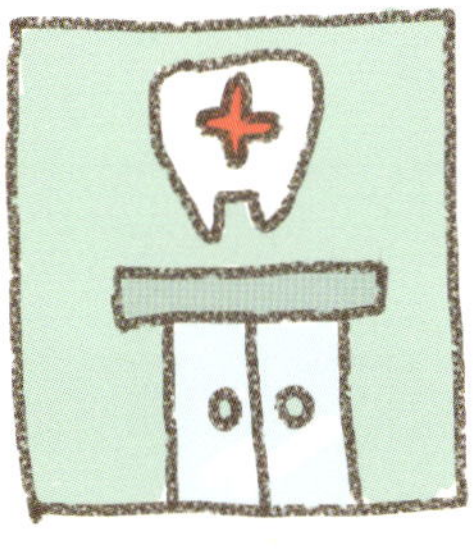

Q4

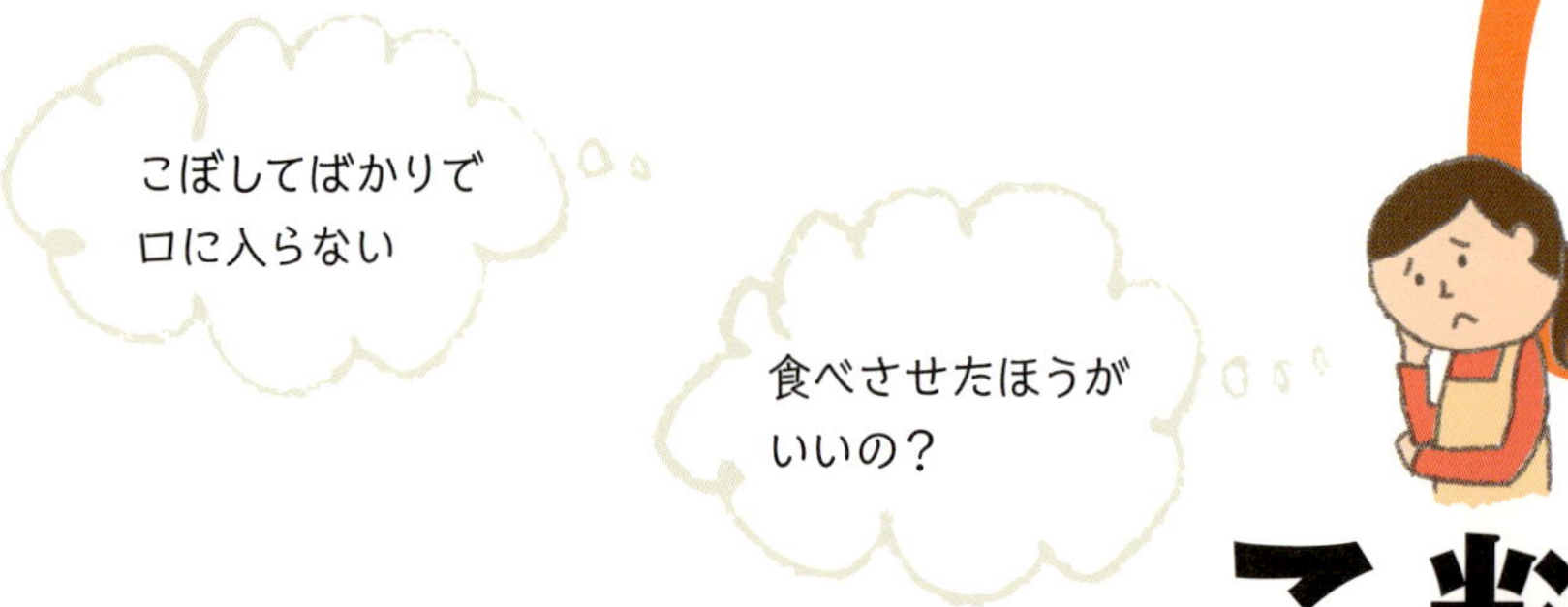
こぼしてばかりで
口に入らない
食べさせたほうが
いいの？

食べ物が口の中からこぼれたり、料理を口に入れるときにこぼしたりします。

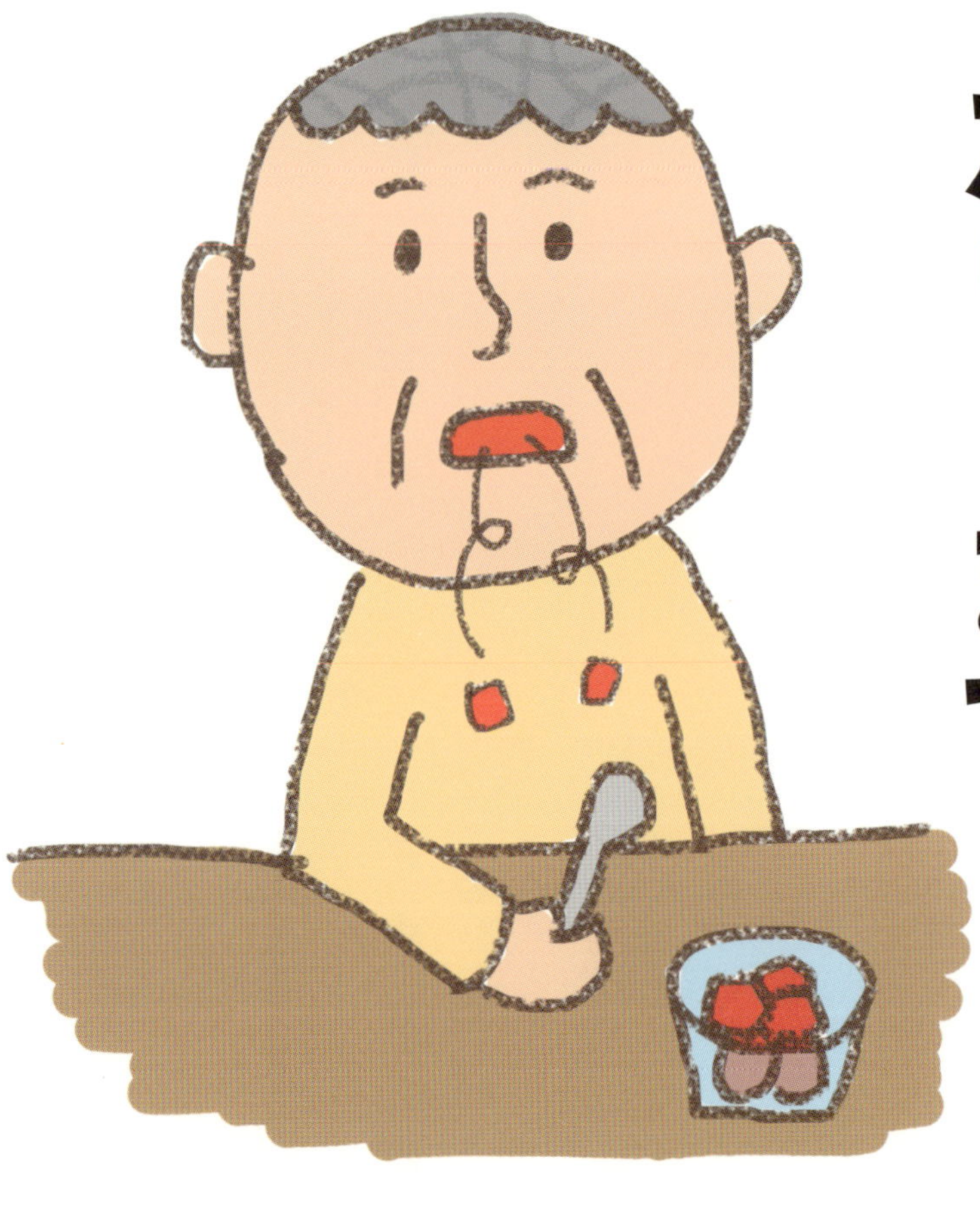

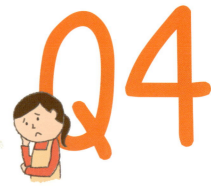

Q4 食べ物が口の中からこぼれたり、料理を口に入れるときにこぼしたりします。

A1

くちびるが開いたままだったり、麻痺《まひ》などで閉じなかったりしているのかもしれません。

食べる様子をよく観察すると、食べられない理由を見つけることができるときがあります。

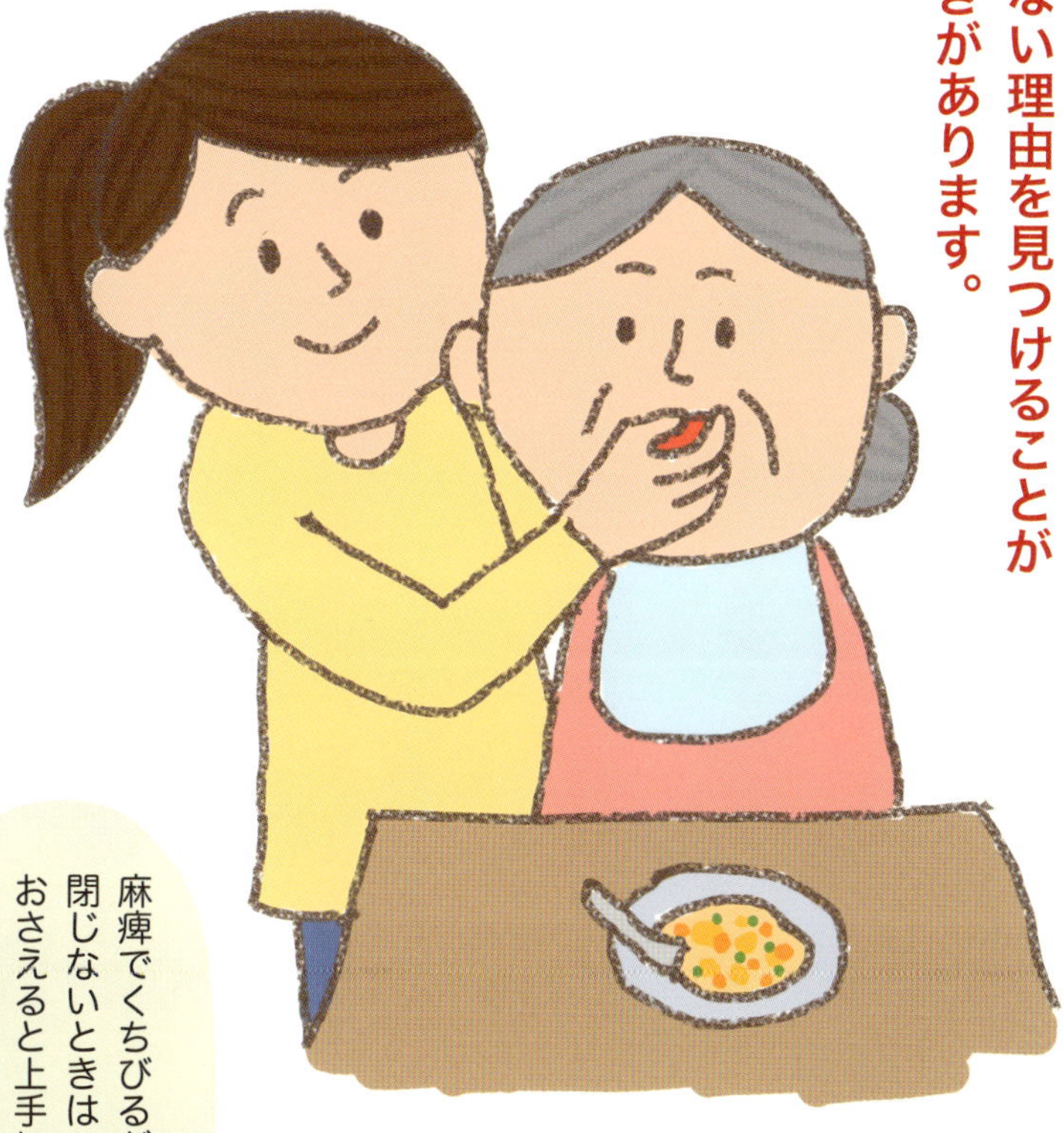

麻痺でくちびるが閉じないときはおさえると上手に食べられることがあります。

●飲み込むときに口がしっかり閉じていなかったり、麻痺のために一方のくちびるが閉じることができないのかもしれません。口をしっかり閉じてから飲む込むようにしましょう。

●また、麻痺のある閉じないほうのくちびるをおさえながら食べると上手に食べられることがあります。本人ができないときは、介助者がくちびるをおさえてあげるとよいでしょう。

A2

姿勢が悪いのかもしれません。前かがみになりすぎていませんか？

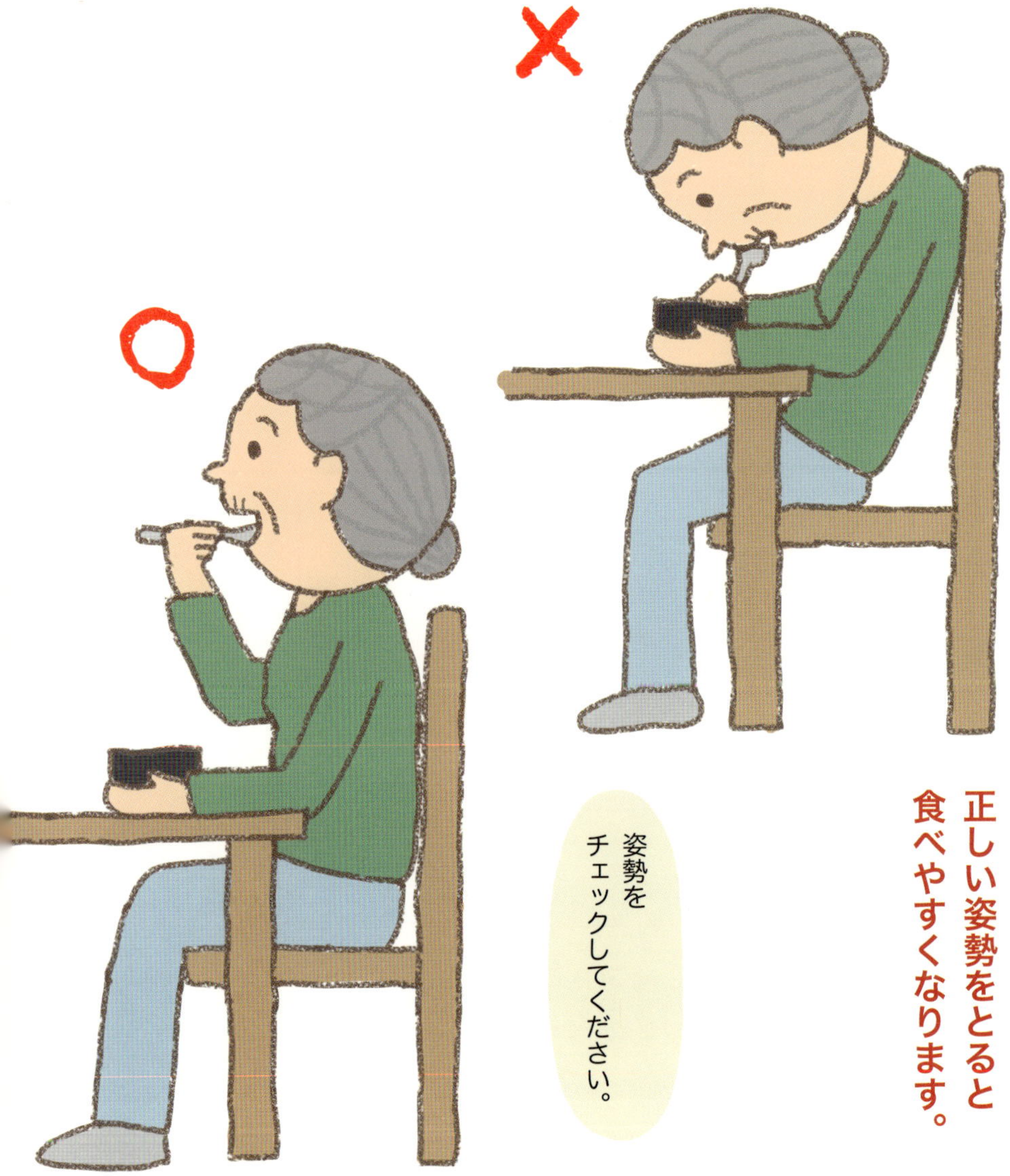
姿勢をチェックしてください。

正しい姿勢をとると食べやすくなります。

●筋力が低下してくると、きちんとした姿勢を保つのがむずかしくなります。そのために姿勢が悪くなったり、前かがみになったりします。そうなると口から食べ物がこぼれやすくなります。正しい姿勢で、できるだけ食べるようにしましょう。

●いすに座って食べる場合は、背もたれ側まで深く座って、かかとを床にしっかりつけてください。ベッドや車いすで食べる場合は、リクライニングを60度くらいにし、頭の下などに枕などを入れて少し前屈させる姿勢にします（28ページ参照）。

A3

箸《はし》やスプーンがうまく使えないのかもしれません。

認知症のために道具(箸など)の使い方がわからなくなることがあります。

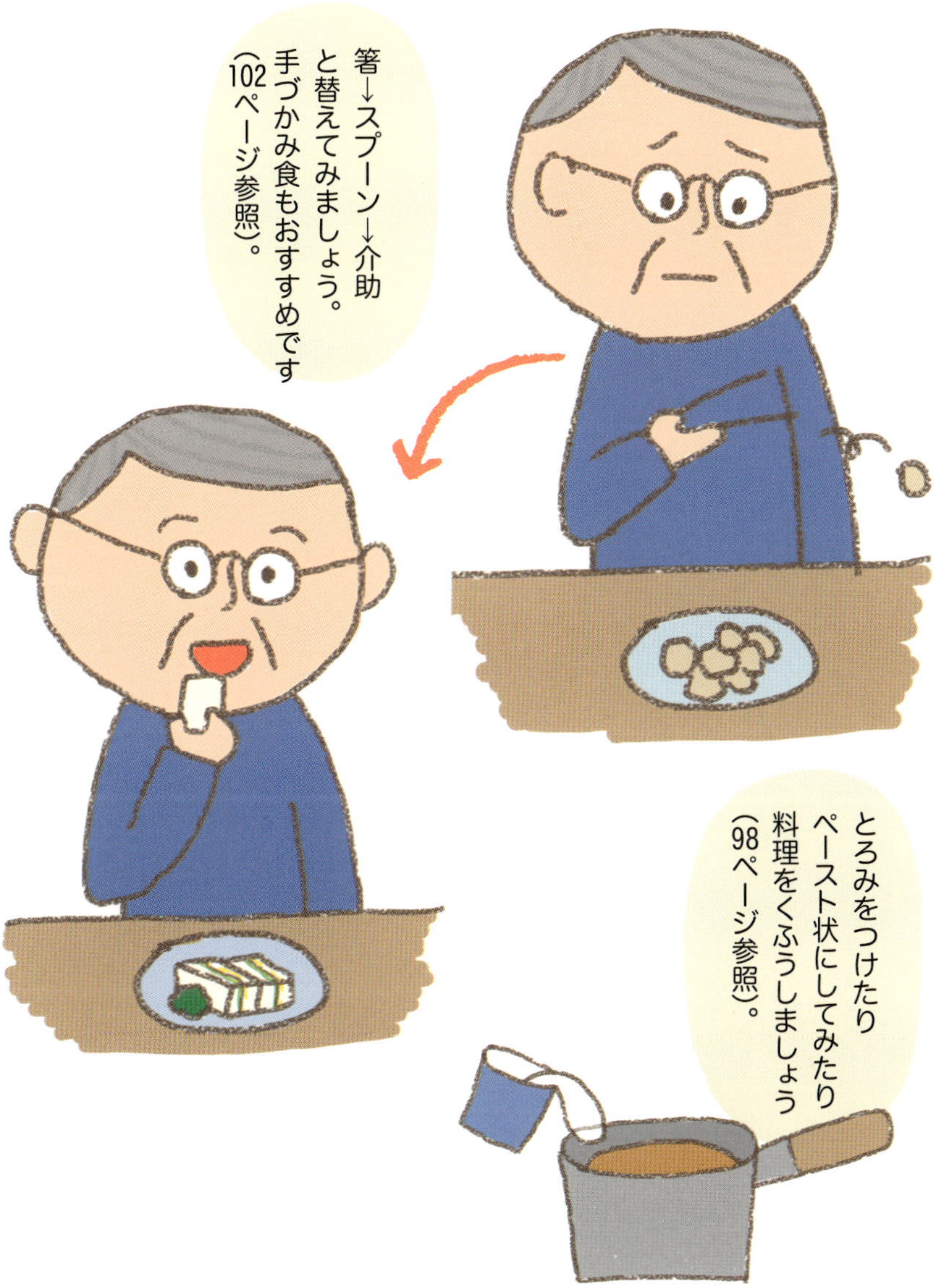
箸→スプーン→介助
と替えてみましょう。
手づかみ食もおすすめです
(102ページ参照)。
とろみをつけたり
ペースト状にしてみたり
料理をくふうしましょう
(98ページ参照)。

●認知機能が低下すると箸やスプーンの使い方がわからなくなってきます。また、運動機能が低下すると、箸やスプーンがうまく使えなかったり、手と口の運動の連携がうまくいかずにちゃんと食べられなくなったりします。箸が使えなくなったらスプーンに替え、スプーンでもだめなら、介助して食べさせるようにしましょう。

●また料理は、ポロポロしないような料理にしたり、とろみをつけたり、ペースト状にしたりと、食べやすいようにくふうしましょう(98ページ参照)。手づかみ食もおすすめします。102ページに「手づかみ食」のレシピを紹介していますので、参考にしてください。

A4

口の中に食べ物が入っていることを認識していないのかもしれません。

口に入れたものが、食べ物だということを認識してもらいましょう。

●料理をくふうして、料理であることをしっかり認識できるようにしましょう。たとえば、メリハリがあり、はっきりしてインパクトのある味つけにしましょう。

●また、食べたものが口からこぼれないように、まとまりやすくするために、とろみをつけたりしましょう。パサパサしたり、パラパラしたものは食べにくいので、水分を加えてしっとりさせましょう。

●サラサラした飲み物はとろみをつけて飲みやすくしたり、ゼリーなどのような食べやすくて飲み込みやすいものにしたりしましょう(98～101ページ参照)。

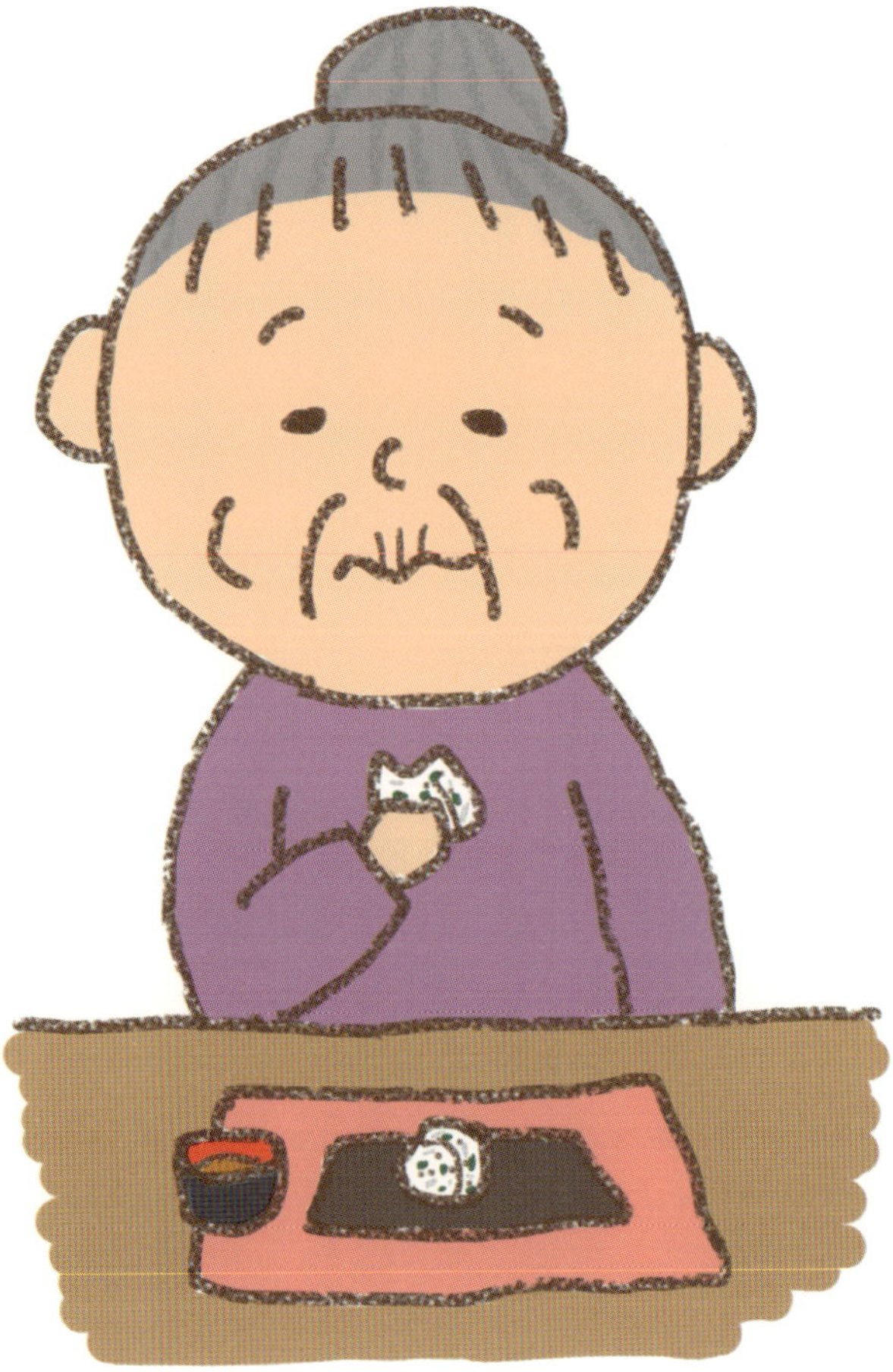

Q4 食べ物が口の中からこぼれたり、料理を口に入れるときにこぼしたりします。

メリハリやインパクトのある味つけにしてみましょう。

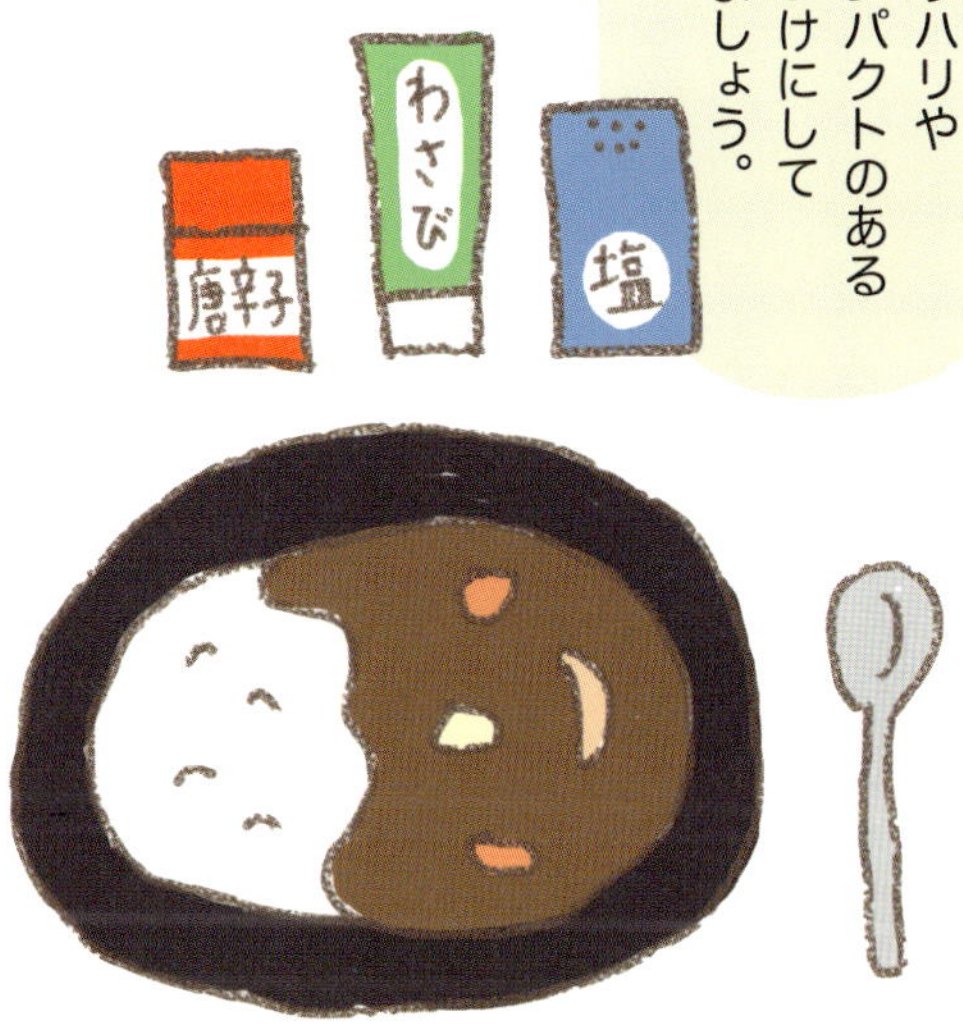

飲み物にとろみをつけるときなど、市販のとろみ剤を利用すると便利です。

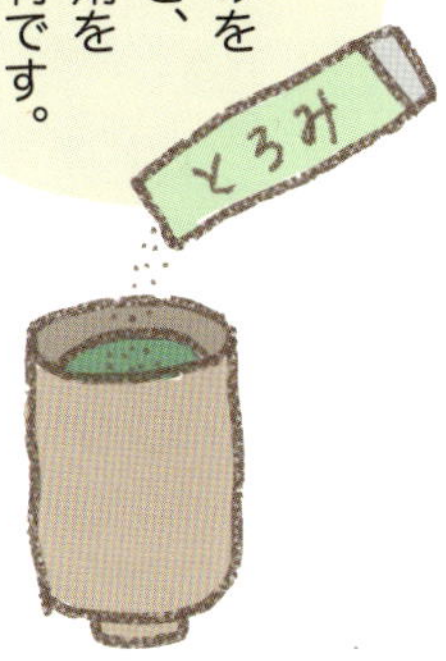

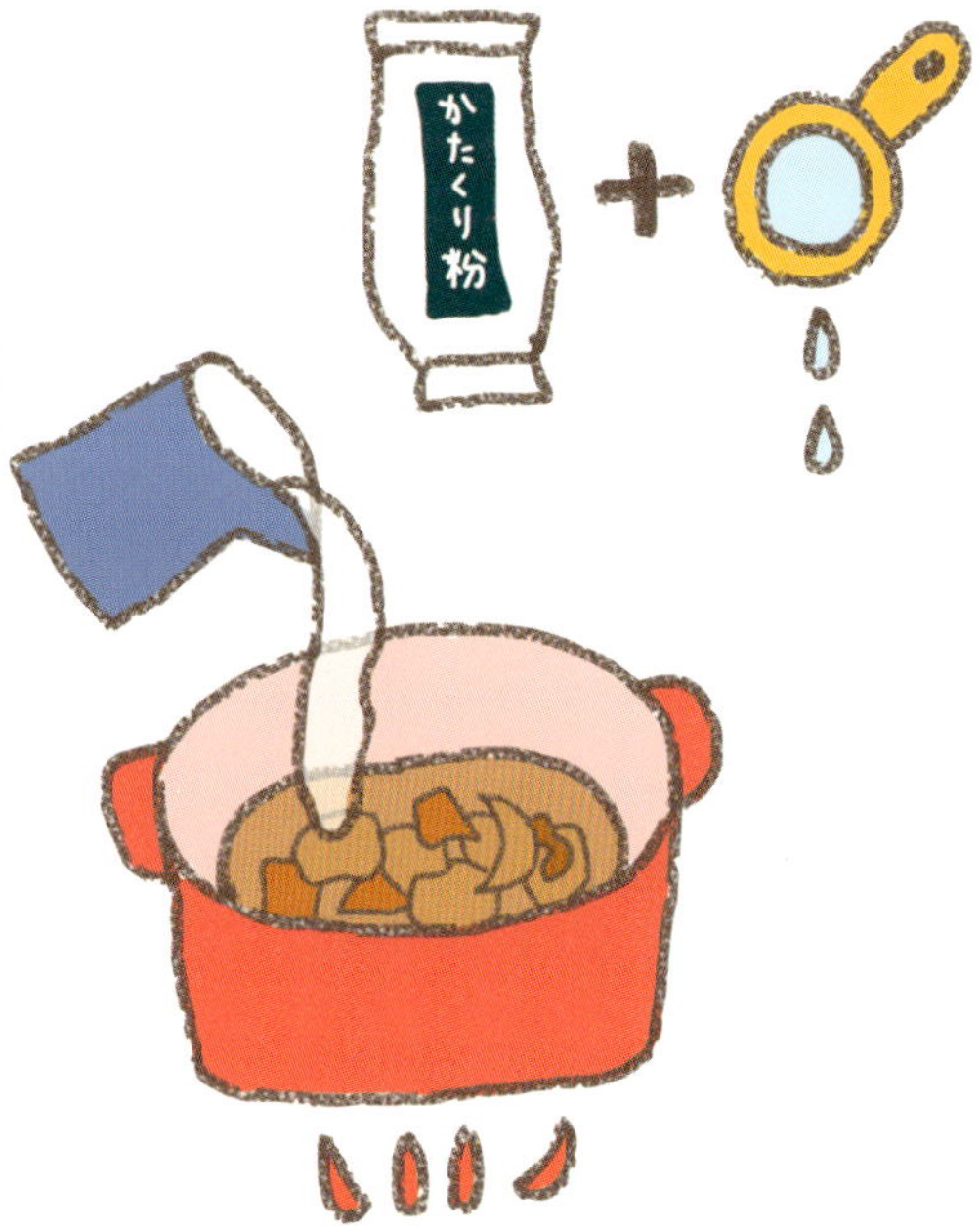

まとまりやすくするためにとろみをつけたりしましょう。

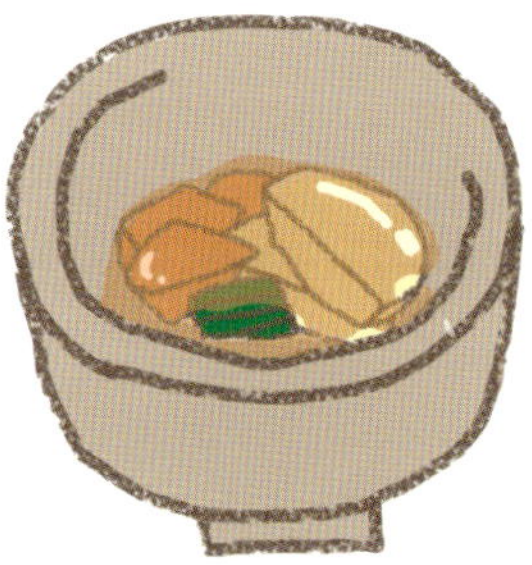

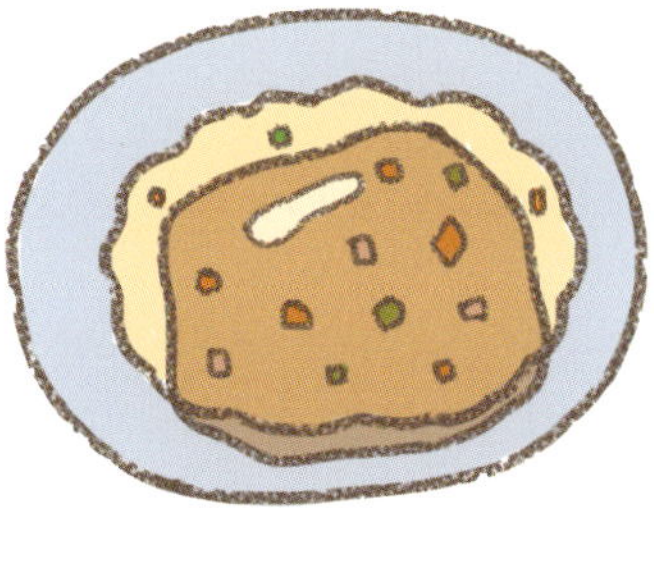

Q5

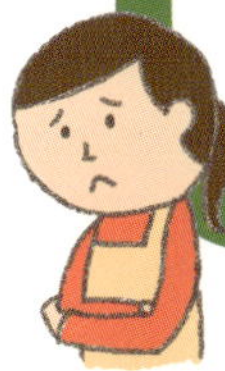

むせないように
注意することは？

苦しそう……

こんなとき
どうしたらいいの？

食べ物を食べたあとや飲み物を飲んだあとに、むせてしまいます。

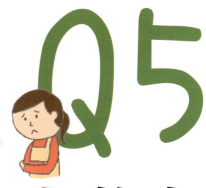

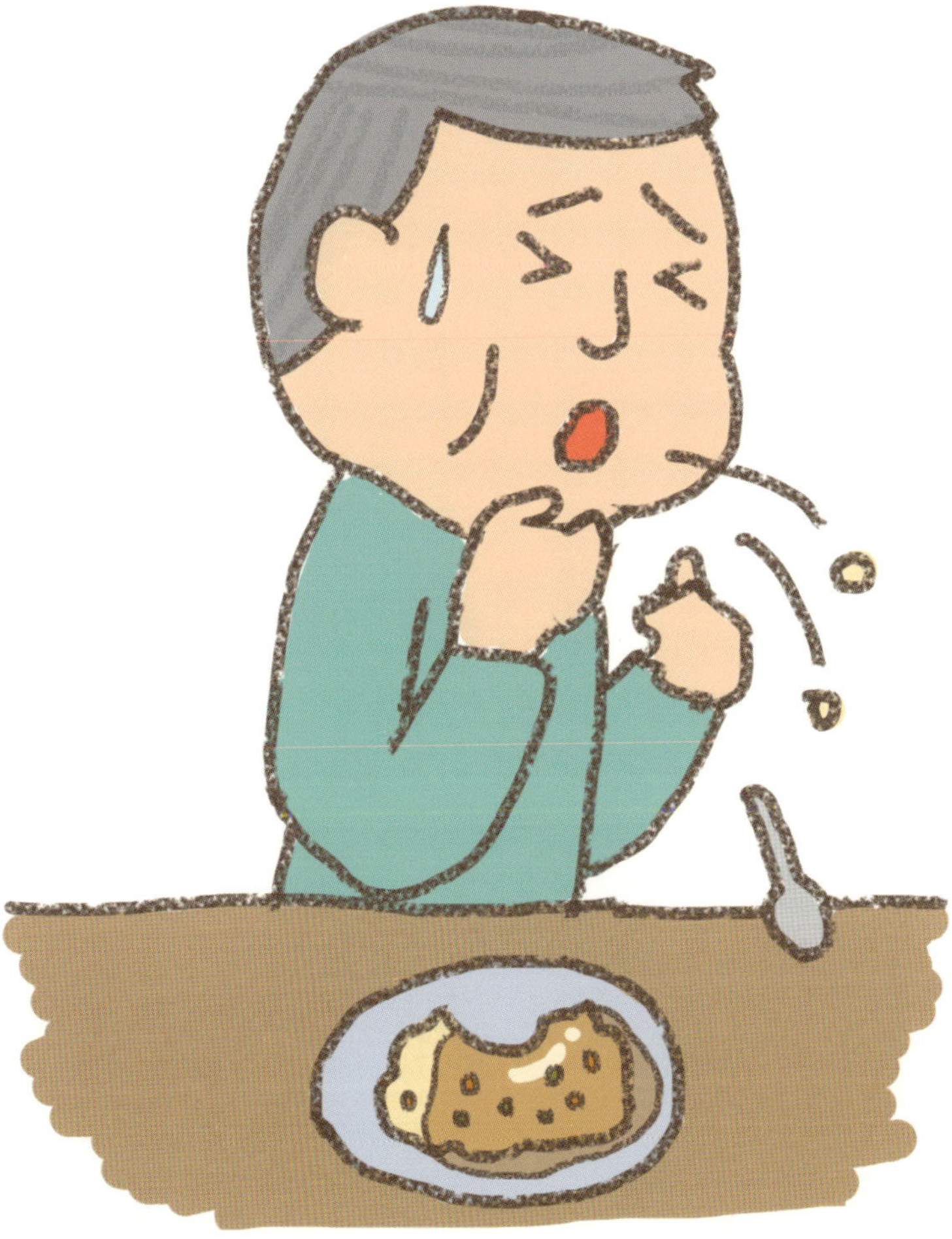

Q5 食べ物を食べたあとや飲み物を飲んだあとに、むせてしまいます。

A 飲み込む力が不足しているのかもしれません。

「むせ」は、きちんと飲み込めていない証拠です。

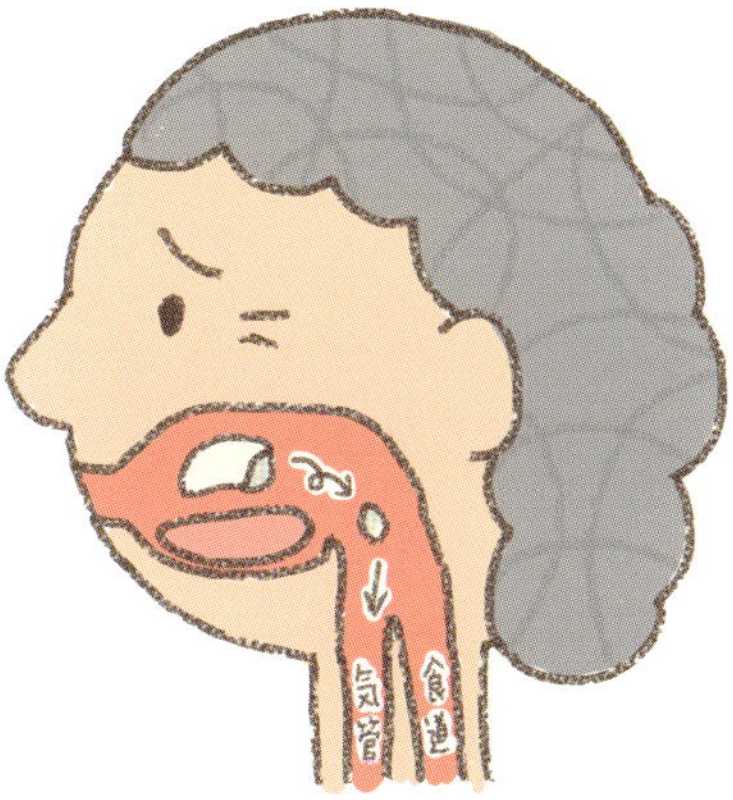
食道
気管
むせは誤嚥のサインです。食べ物が誤嚥で気管に入り、肺炎を起こし、死に至ることがありますので注意しましょう。

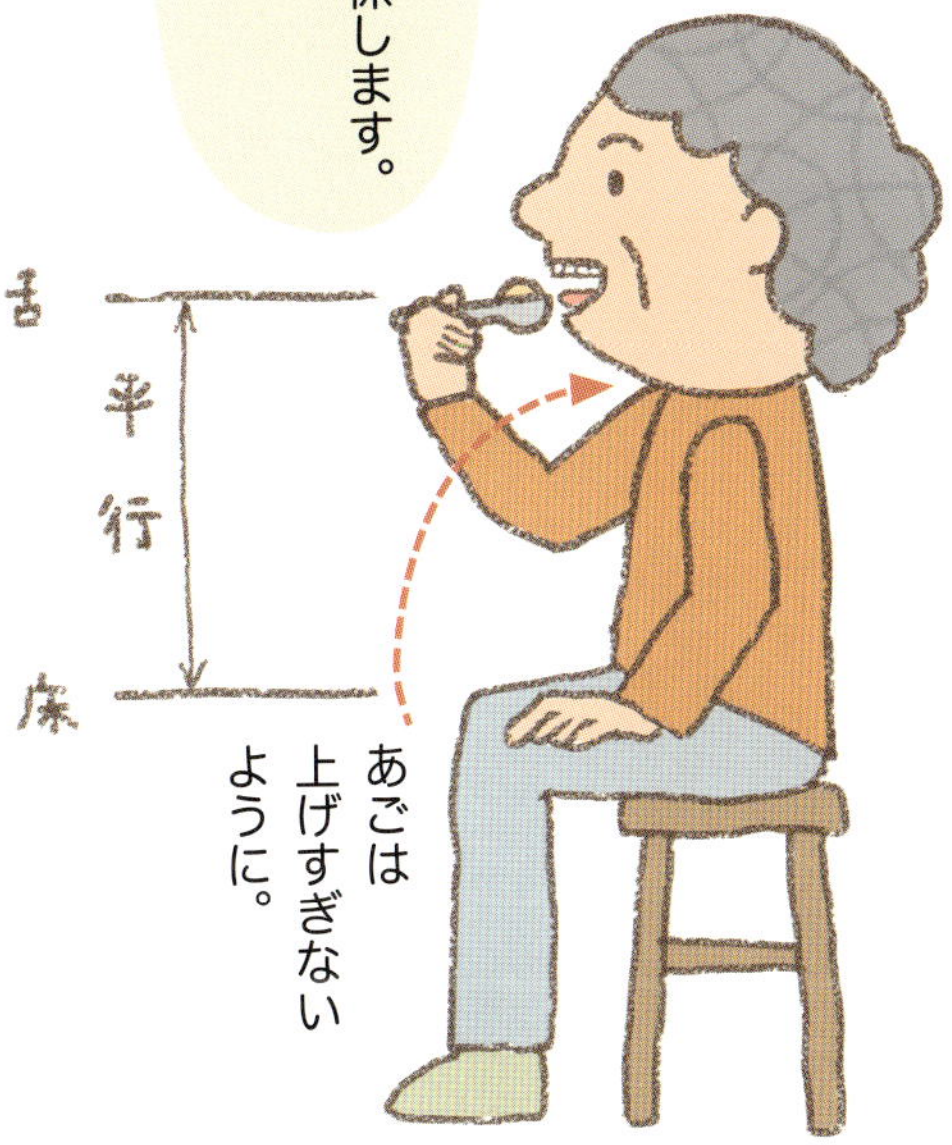
食べる姿勢も関係します。正しい姿勢で食べましょう。
舌
平行
床
あごは上げすぎないように。

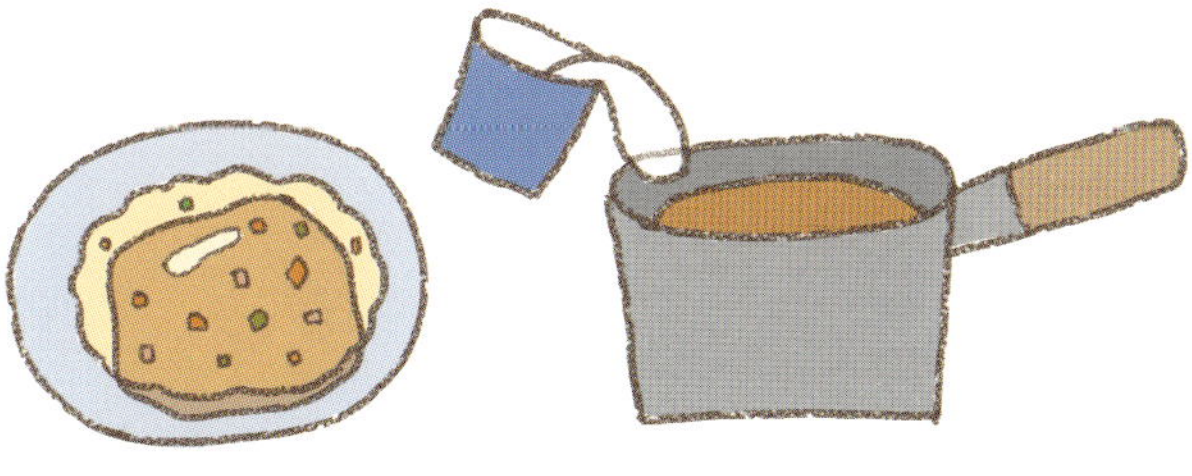
噛みやすくて飲み込みやすくなるように料理をくふうしましょう（94ページ参照）。

●食べた後にむせるというのは、誤嚥のサインです。誤嚥とは、食べ物や飲み物が食道に入らずに、肺や肺につながる気管に間違って入ることです。老化や認知症による運動障害や感覚障害で、飲み込む力が低下することで起こります。誤嚥によって肺に入った食べ物などが原因で肺炎を起こすことがあります。これを誤嚥性肺炎（27ページ参照）といい、重症になると命を奪うほど危険な病気です。ですから、できるだけ誤嚥をしないように、噛みやすくて飲み込みやすくなるように料理をくふうしましょう（94ページ参照）。

●また、食べるときの姿勢も関係しますので、正しい姿勢で食べましょう（28、70ページ参照）。

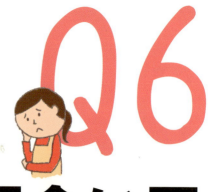

Q6

同じ料理しか食べなかったり、いろいろ出しても食べたり食べなかったりで、理由がよくわかりません。

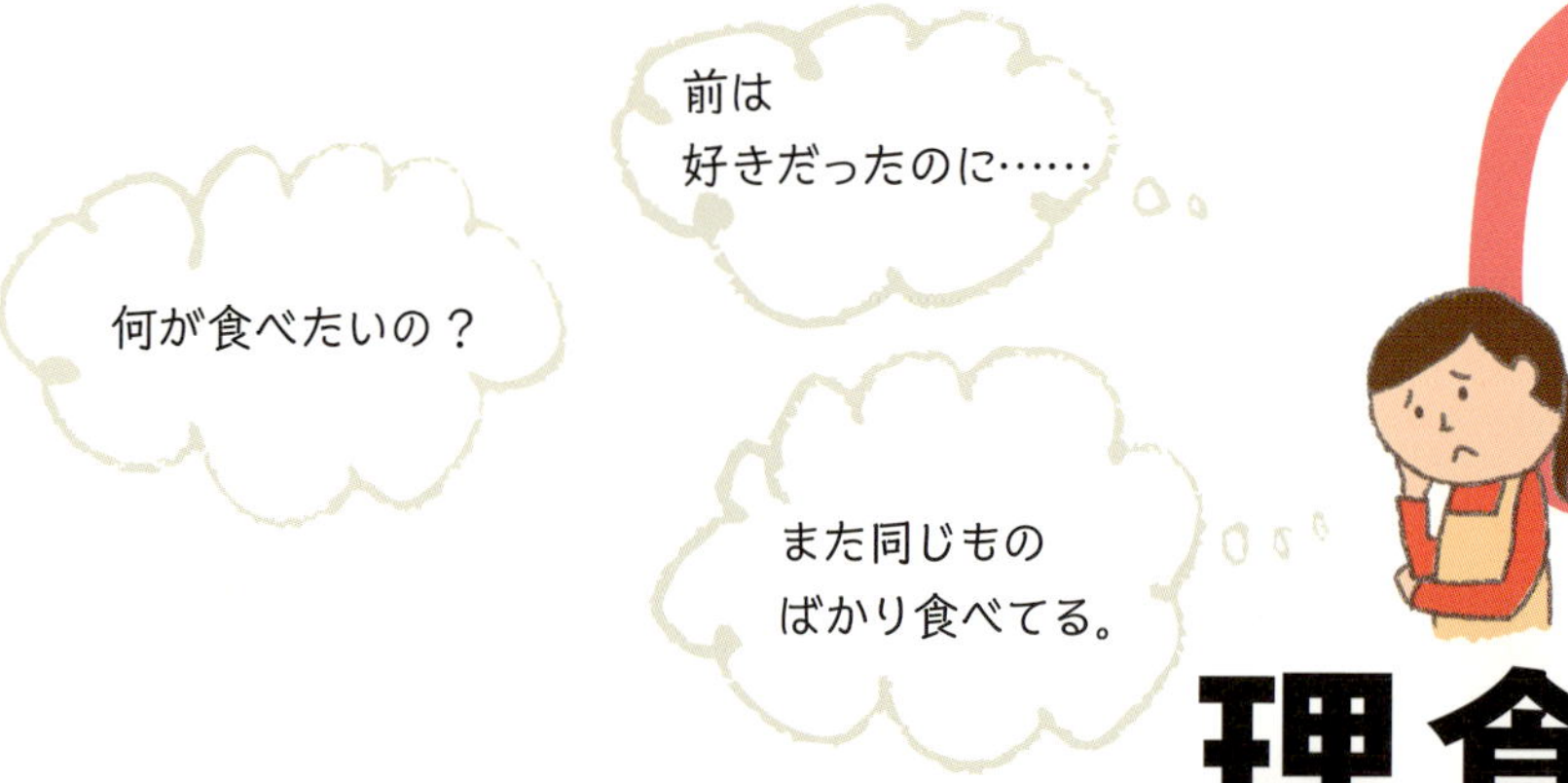
前は
好きだったのに……
何が食べたいの？
また同じもの
ばかり食べてる。

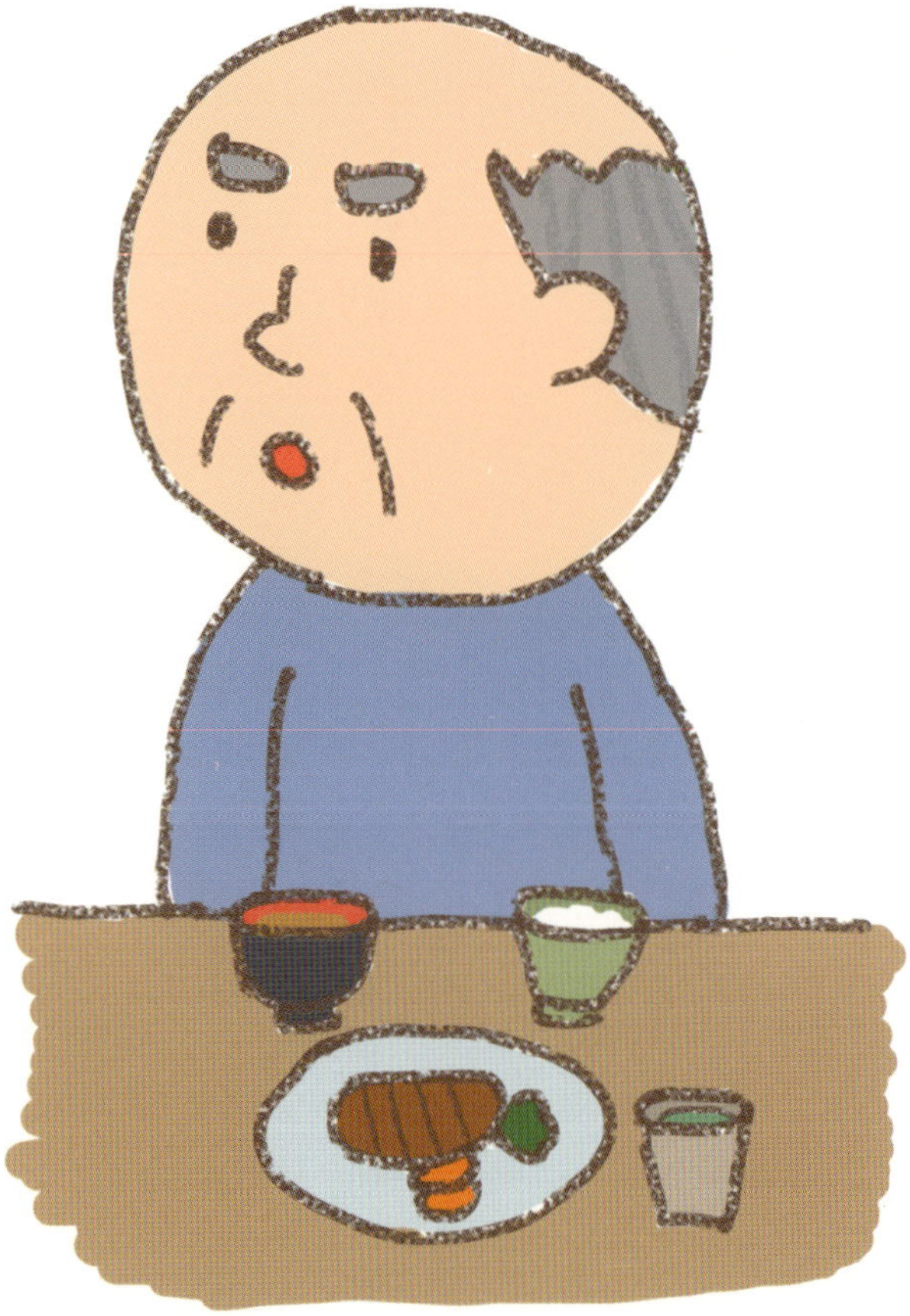

Q6 同じ料理しか食べなかったり、いろいろ出しても食べたり食べなかったりで、理由がよくわかりません。

A 食べてくれる料理がいちばんです。

同じ料理しか食べないことに悩まなくてもだいじょうぶです。

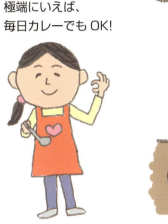

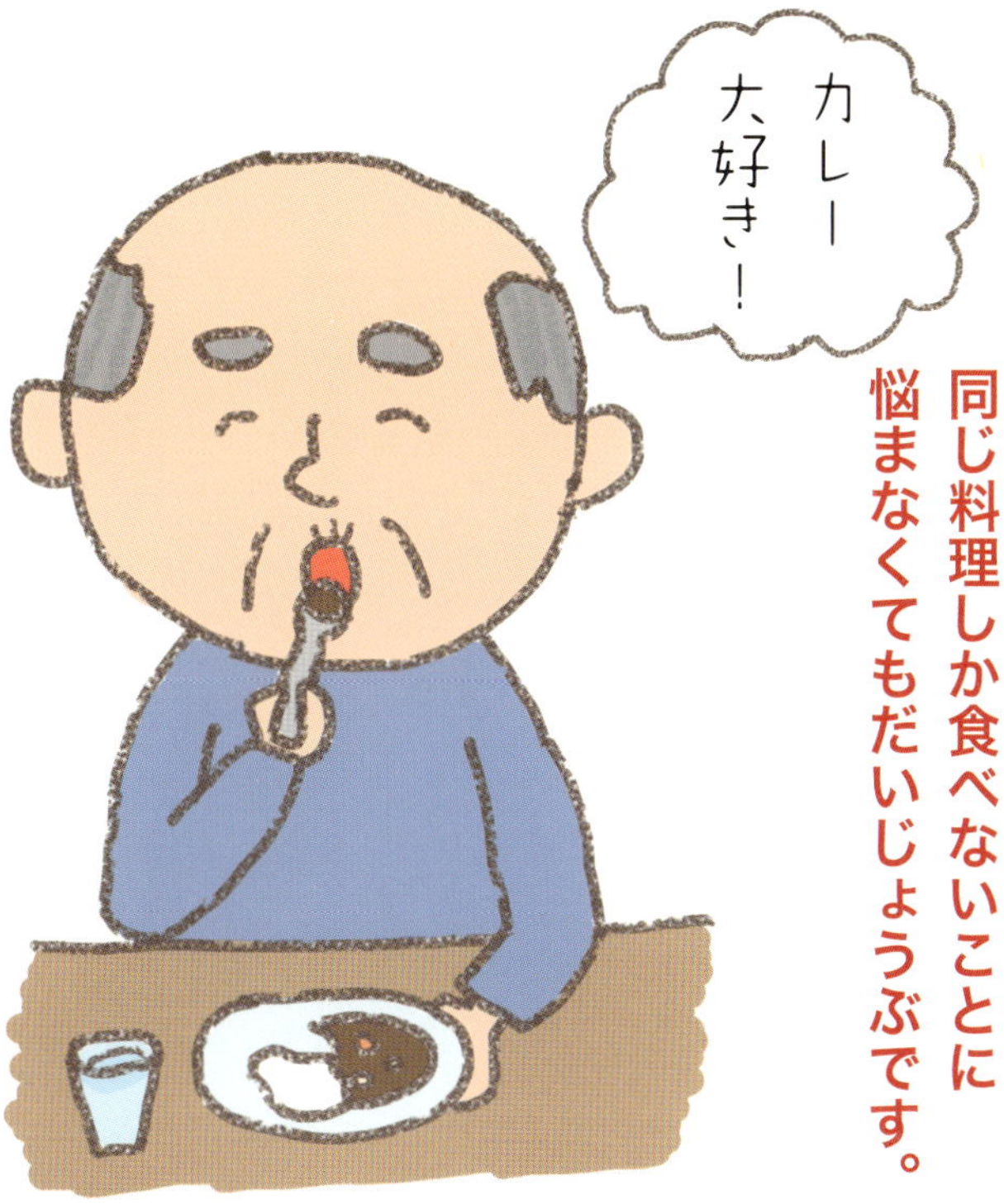

極端にいえば、毎日カレーでもOK!

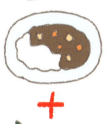

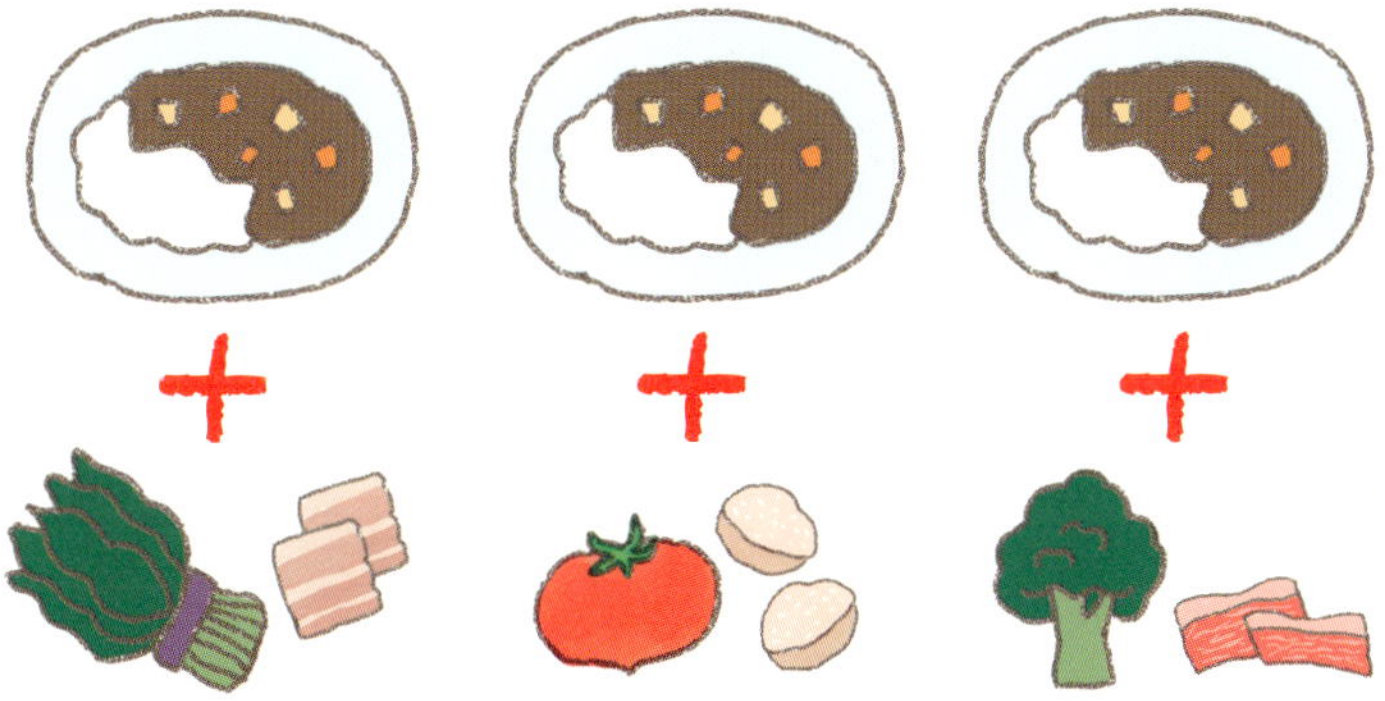

具 ほうれん草、豚肉　具 トマト、鶏肉　具 ブロッコリー、牛肉

カレーをよく食べるのであれば毎日カレーでもよいのです。具をいろいろ変えて栄養バランスを整えましょう

●認知症の場合、食べたり食べなかったりと、食事にむらがある場合があります。また、1つの料理にこだわりを持ってそれだけしか食べないような人もいます。家族からすると、いろいろな料理を食べてほしいと思うでしょうが、高齢者や認知症の人にとって、食べてくれることが、いちばんの目的ですから、本人が気に入って食べる料理を出しましょう。極端にいえば、カレーをよく食べるのであれば、毎日カレーでもいいのです。

●栄養バランスが気になるとか、同じものでは気が引けるのでしたら、具をいろいろ変えて、くふうしてはいかがでしょうか。ともかく、本人が食べてくれることがいちばんです。そのうち、こだわりがなくなって、違う料理を食べたがったりすることもありますよ。3日間くらいで食事のバランスがとれていればいいのです。

Q7

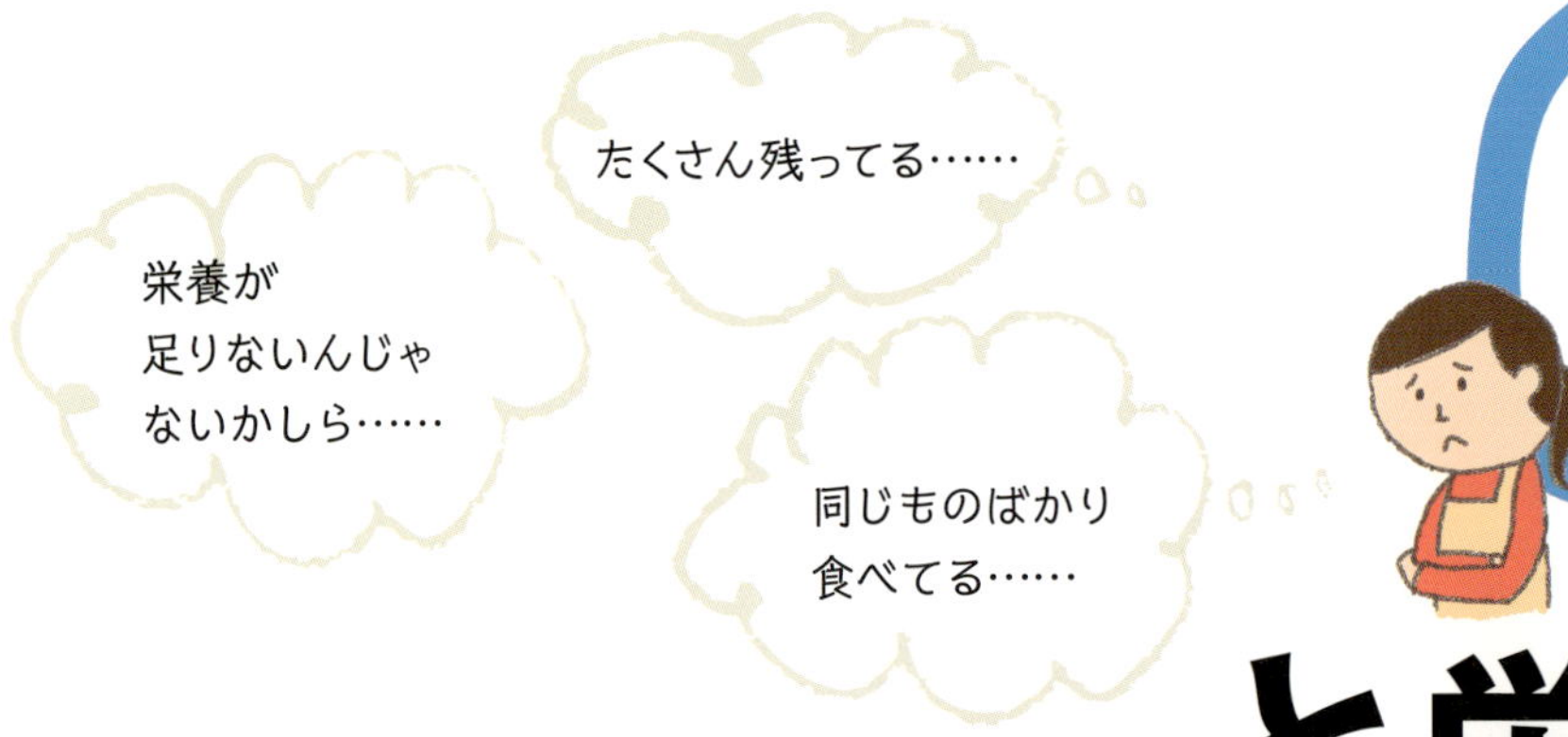
たくさん残ってる……
栄養が
足りないんじゃ
ないかしら……
同じものばかり
食べてる……

食事が偏ったり少量しか食べなかったりで、栄養バランスがとれているのか不安です。

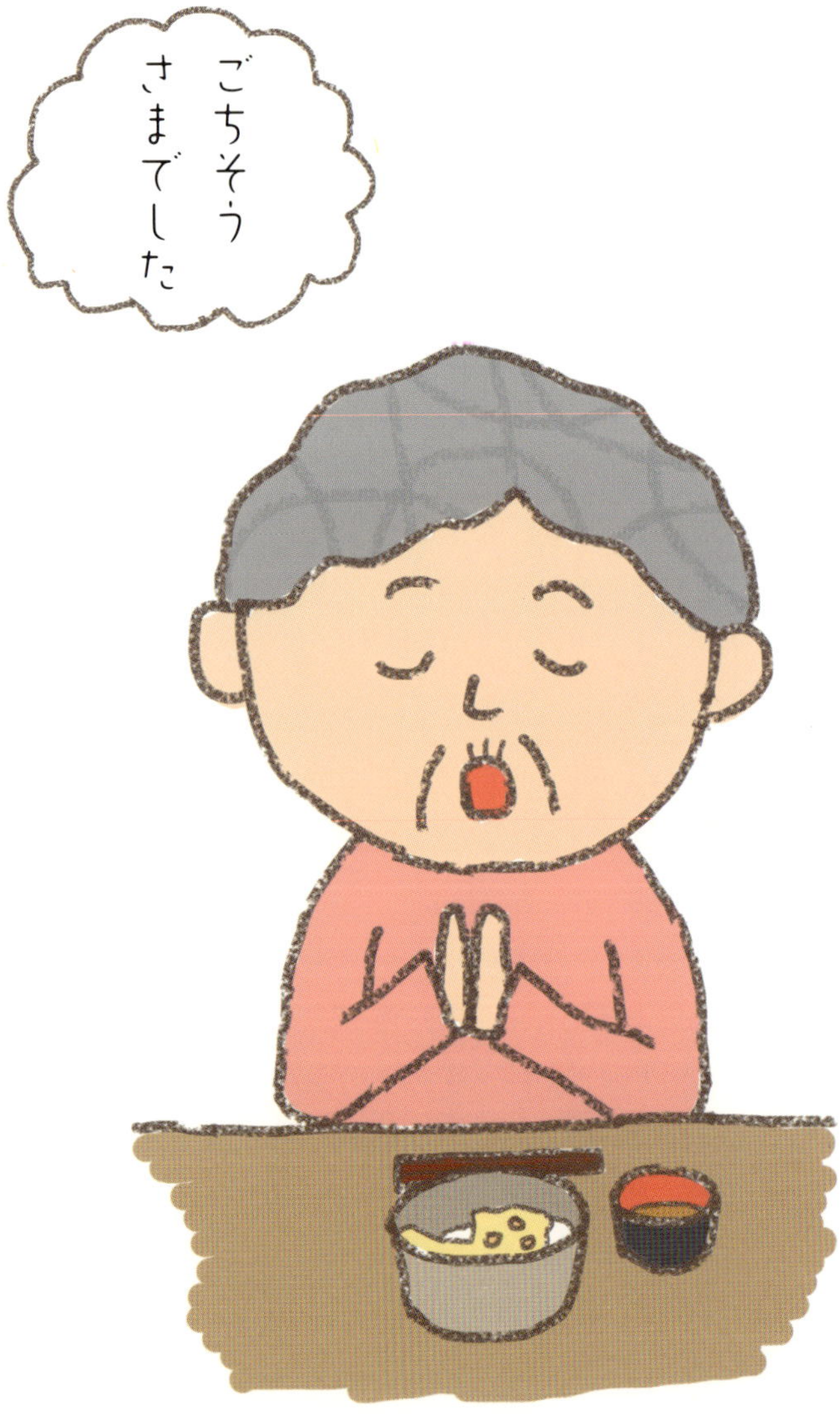
ごちそうさまでした

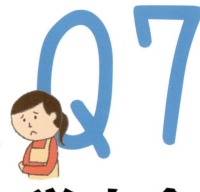

Q7 食事が偏ったり少量しか食べなかったりで、栄養バランスがとれているのか不安です。

A1

体重の減少に気をつけてください。

栄養不足は問題です。
体重を計ってみましょう。

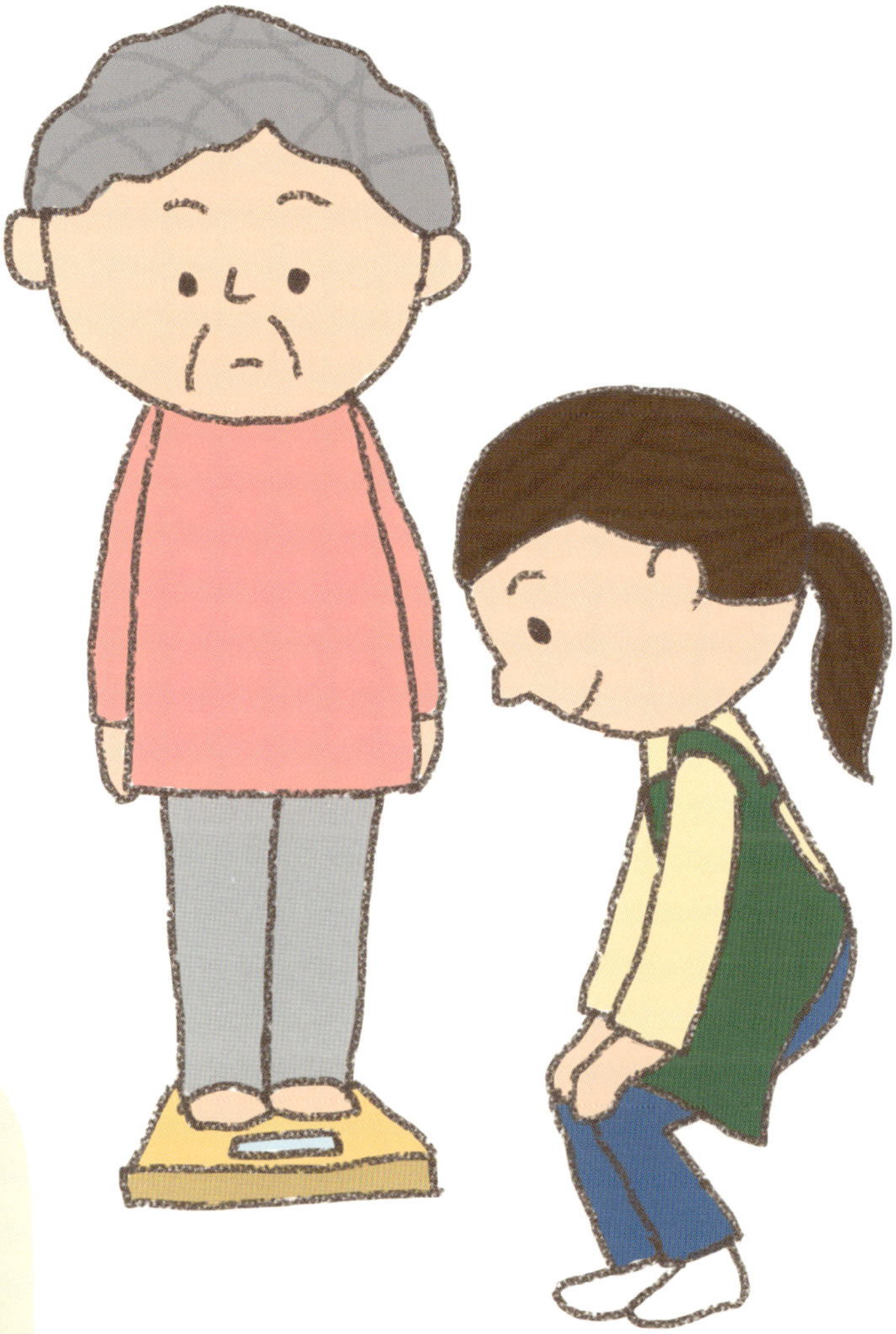

男性では3～5kg
女性なら2～3kgの
減少は問題です。

●きちんと食べているか、栄養が足りているかどうかは、体重がいちばんの指標になります。食べなくなったな……と思ったら、2週間に1回は、体重を計ってください。家庭で計りづらいときは、デイサービスを受けたときなどに計るとよいでしょう。

●元の体重より、男性では3～5kg、女性なら2～3kgの減少は問題です。食べない原因を探って改善したり、料理のくふうをして食べやすくしたりして、体重の減少を食い止めましょう。

A2

料理のくふうをしましょう。

食べやすくするポイントやノウハウを知りましょう。

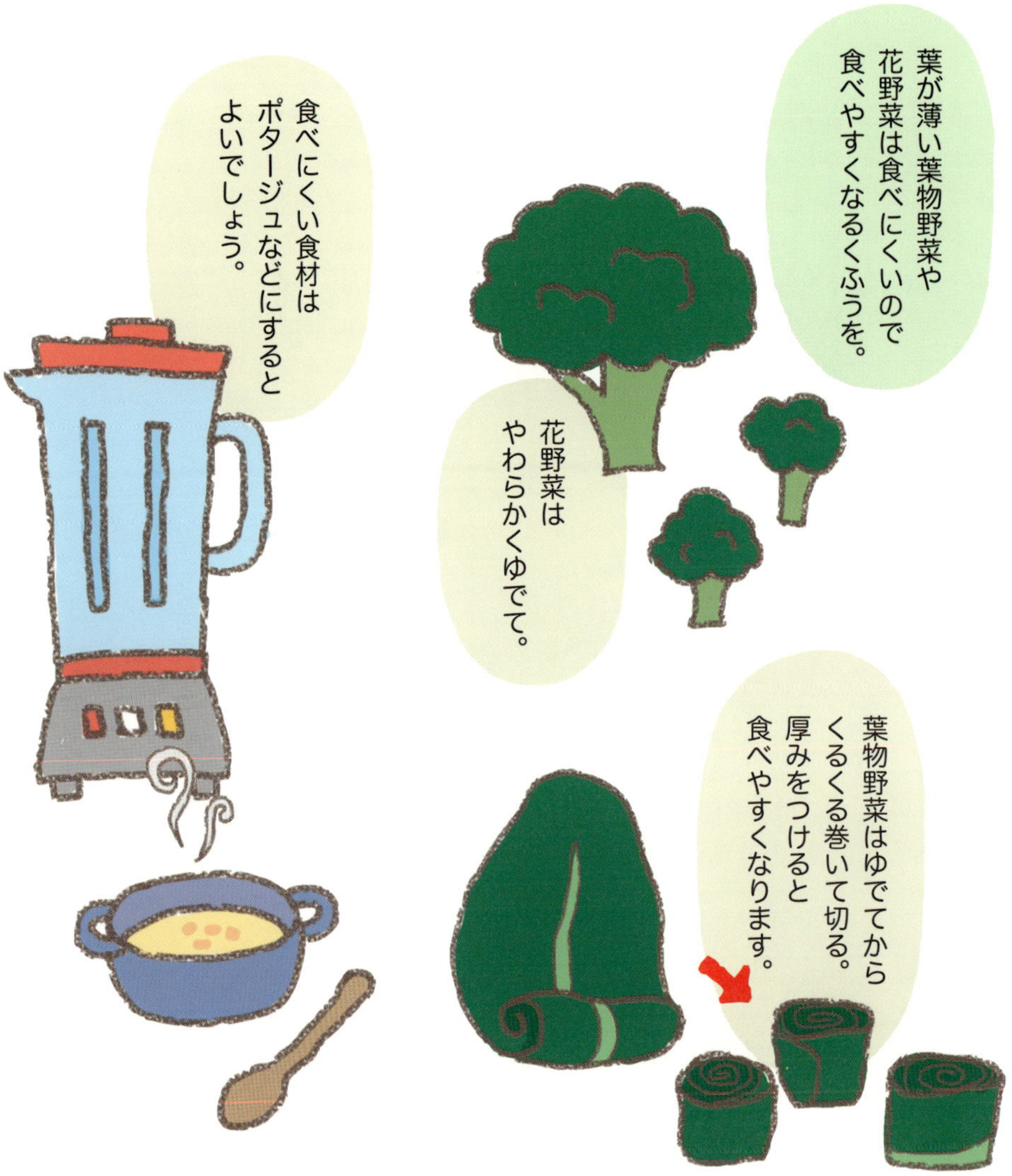
葉が薄い葉物野菜や
花野菜は食べにくいので
食べやすくなるくふうを。
花野菜は
やわらかくゆでて。
食べにくい食材は
ポタージュなどにすると
よいでしょう。
葉物野菜はゆでてから
くるくる巻いて切る。
厚みをつけると
食べやすくなります。

●食べる量が減って、体重減少が見られるなら、できるだけ食べられるように料理をくふうしましょう。噛んだり飲み込んだりする力と、出している料理が合っていないのかもしれません。94～101ページにそれぞれの食事のくふうの仕方を紹介しますので、参考にしてください。

●また、栄養バランスをとらなくてはと、栄養価の高い食材にこだわる人もいます。たとえば、緑黄色野菜で鉄分も多いほうれん草やブロッコリー。しかし、高齢者には、葉が薄い葉物野菜やつぼみがポロポロする花野菜は食べにくい食材です。やわらかくゆでたり、厚みをつけたり、ポタージュにしたりと食べやすくするくふうをしてみて、それでも食べないときは、同じ栄養価を持つほかの食材にしてもいいのです。

A3

いろいろくふうしてもだめなら、栄養調整食品や介護用食品を利用してもよいでしょう

市販品を使うことに罪悪感を持つことはないですよ。

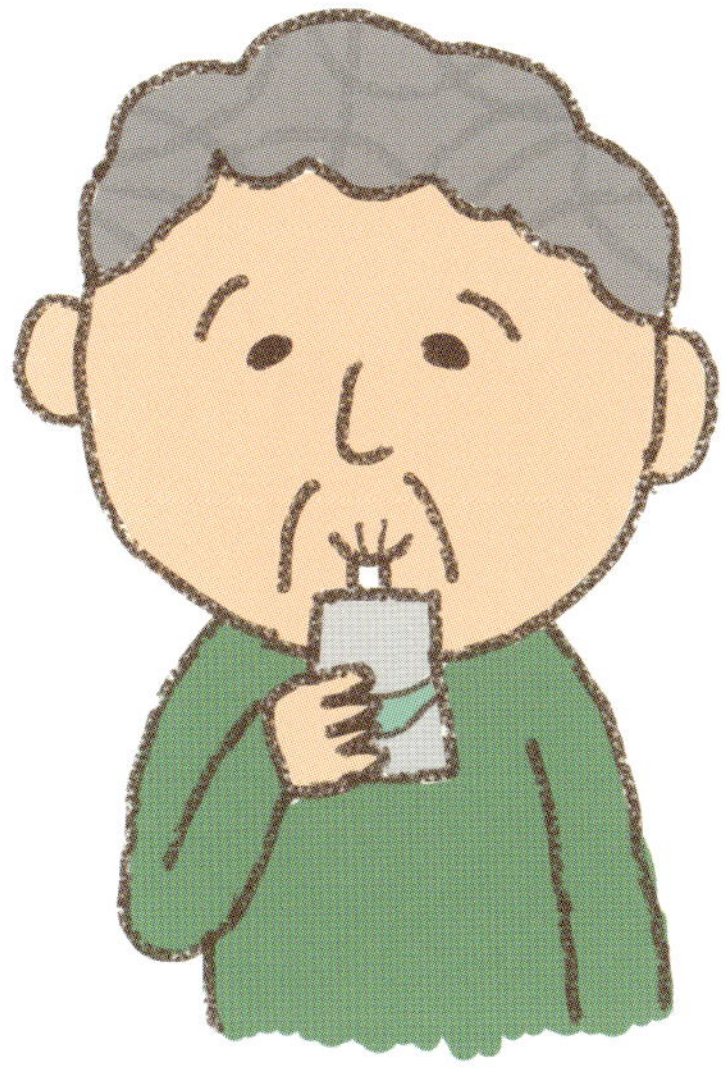

食べてくれることがいちばんです。3日間の食事のトータルバランスをみて上手に利用しましょう。

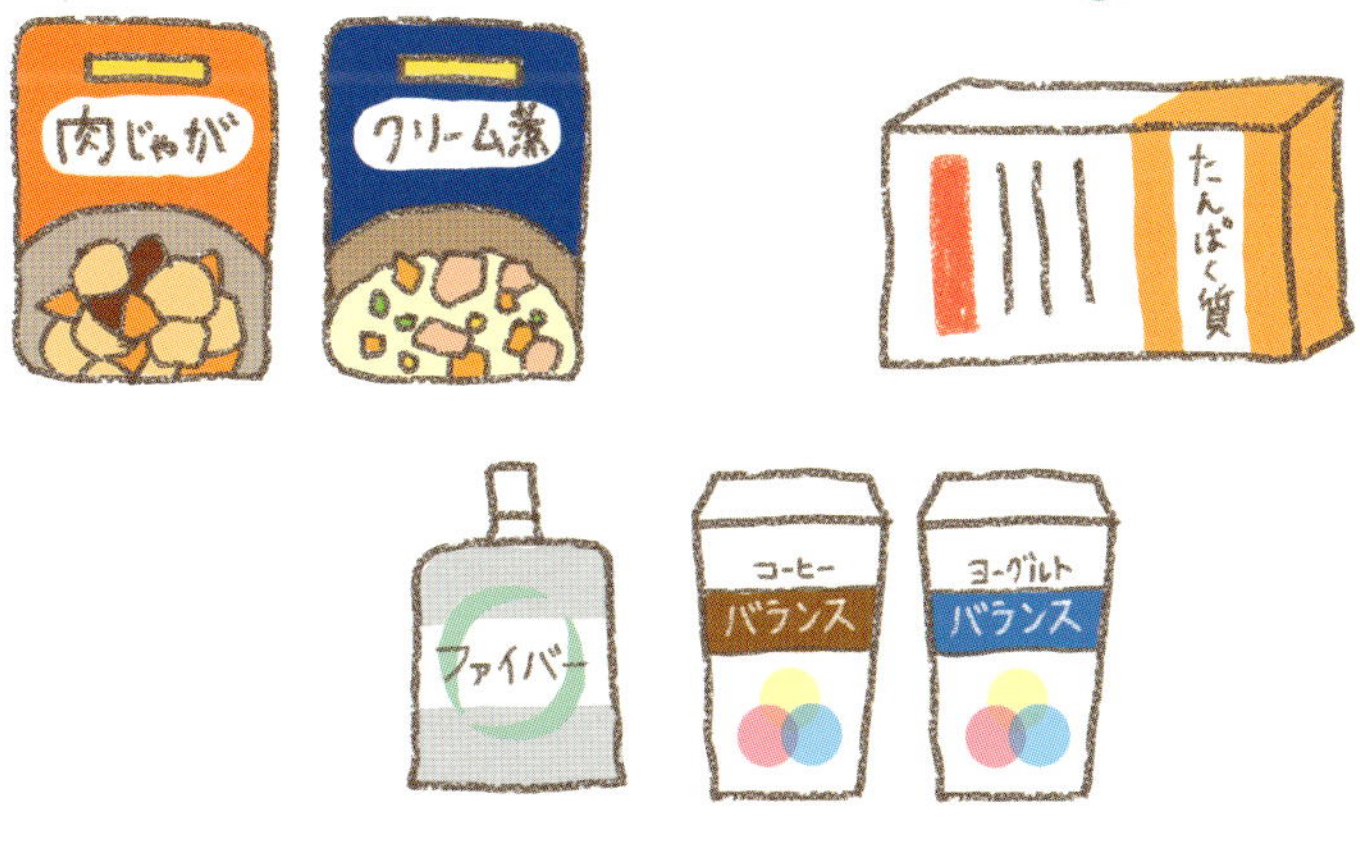

●食事は3日間くらいでトータルして、食事のバランスがとれていればよいのです。それでも野菜が不足して食物繊維がとれないとか、食事の量が少なくてたんぱく質が不足したりするなら、食物繊維（ファイバー）やたんぱく質（プロテイン）の栄養調整食品を利用して、補うのも一手です。介護用食品もいろいろなものが市販されているので、利用してみてはいかがでしょうか。市販品を使うなんて……、と罪悪感を抱く人もいらっしゃるかもしれませんが、今では多くの種類の介護用食品が販売されており、利用している人も多いですよ。食べてくれることがいちばんですから、お試しになってみてはいかがでしょうか。

Q8

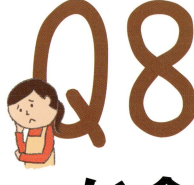

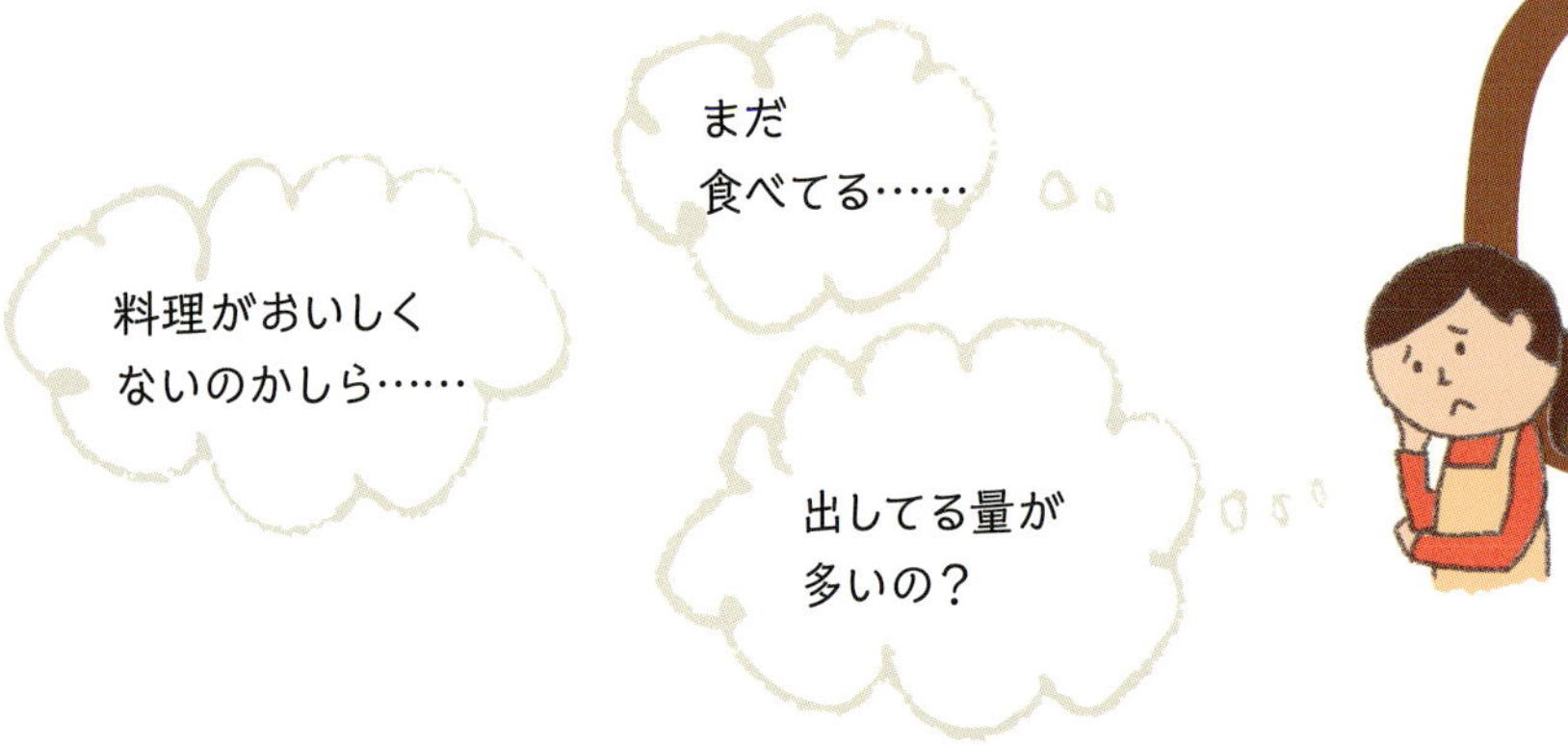
料理がおいしく
ないのかしら……
まだ
食べてる……
出してる量が
多いの？

食事に時間がかかって、いつまでたっても終わりません。

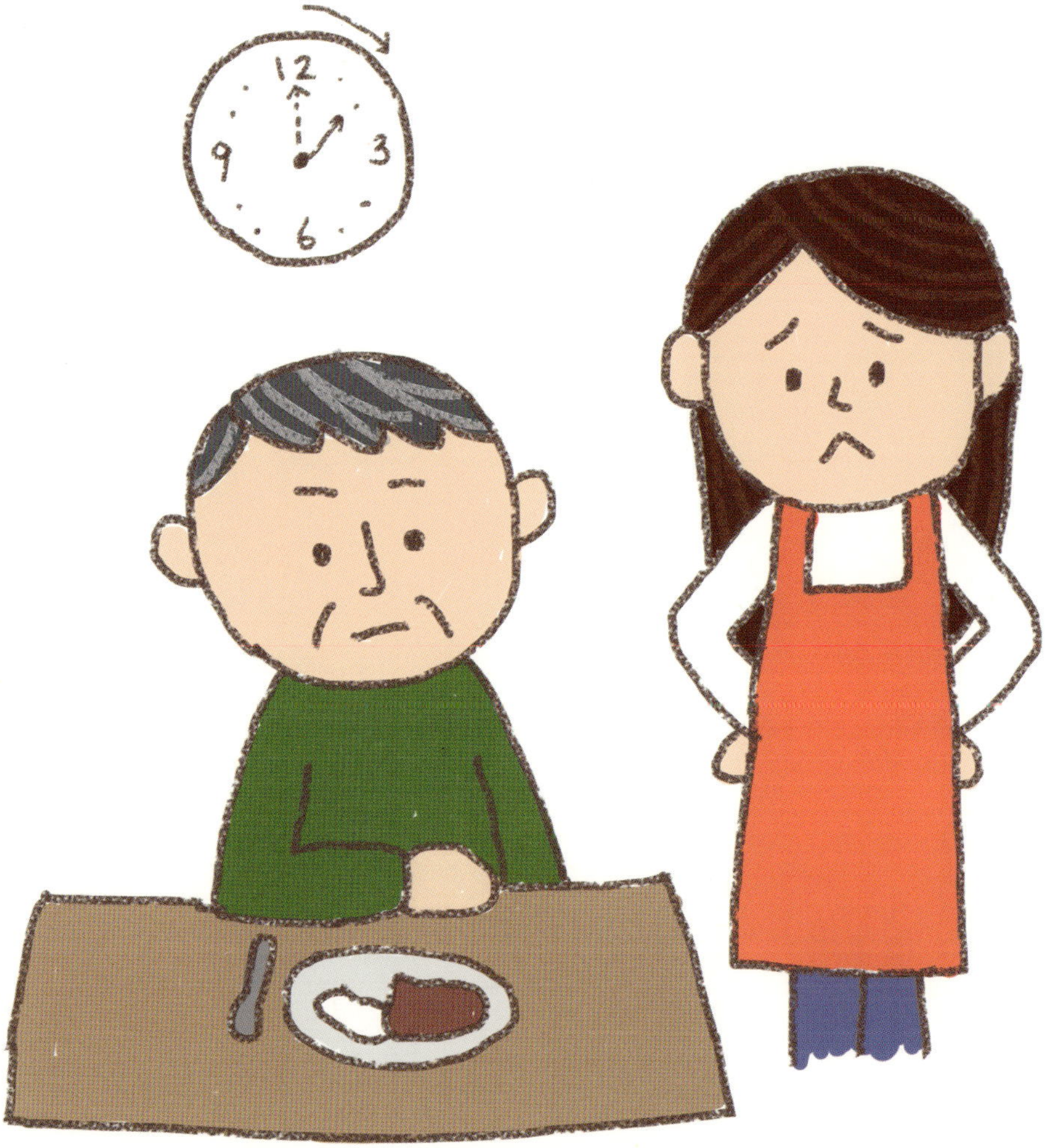

A1

噛んだり飲み込んだりする力に合っていない料理を出しているのかもしれません。

食べやすい料理にすることがたいせつです。

●認知機能が低下すると目的に合った運動ができなくなり、食べ物を口に入れても舌がうまく動かなかったり、食べ物をうまく飲み込めなくなったりします。また老化によっても噛んだり飲み込んだりする力が低下します。そういう場合は、運動機能など本人の力に合わない料理を食べると窒息や誤嚥の危険性があります。それぞれの噛んだり飲み込んだりする力に合った料理にしましょう。

●料理は、まとまりのある料理（とろみがけをする、ペースト状にするなど）や、ゼリーなどのような食べやすくて飲み込みやすいものにしましょう（94〜101ページ参照）。

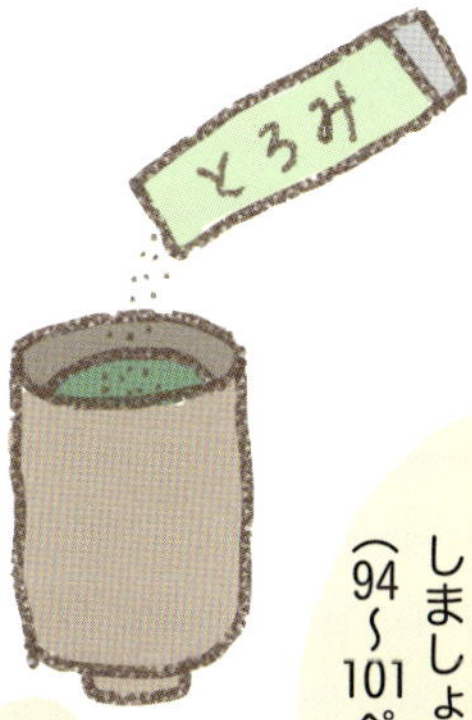

水分にとろみをつける

やわらかく煮る、とろみをつける、ペースト状にするなど食べる力に合った料理にしましょう。（94〜101ページ参照）

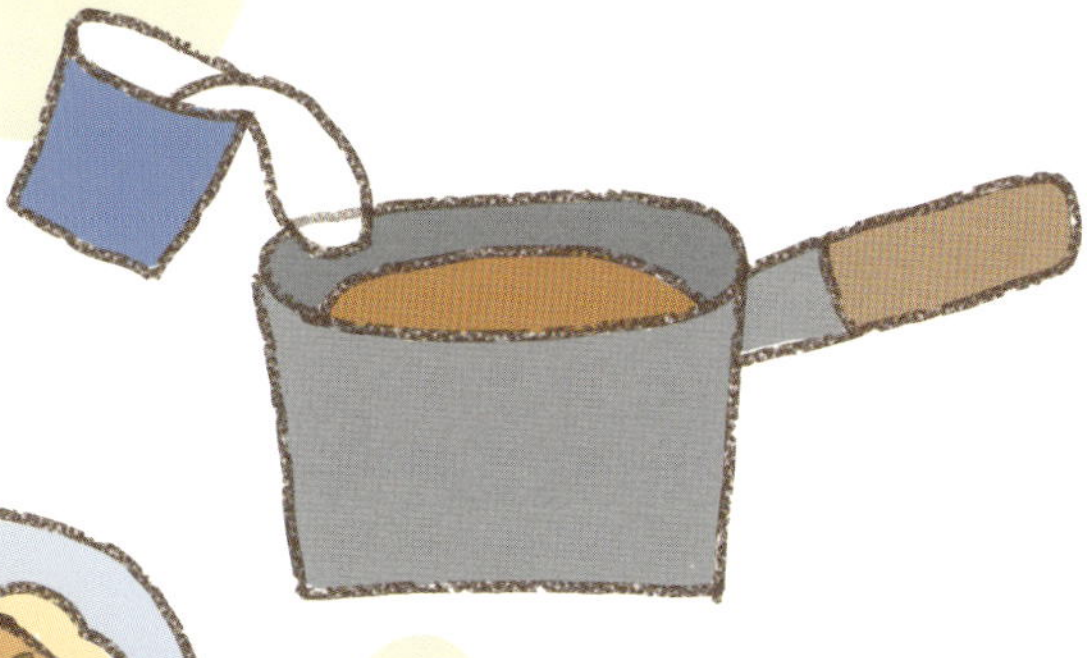

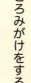

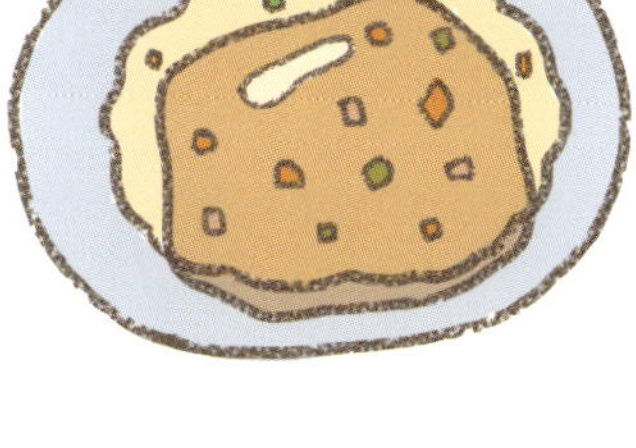

とろみがけをする

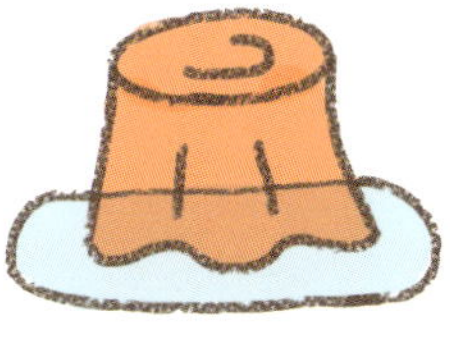

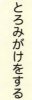

A2

食事の時間ということがわからなくなったり、集中力がなくなったりしたのかもしれません。

食事中でも、集中力が長時間続かないことがあります。

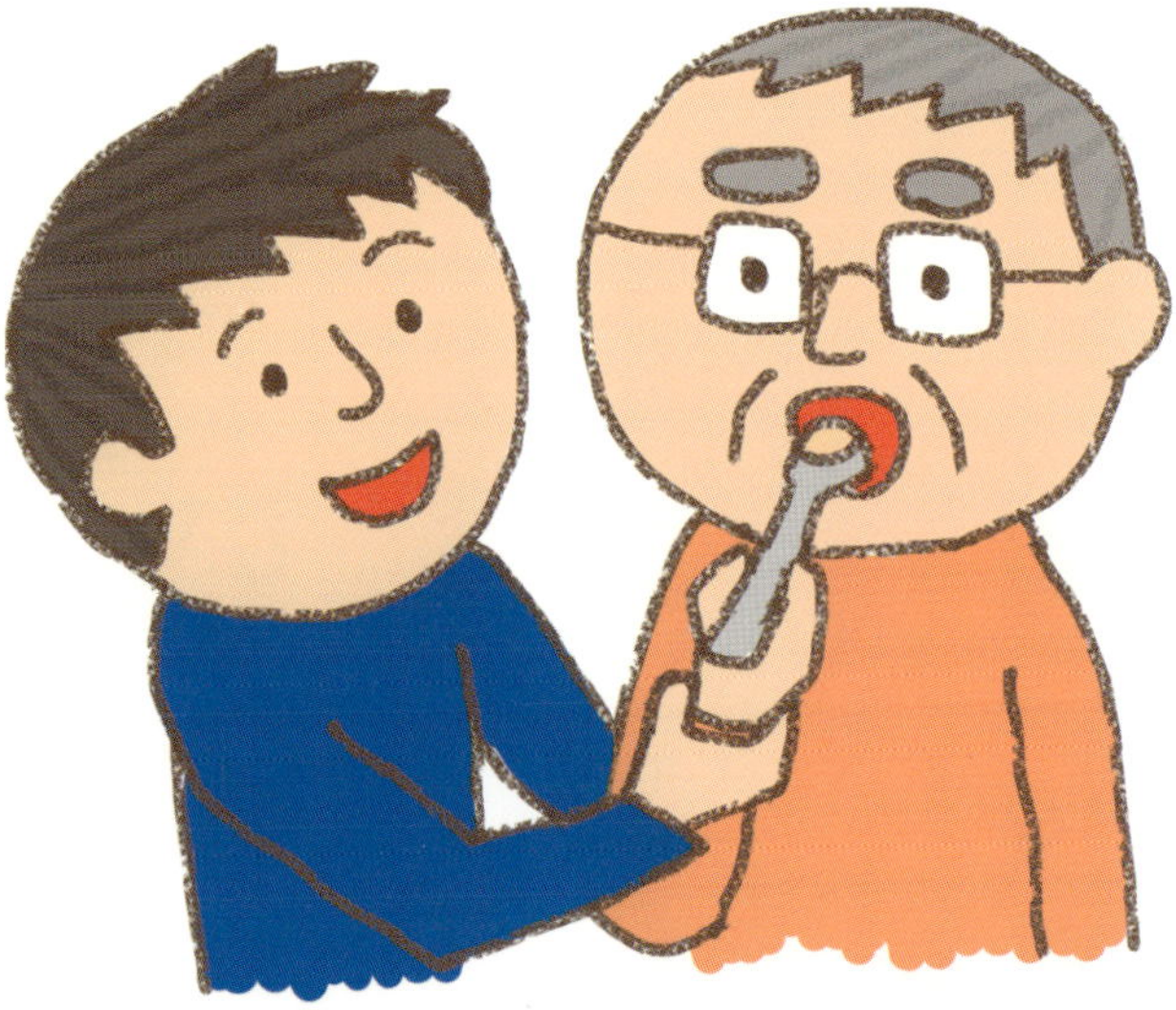

●食事時間であることを感じてもらうような雰囲気作りをすることがたいせつです。もし、寝室と食事をする場所が違うなら、食事を作るときから食卓に座ってもらい、料理ができる一連の行為を感じてもらうと、食事をすることを理解でき、きちんと食べたりします。

●また、介助する場合、目の前で料理をとりわけたり、ほぐしたりして食べ物であることを理解できることがあります。また、最初の一口を手を添えて口元に持っていくだけでも、次から一人で食べることができたりします。また、目の前で、一緒に食べると、食べることがわかり、食べ始めたりもします。

●食事時間は、集中力が続く30～40分程度にしましょう。食事に対する集中力がなくなったときは、いったん食事を中断し、しばらくしてから食事を出してみましょう。

A3

眠いのかもしれません。

眠いと食事時間ということがわからなかったり、食欲がなかったりします。

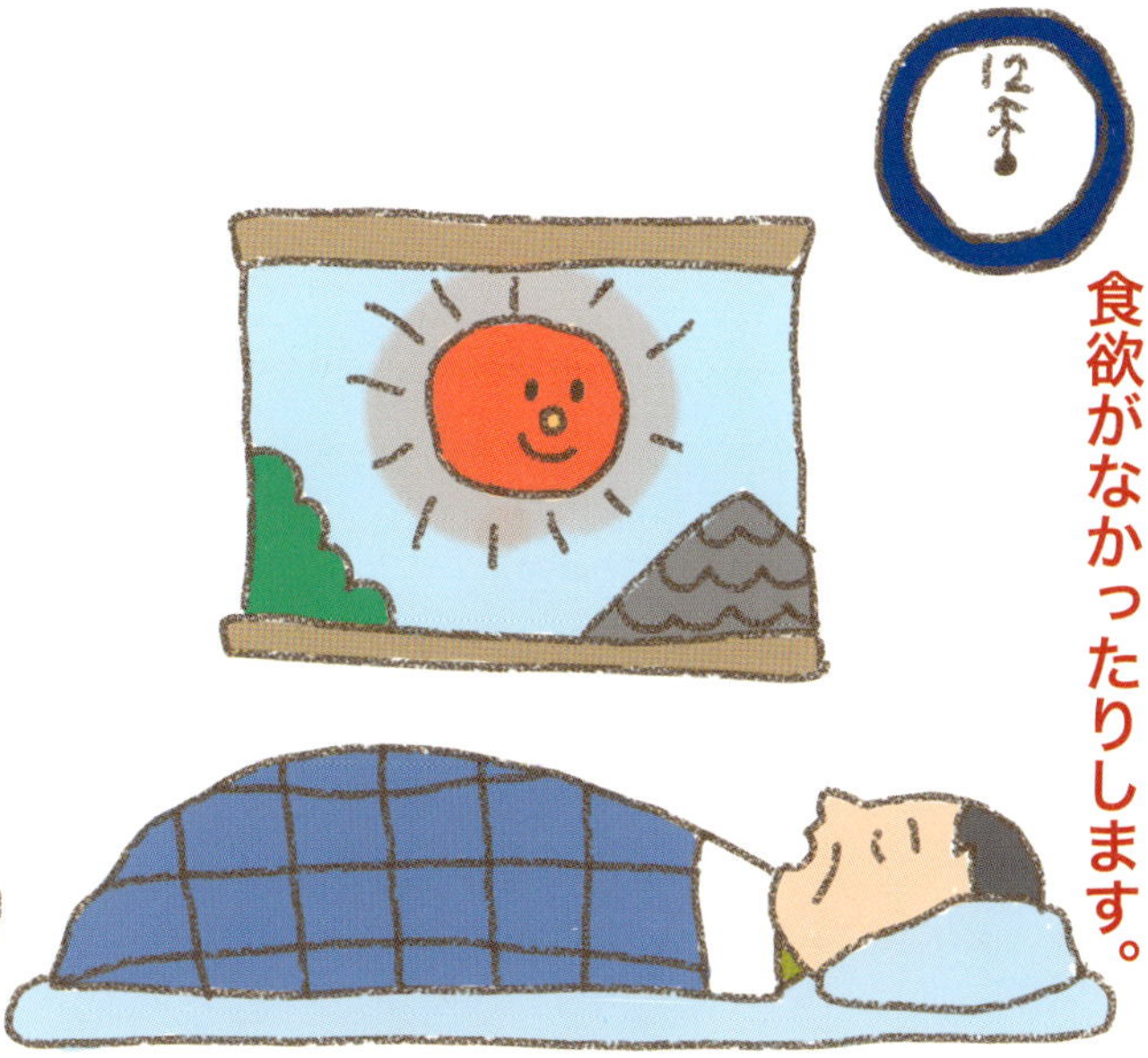

●認知症になると、昼間に寝て夜に起きたりと、生活のリズムが乱れたりします。そうなると、一般的な朝昼夕の食事時間に、きちんと目が覚めているとは限りません。食事時間だからと無理に起こして食べさせようとはせずに、本人がちゃんと起きている時間に食事をするようにしましょう。かならず決まった時間に一日3食を食べなくてもいいのです。介護する側にも時間と心の余裕を持てるといいですね。

一日3食、決まった時間に食べなくてもいいのです。眠いときは無理に起こして食べさせようとしないでくださいね。

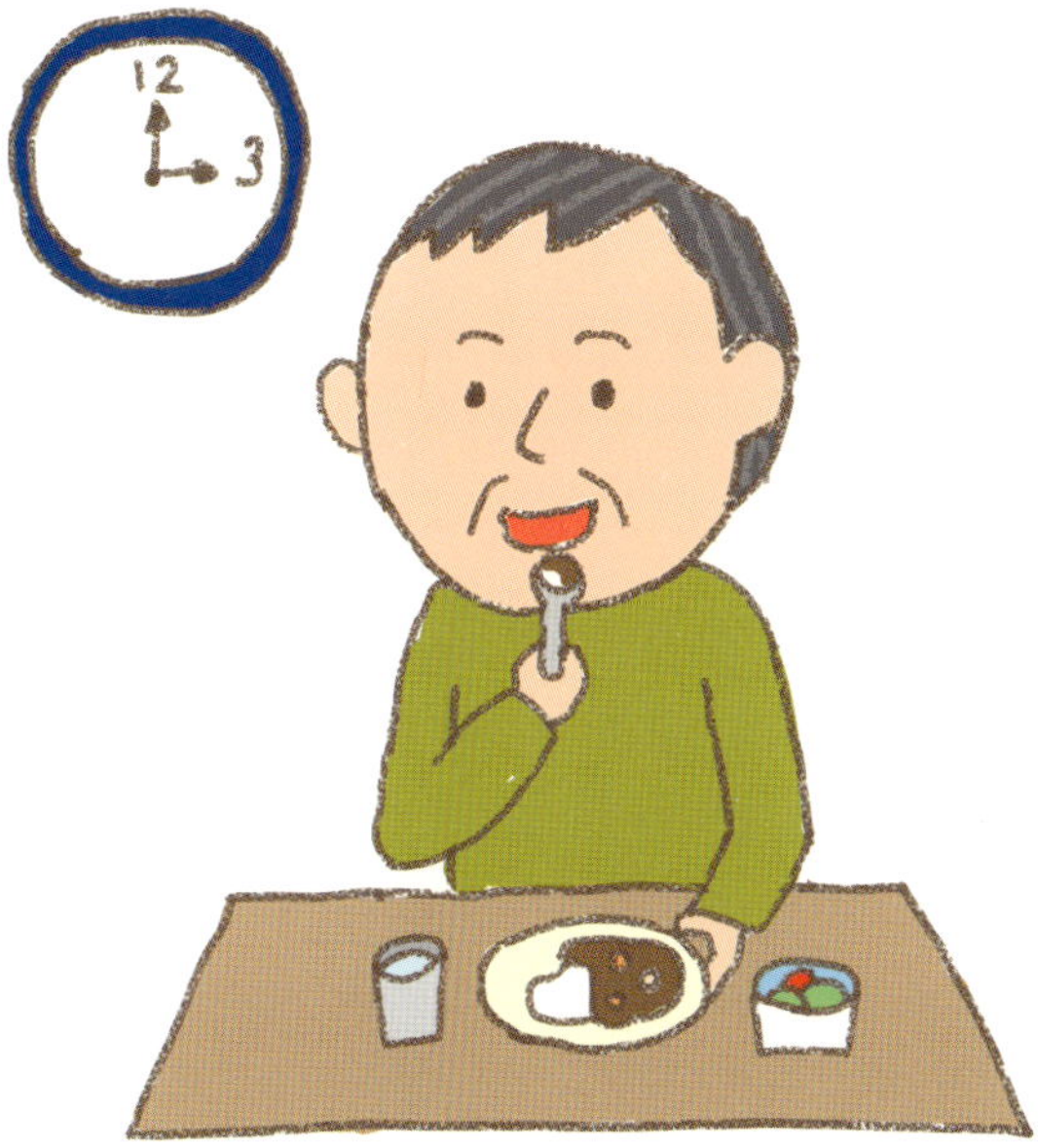

A4

食べ物と戦っていませんか？一日3食、決まった時間に決まった量の食事をとらなくてもよいのです。

食べないときは、無理に食べさせなくてもだいじょうぶです。

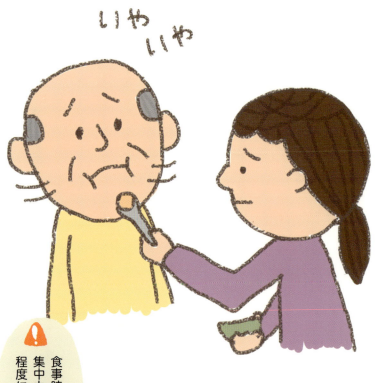

食事時間は集中力が続く30～40分程度にしましょう。

●食べてもらおうと、一生懸命になるのはわかりますが、長時間かかって食べさせるのは避けましょう。食事時間は、集中力が続く30～40分程度にしましょう。食事は、3日間でだいたい栄養バランスがとれれば、充分です。一日2食しかなべない日もあれば、一日何食も食べる日もあったり、ある日はごはんばかり食べたり、違う日はおかずしか食べなかったりと、さまざまです。3日間でトータルして、だいたい量や料理のバランスがとれていれば、それでよしとしましょう。一日3食、決まった時間にきちんと食べなくてもよいのです。食べ物と戦わないでよいの

Q8 食事に時間がかかって、いつまでたっても終わりません。

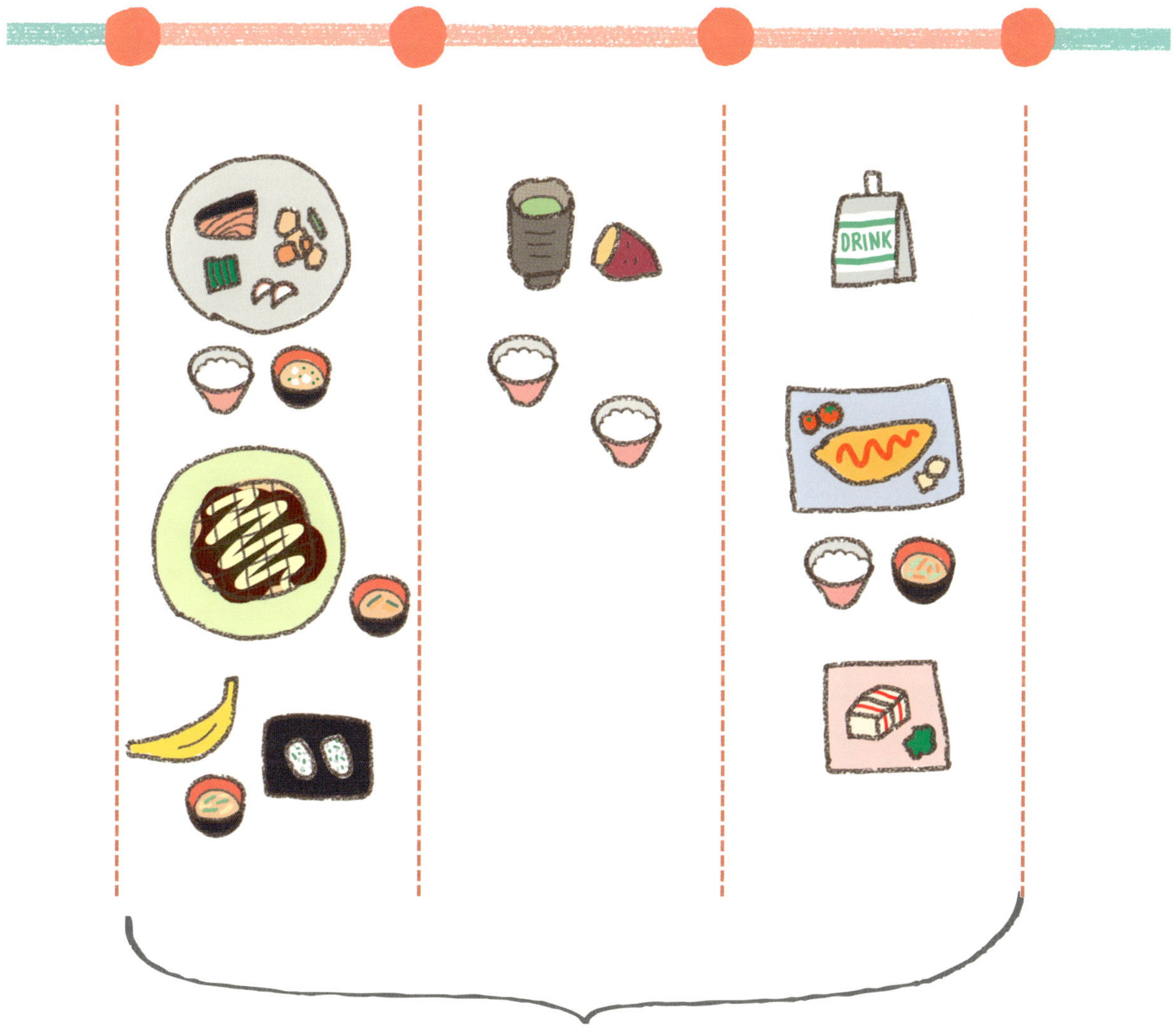

3日間でだいたい量や栄養バランスがとれていればよいでしょう

です。

●気をつけていただきたいのは、いくら食べないとか食べるのが遅いからといって、介助して突然に口に料理を入れるようなことは、避けましょう。なにをされているのか、わからず、料理を食べない場合があります。また、寝ていたのに起こして、すぐに食べさせたりするのも同様です。

●ただし、体重のチェックはかならず行なってください（79ページ参照）。

3日間でトータルして
だいたい量や
料理のバランスが
とれていれば
よしとしましょう。
決まった時間にきちんと
食べなくてもよいのです。

Q9

ちゃんと食べたのに、食べていないというのですが……。

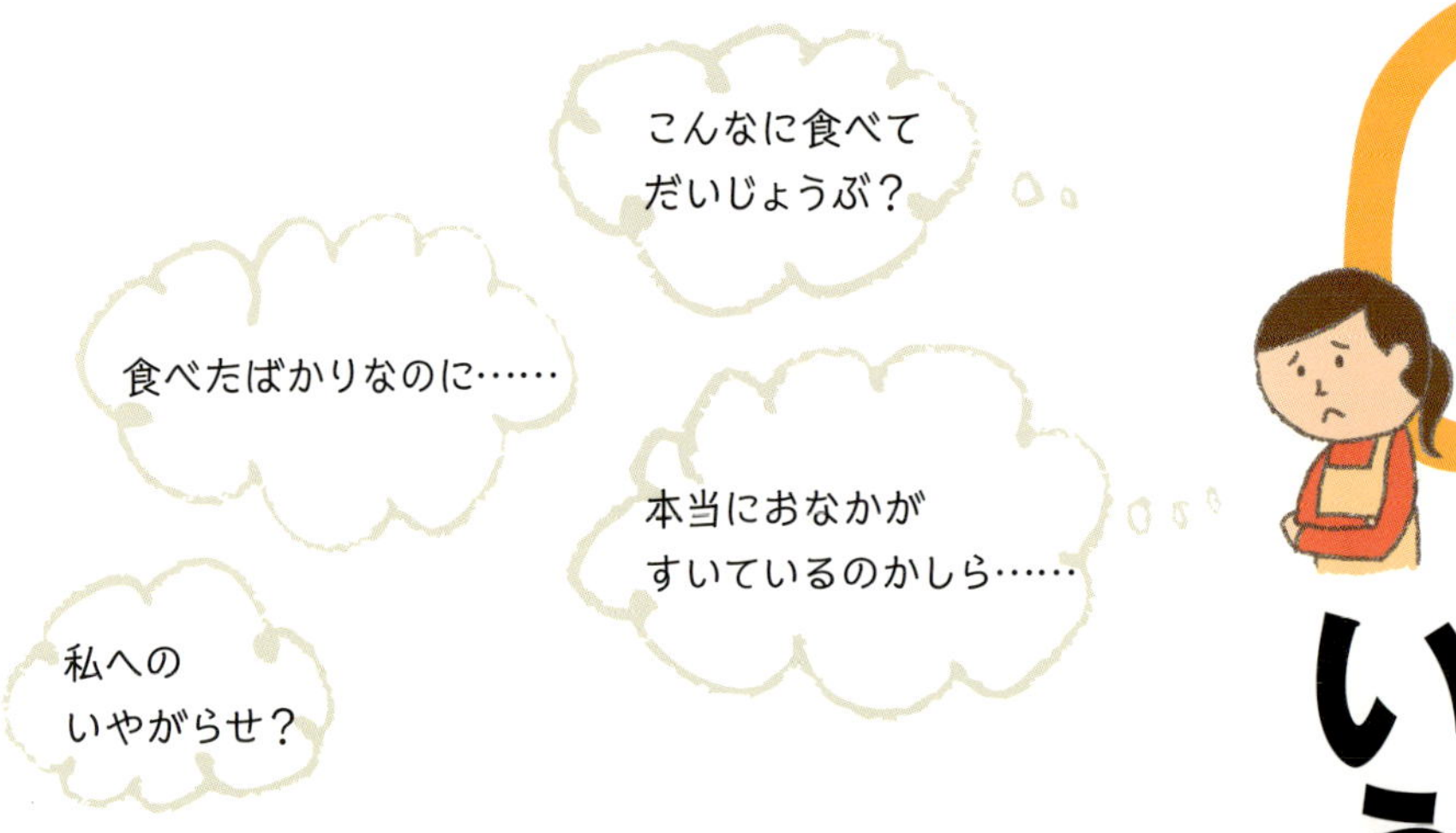

こんなに食べて
だいじょうぶ？
食べたばかりなのに……
本当におなかが
すいているのかしら……
私への
いやがらせ？

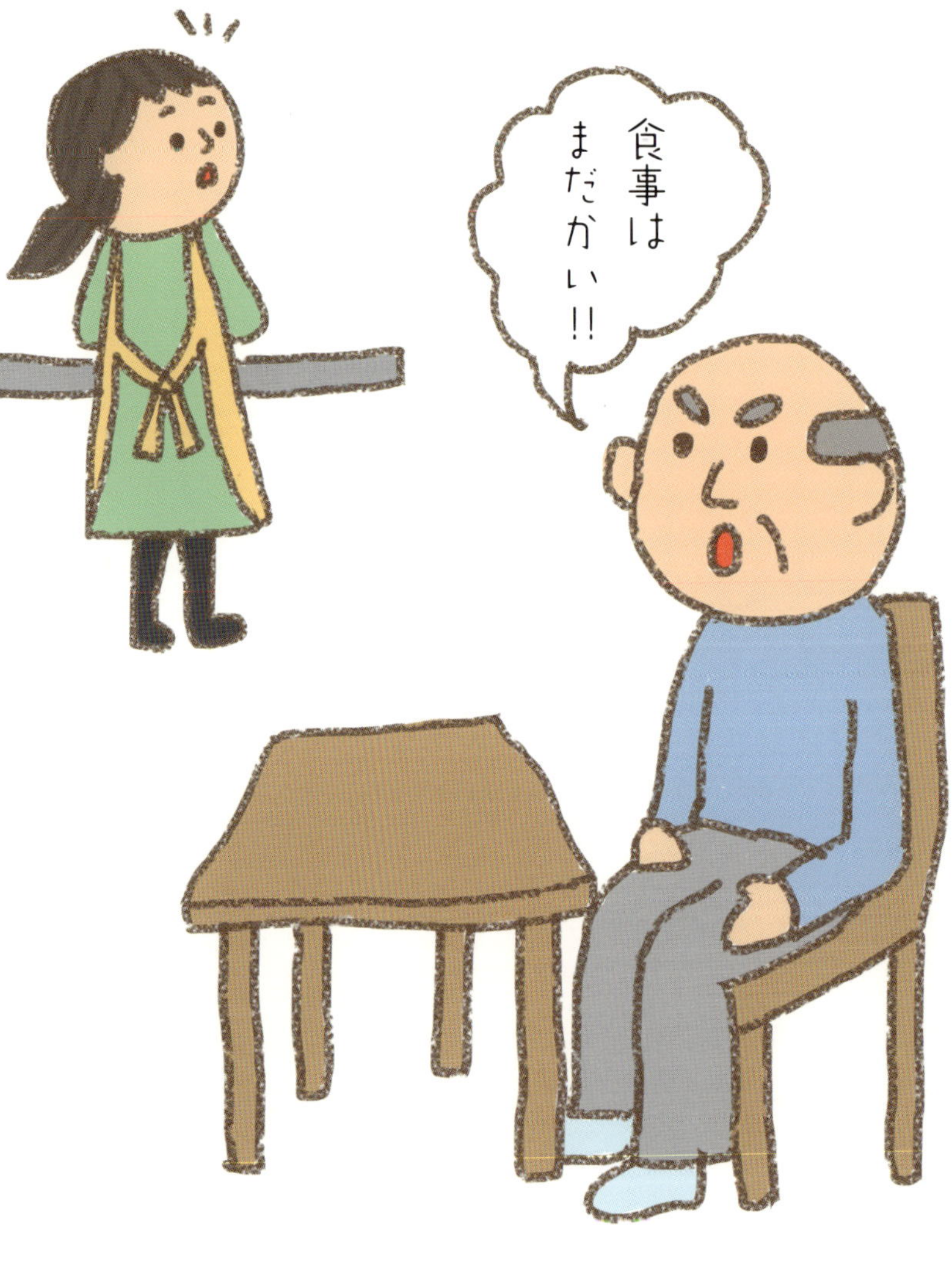

食事は
まだかい!!

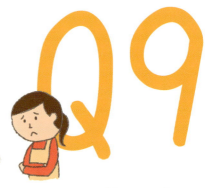

A

食べたことを忘れてしまっているのです。

肥満にならないように気をつけながら、少量の料理やおやつを出してみましょう。

●記憶障害によって、食べたこと自体を忘れてしまっているのです。そういうときは、「さっき食べたでしょ」などと否定せずに、「今、作っているから、少し待ってね」などと答えて食卓のいすに座ってもらったり、少量の料理やおやつを出して落ち着かせたりしている間に、そのこと自体を忘れてしまったりします。

●また、認知症の人のおかしな発言は、すべてのことにかならずなにか理由があります。ですが、本人はなにかを伝えたくても上手に表現できません。食べていないというのも、本当はちょっとおなかがすいていたりするのかもしれません。毎回毎回いわれると、腹立たしくなったり、怒ったりしたくなるかもしれませんが、認知症が進んでくると、食べる機能そのものが低下します。こういう状態は、長くは続きませんので、本人の気をそらしながら対応していけるといいですね。

●ただし、料理を出したら出しただけ食べるので、量のコントロールは必要です。肥満になると、筋力が低下して介護が必要になったときに、たいへんになります。

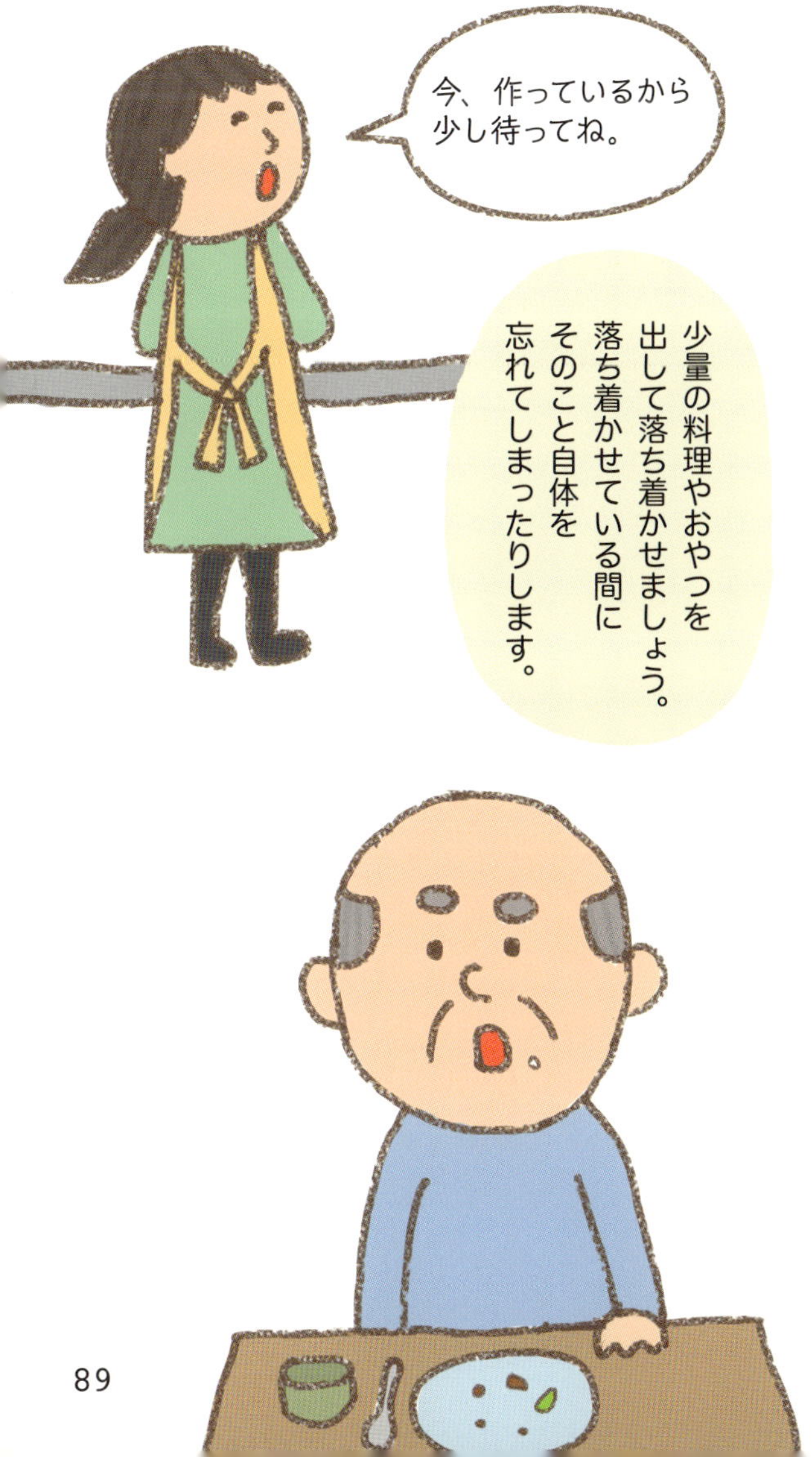
今、作っているから少し待ってね。
少量の料理やおやつを出して落ち着かせましょう。そのこと自体を忘れてしまったりします。

Q10

食べ物以外のものを食べてしまいます。

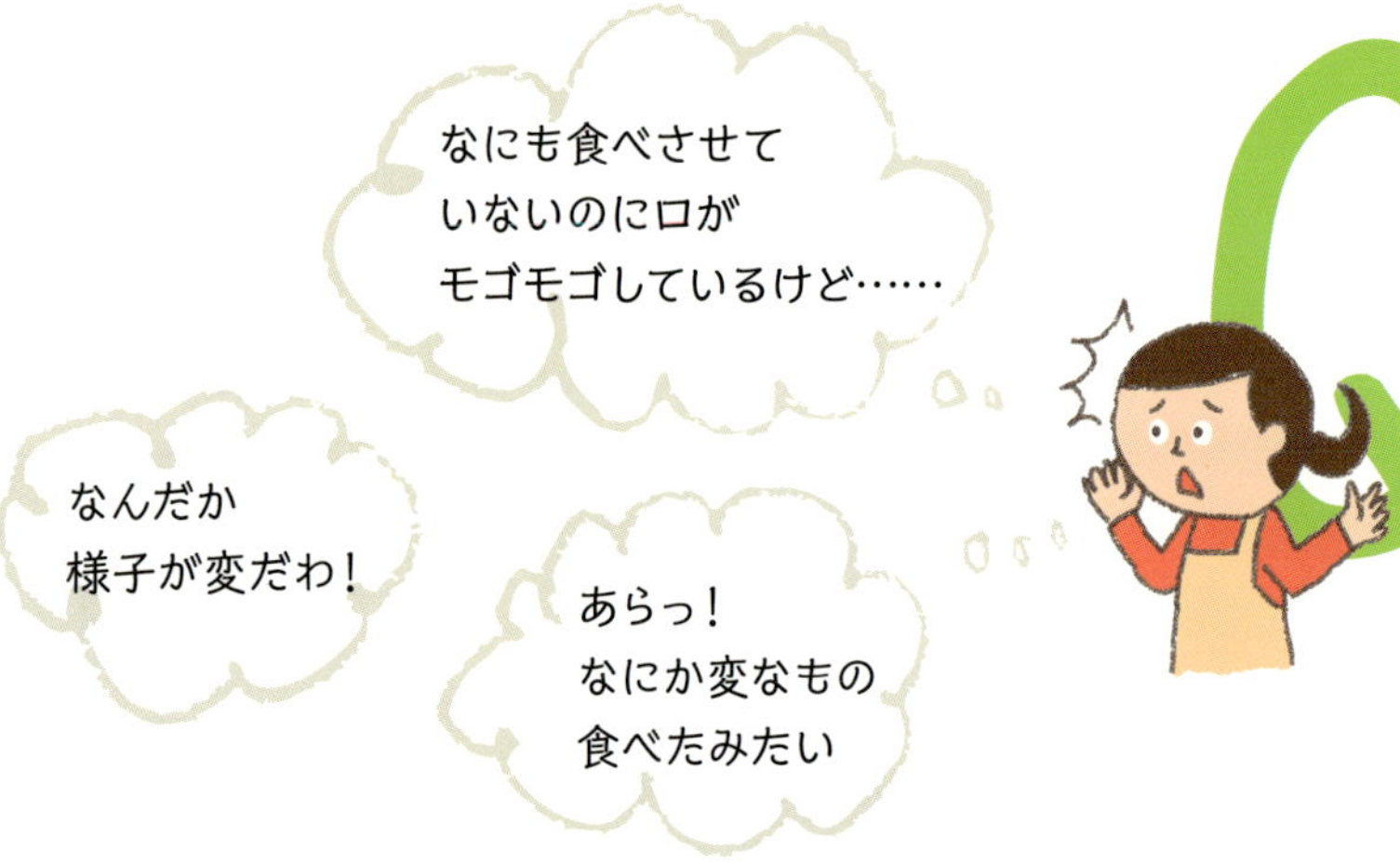
なにも食べさせて
いないのに口が
モゴモゴしているけど……
なんだか
様子が変だわ！
あらっ！
なにか変なもの
食べたみたい

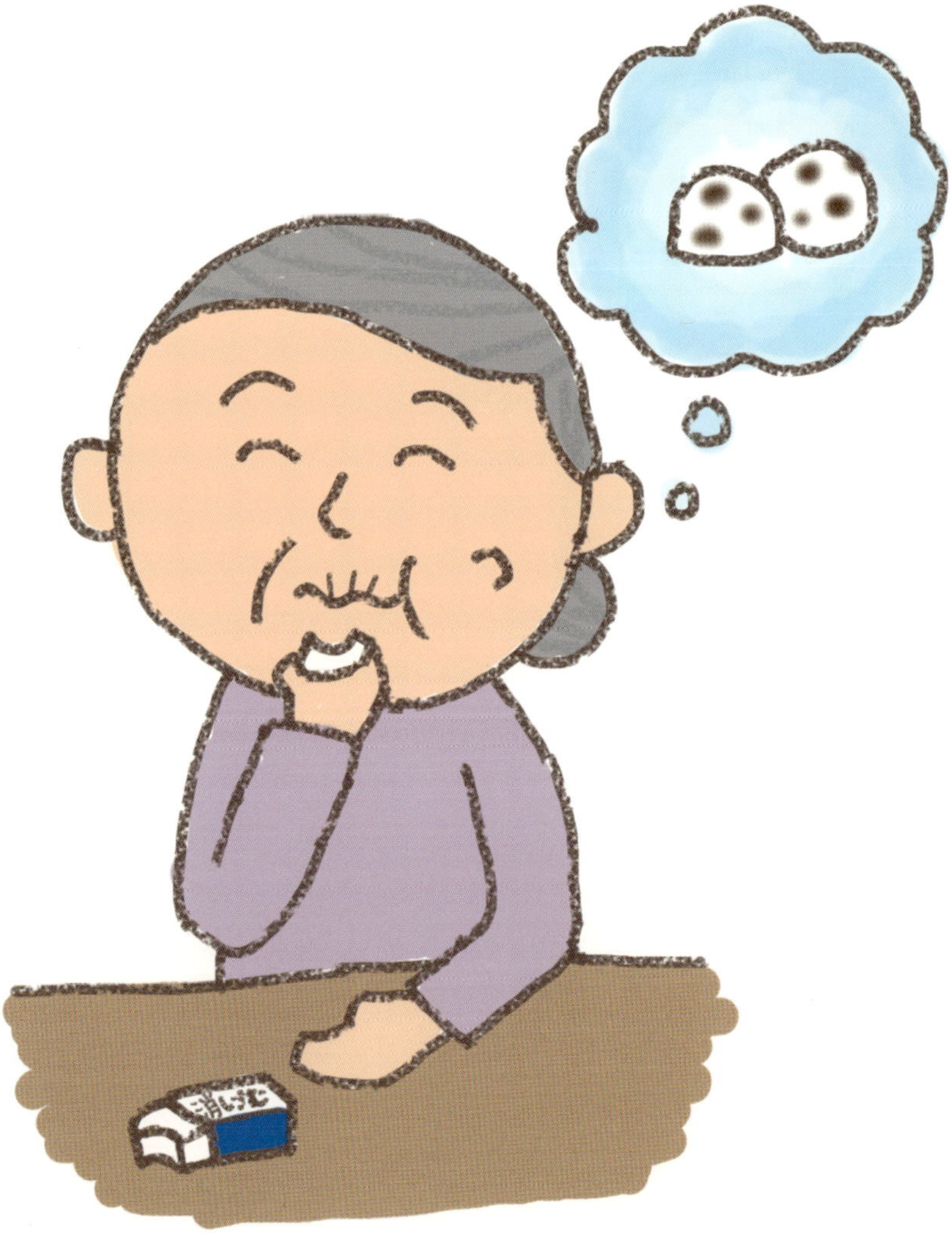

A

食べ物と食べ物ではないものとの区別ができないのです。

思いがけないものまで食べてしまうので、気をつけましょう。

●物を認識する能力が低下していますので、およそ食べ物には見えないものでさえも、口に入るものならなんでも食べてしまいます（異食）。たとえば、ぬいぐるみの毛を抜いて食べたり、入れ歯を飲み込んだり、洗剤や消毒液を飲んだりと、普通の常識では考えられないものを口にします。

●食べたものによっては、中毒症状や腸閉塞を起こしたりするので危険です。できるだけ、周りにものを置かないようにしたり、危険なものを手にとらないような手だてを講じたりしてください。

●もし、異食をしてしまったら、食べたものの残りや容器を持って病院に行きましょう。治療の状況判断がしやすくなるからです。なにをどれだけ食べたのか、どんな材質でどんな形のものを飲み込んだのかで、胃洗浄が必要か、レントゲンに写るか、腸閉塞などを起こしやすいか、などが判断しやすくなるからです。

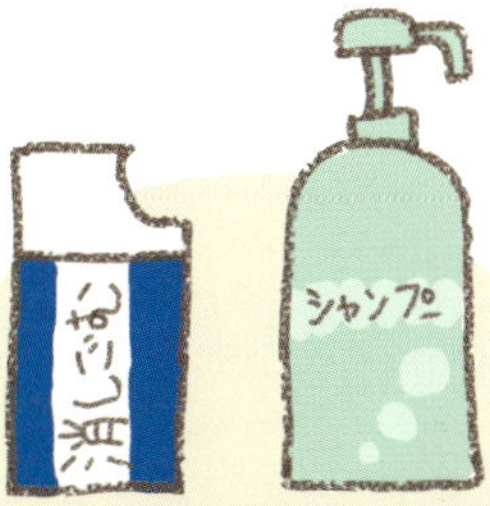

どれだけ食べたのか、どんなものを飲み込んだのか、それがわかれば治療の判断がしやすくなるので食べたものの容器や残りを持って病院へ行きましょう。

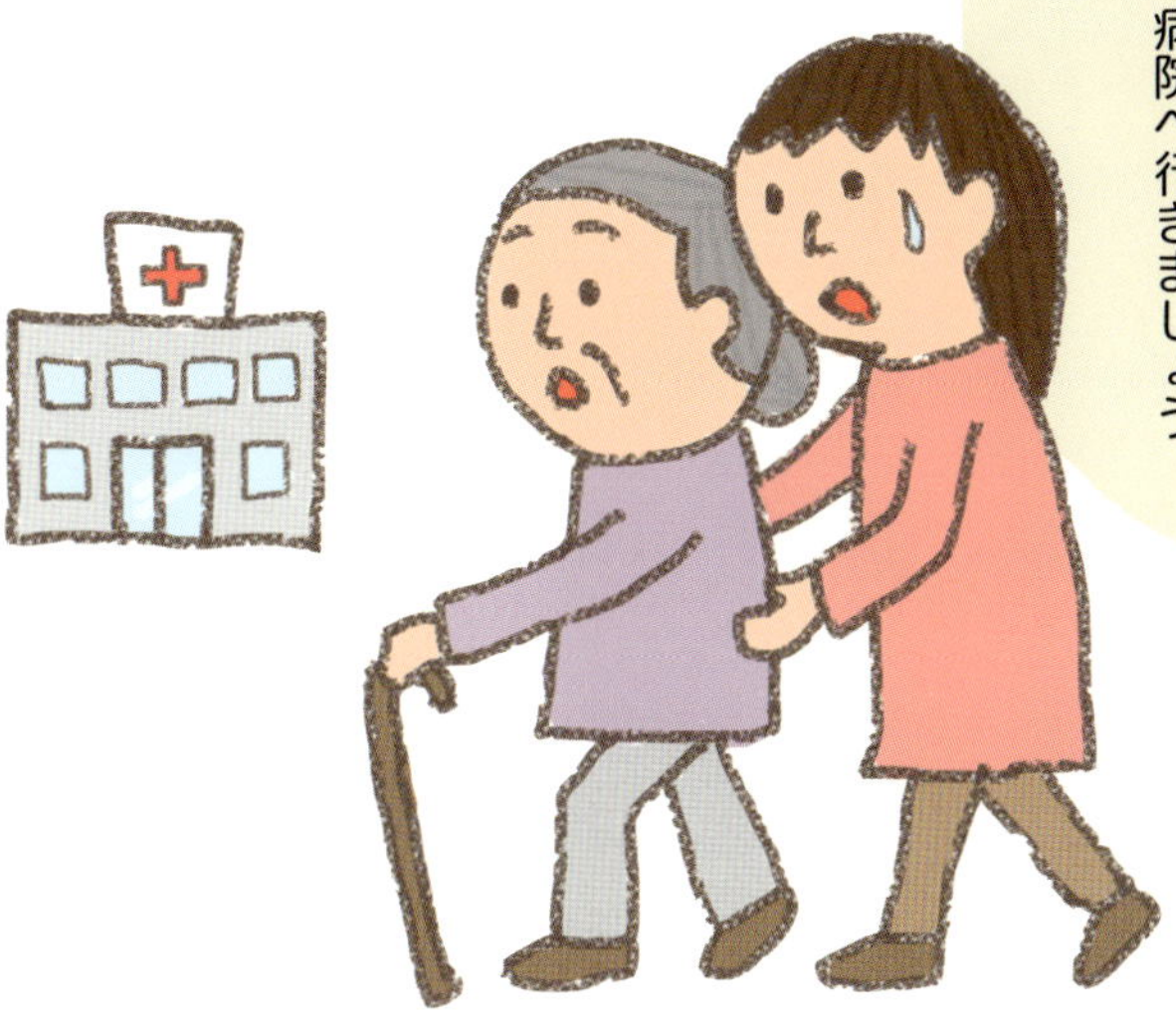

Q11

幻覚を見てしまい、食べてくれません。

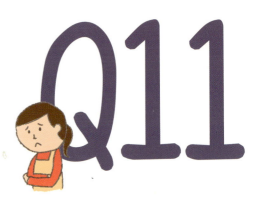

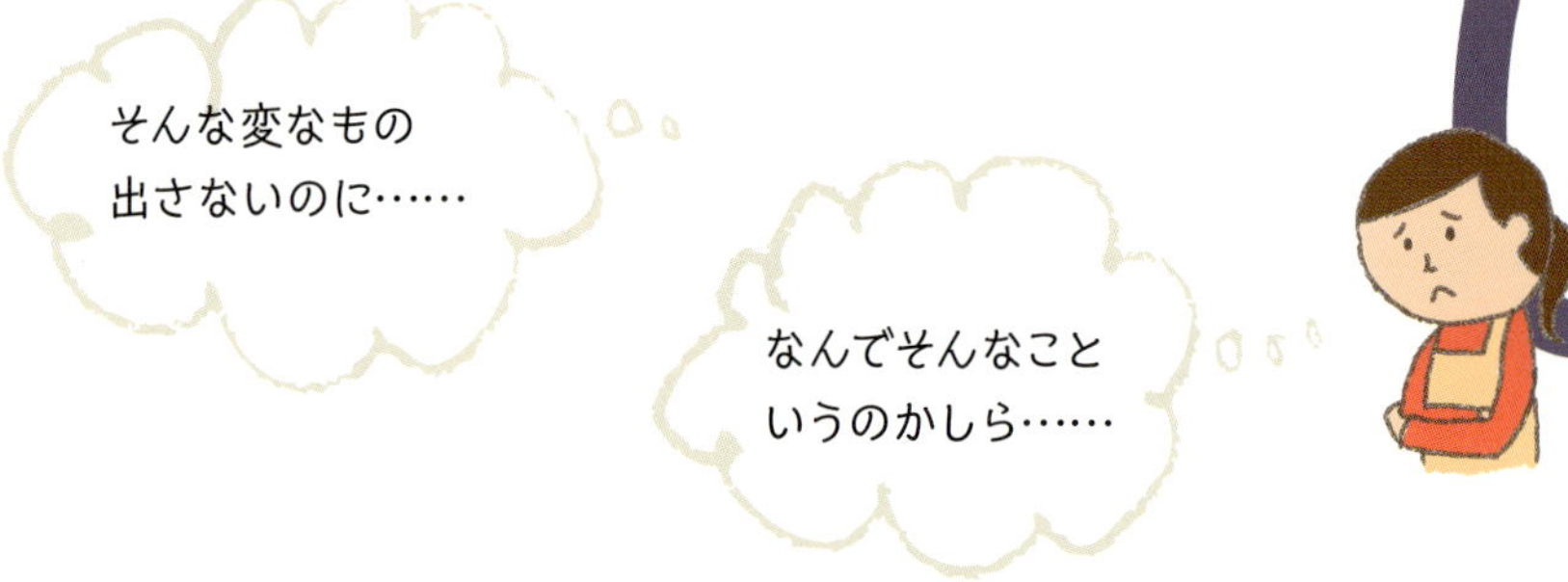
そんな変なもの
出さないのに……
なんでそんなこと
いうのかしら……

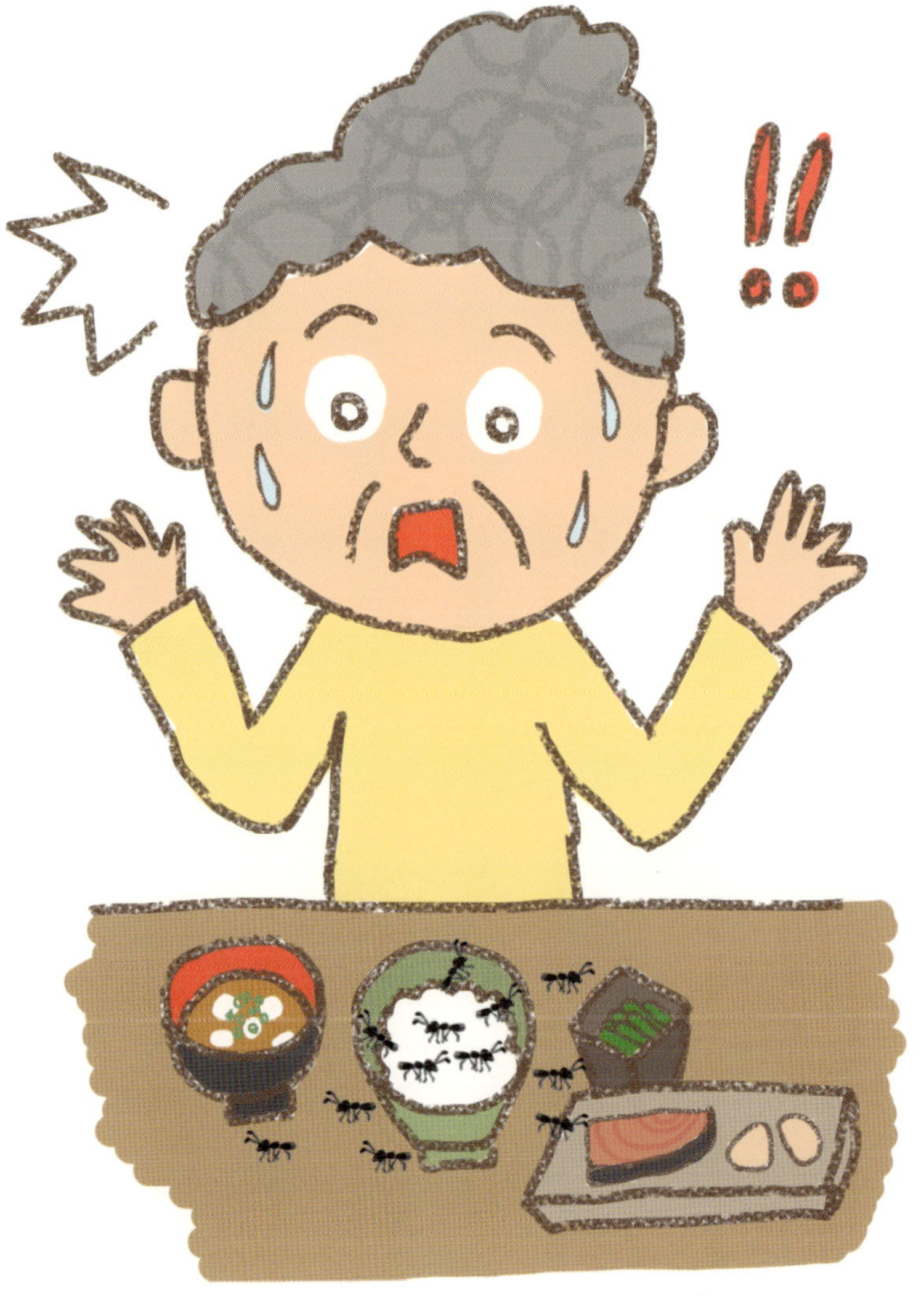

A

出された料理が違うものに見える「幻覚」を見る人もいるのです。

認知症状のひとつであることを理解してあげましょう。

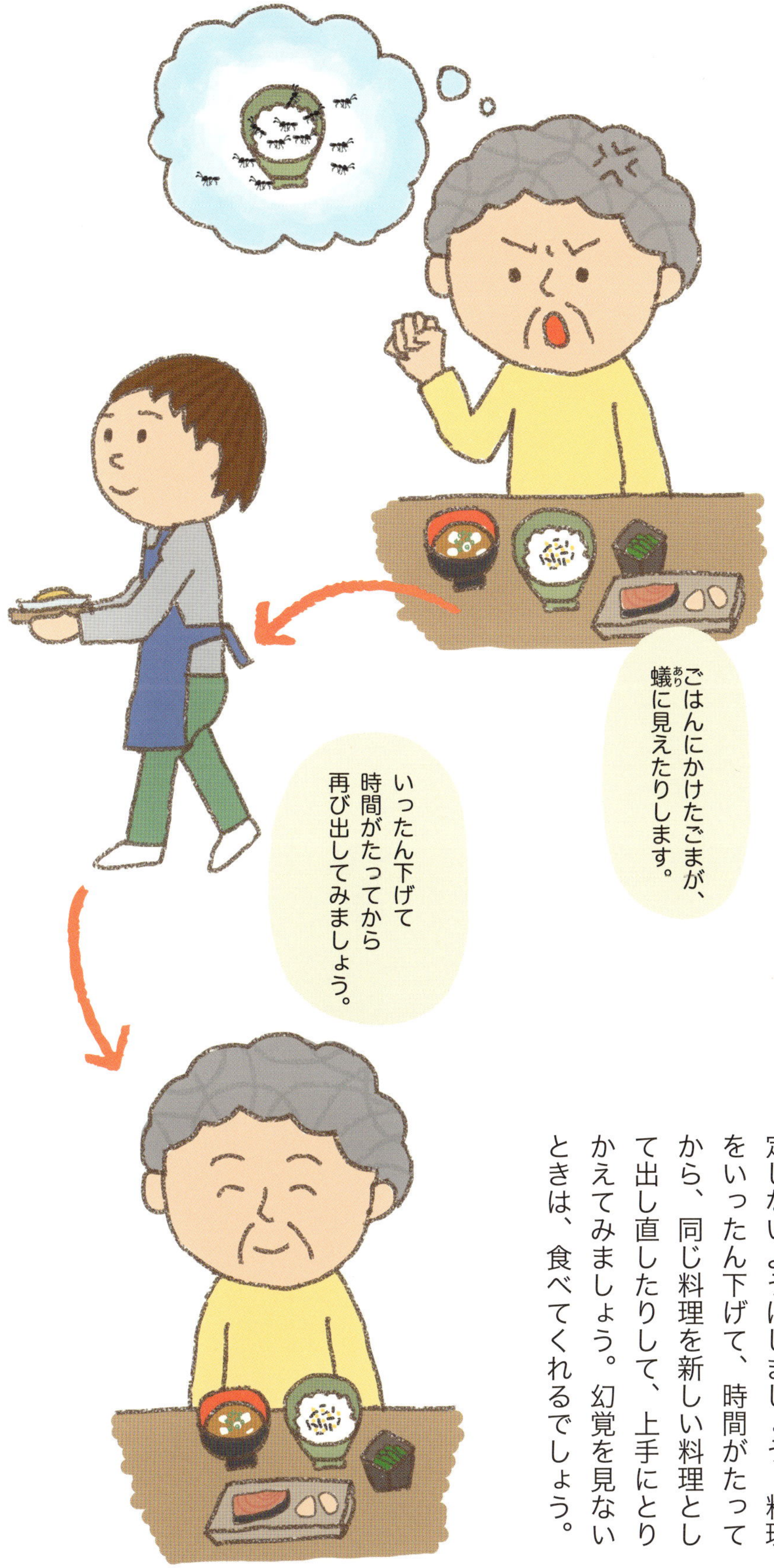
ごはんにかけたごまが、蟻《あり》に見えたりします。
いったん下げて時間がたってから再び出してみましょう。

●幻覚を見る人に対しては、全否定しないようにしましょう。料理をいったん下げて、時間がたってから、同じ料理を新しい料理として出し直したりして、上手にとりかえてみましょう。幻覚を見ないときは、食べてくれるでしょう。

料理のくふう

認知症や老化が進むにつれて、噛んだり飲み込んだりする力(パワー)が低下してきます。そのパワーに合わせて適切な料理を提供することがたいせつになります。

料理が食べやすくなり、そのことによって栄養状態が改善したり、窒息事故や誤嚥を防ぐことにもなったりもします。

食材の選び方や下ごしらえなどで、食べやすくなったりしますので、そのポイントを紹介します。

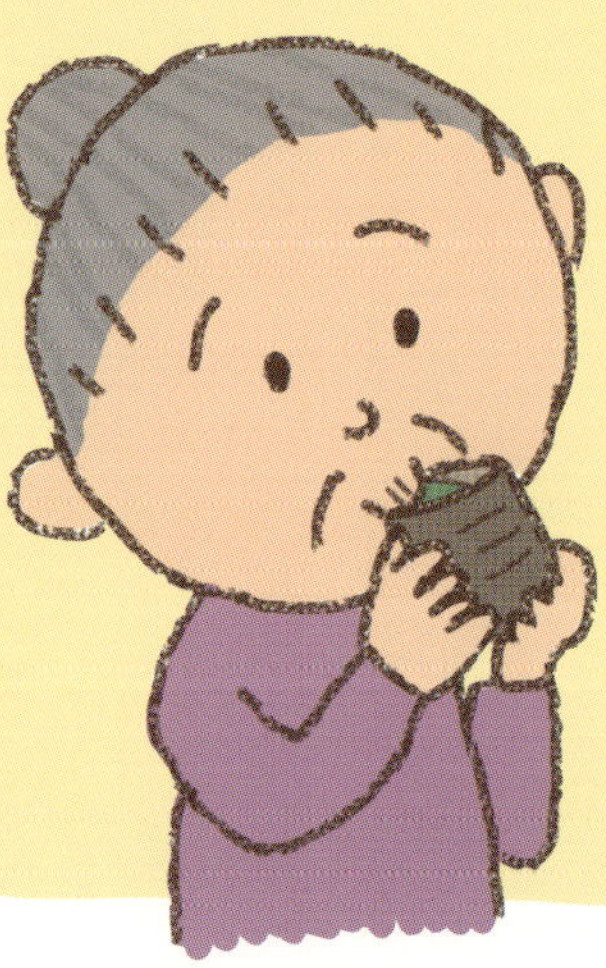

食べやすくする切り方

噛みやすく飲み込みやすい大きさの基本

◆奥歯の上にのる5～8㎜角、あるいは5～8㎜厚さが基本。

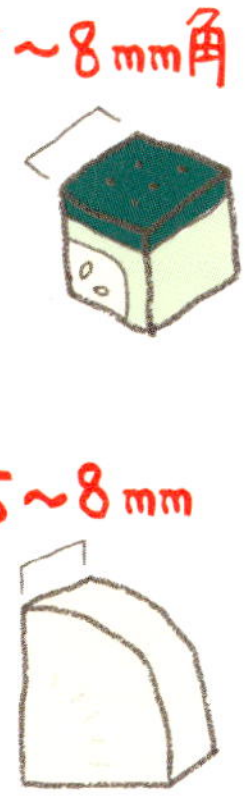
5～8㎜角
5～8㎜

めん類

◆3～5㎝長さに切る。

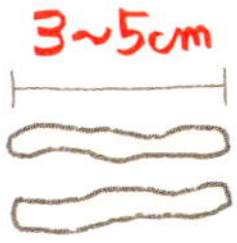
3～5㎝

肉

◆肉は調理をする前に筋を切ったり除いたりする。筋は脂身と赤身の間にある。

鶏ささ身肉は、真ん中の白いものが筋。

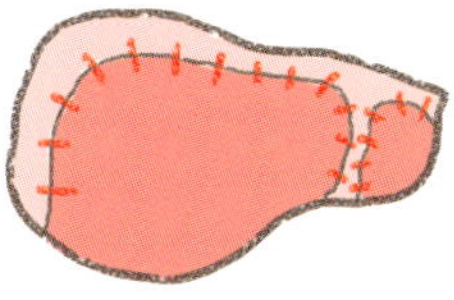

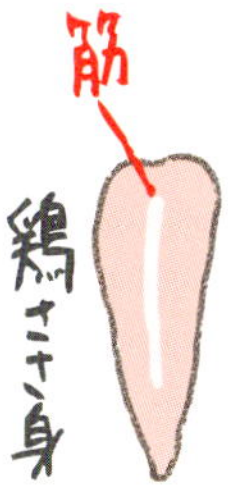
筋
鶏ささ身

野菜など

◆野菜などは繊維を断ち切るように切る。

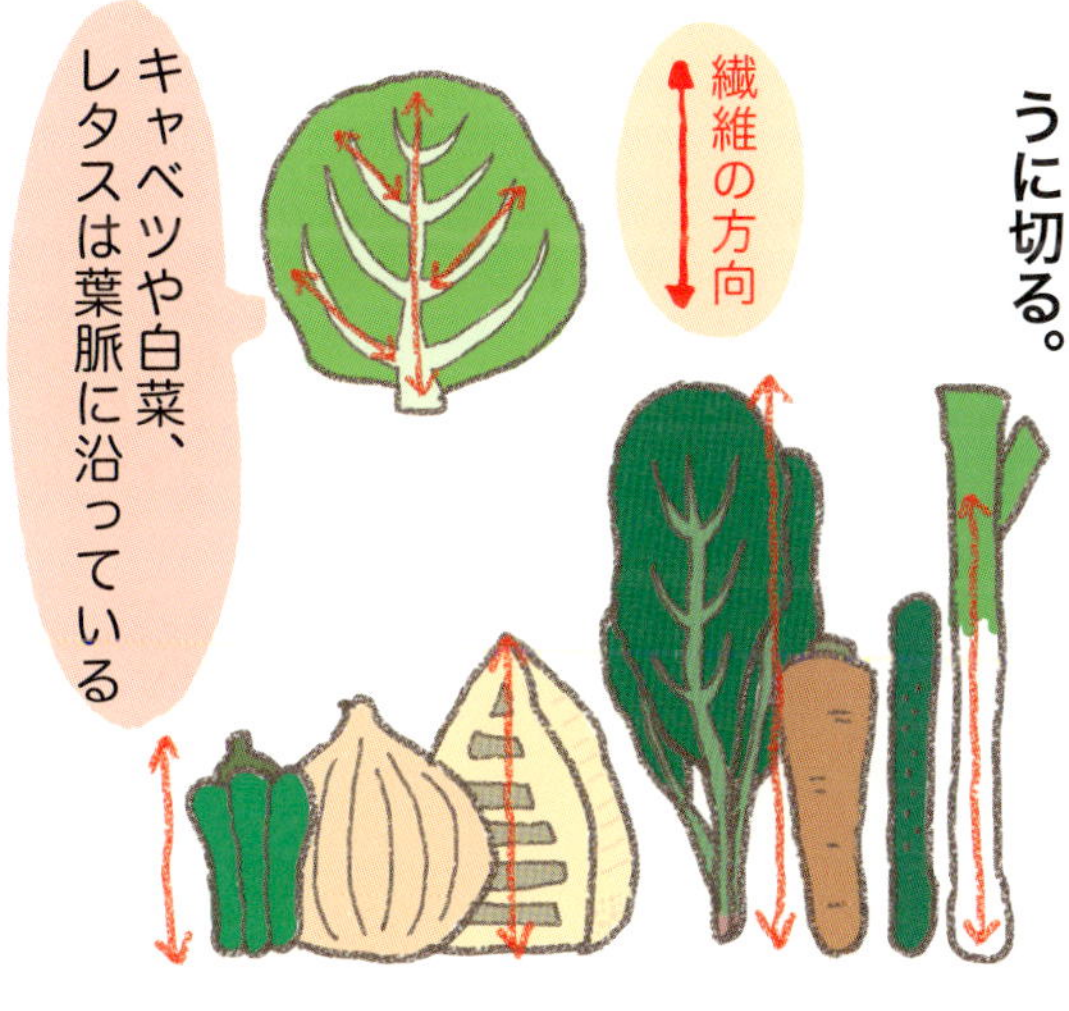
繊維の方向
キャベツや白菜、レタスは葉脈に沿っている

◆噛み切りにくい部分（皮など）をとり除く。

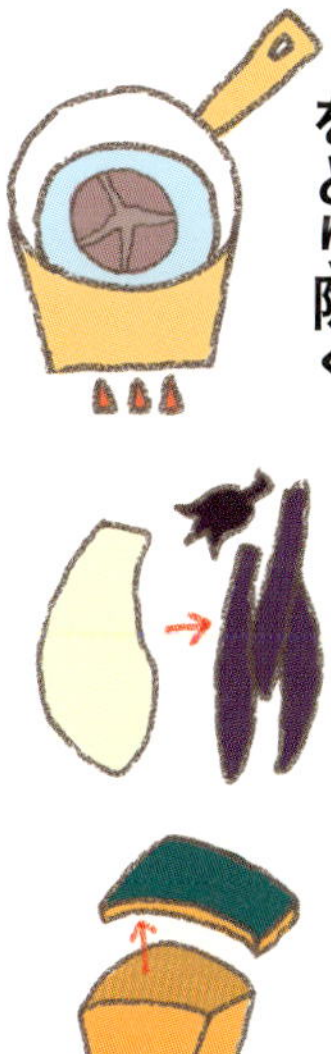

◆噛みだすきっかけのためや、噛みやすくするために切り目を入れる。

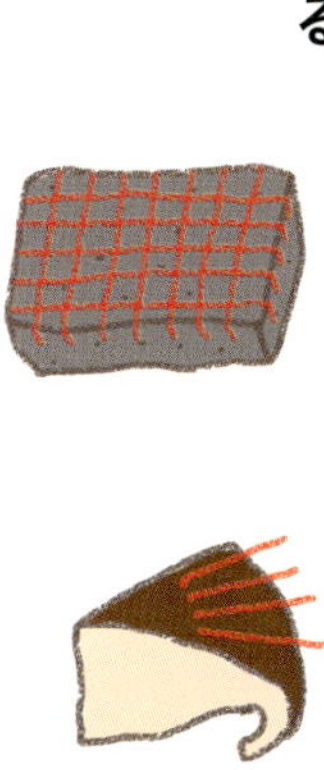

◆薄っぺらい葉物は端から巻いて厚みを持たせる。

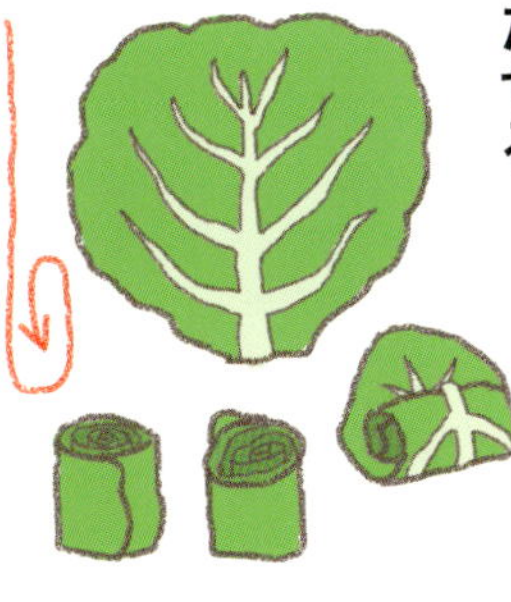

きのこ

◆軸が食べにくいきのこは、笠《かさ》の部分のみにする。それでも食べにくいきのこは、切れ目を入れるかみじん切りにする。

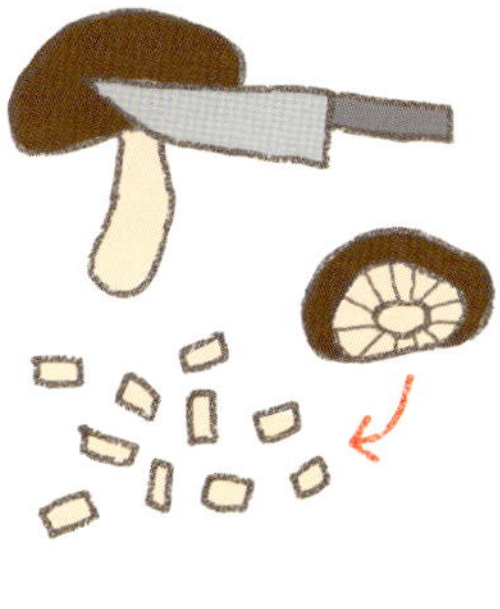

噛みやすくするくふう

やわらかくなるまで加熱する

肉、野菜、芋、ごはん、めんなどは、上あごと舌で押しつぶせるくらいやわらかくなるまで加熱するとよいでしょう。

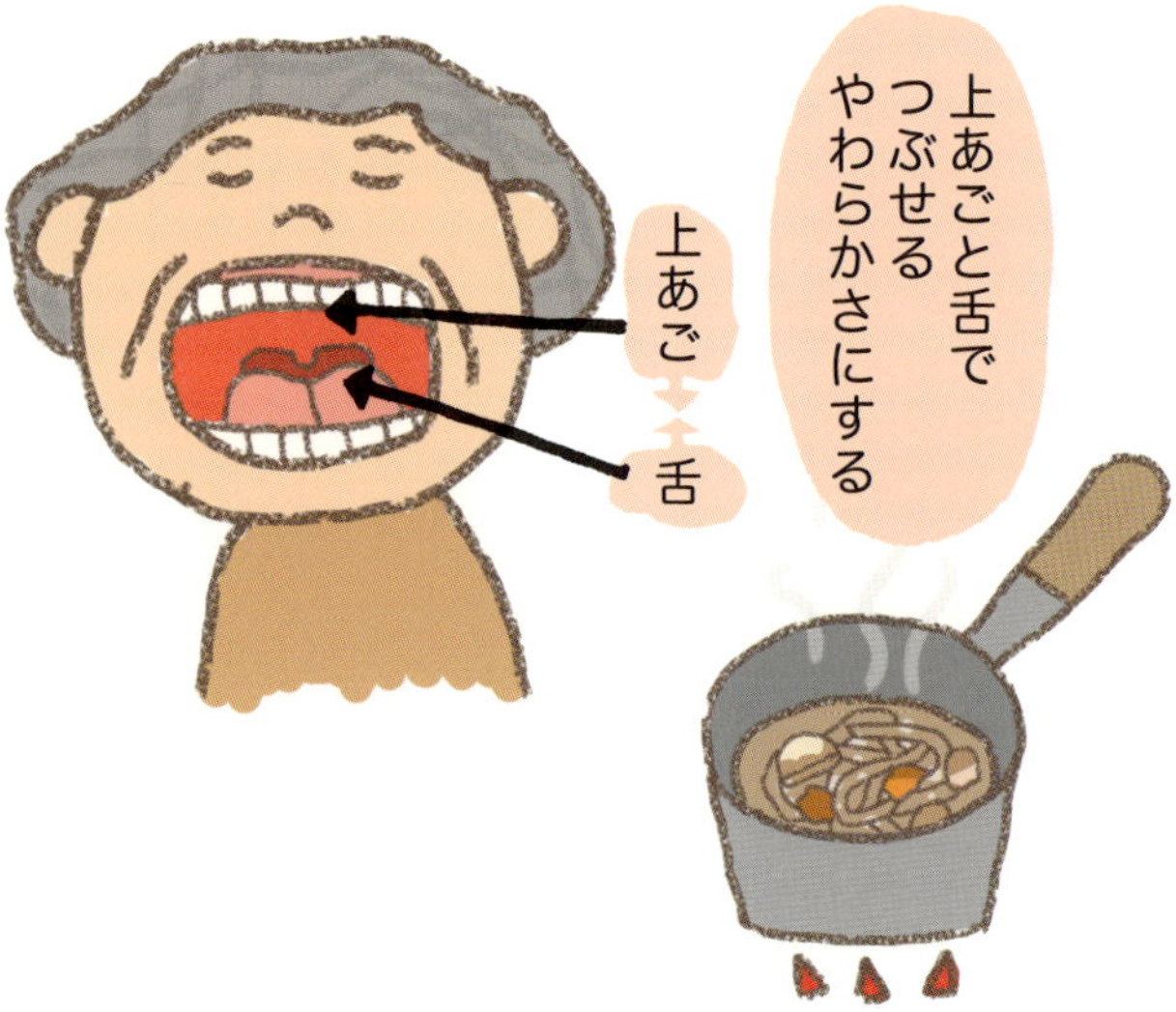
上あごと舌でつぶせるやわらかさにする
上あご
舌

やわらかい食材を選ぶ

肉は適度に脂身のある部位を選びましょう。加熱してもかたくなりにくく、噛み切りやすいのです。

魚は加熱しても身のしまらない種類——タラ、アナゴ、ウナギ、カレイ、イワシ、ニジマスなどを選びましょう。

きのこ類で比較的食べやすいのは、まいたけ、マッシュルーム、しめじ類（食べにくい場合は笠《かさ》の部分のみ）です。松たけやしいたけ、エリンギなどが食べにくいときは、みじん切りにするとよいでしょう。

海藻類は、ひじきは長ひじきより芽ひじきが食べやすいでしょう。しかし、長ひじきも刻むと食べやすくなります。わかめは充分に水でもどしてやわらかくすれば食べやすくなります。

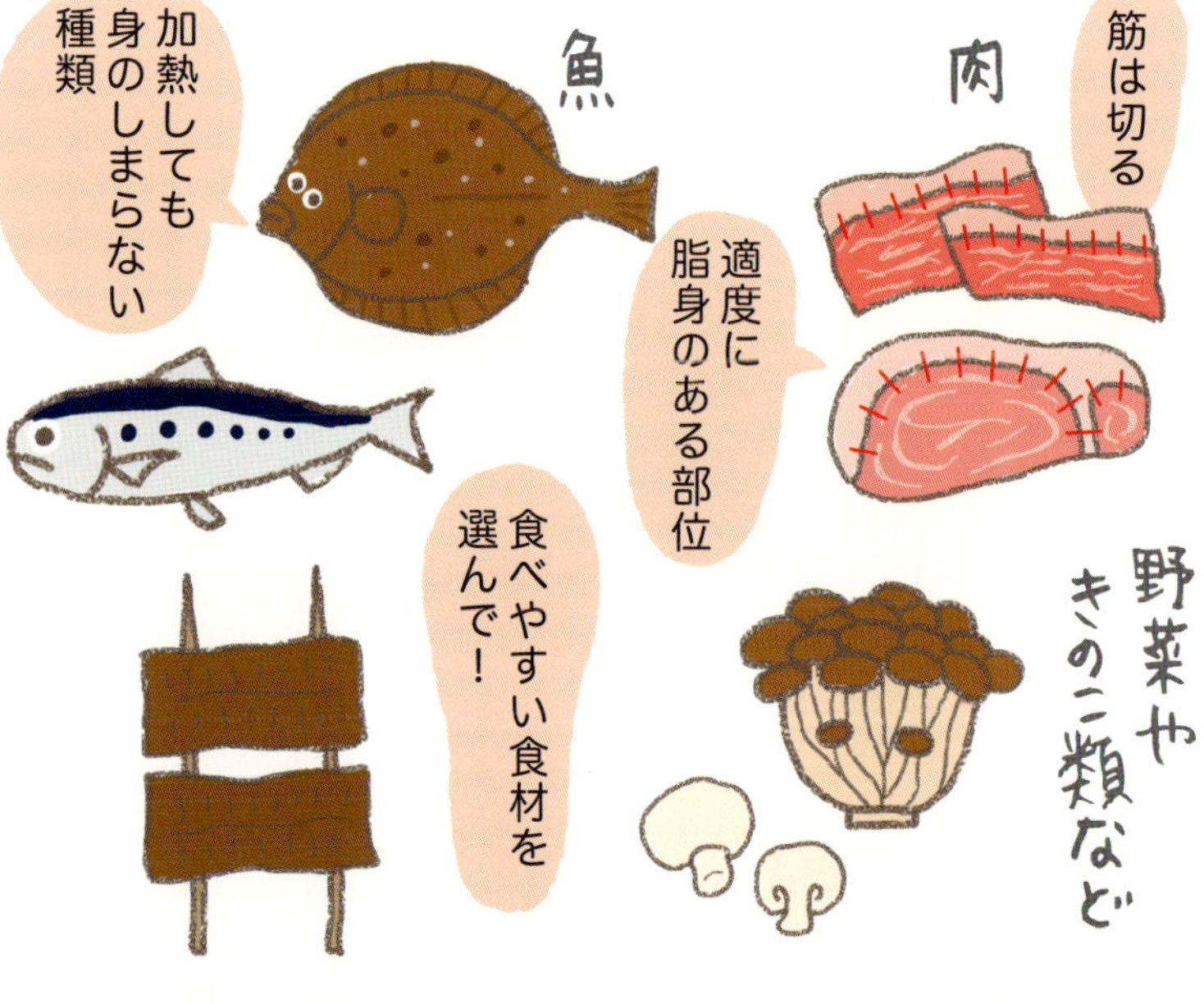
肉
筋は切る
適度に脂身のある部位
魚
加熱しても身のしまらない種類
野菜やきのこ類など
食べやすい食材を選んで！

切り目を入れたり、食べやすく切ったりする

肉は調理をする前に筋を切っておきましょう。

野菜などは繊維を断ち切るように切ったり、切り目を入れたり、噛み切りにくい部分（皮など）をとり除いたりしましょう。

こんにゃくのように噛みだしにくい材料は、噛みだすきっかけがとれるように切り込みを入れるとよいでしょう。

食べ物の噛みやすい厚さは5～8㎜程度です。野菜など、この厚さを目安に切るとよいでしょう。

キャベツや野沢菜漬けのような薄っぺらい葉物は噛み切りにくいので、端から巻いて厚みを持たせます。

やわらかくゆでためんは、3～5㎝長さに切っておくとさらに食べやすくなります。

95ページに詳細を載せています。

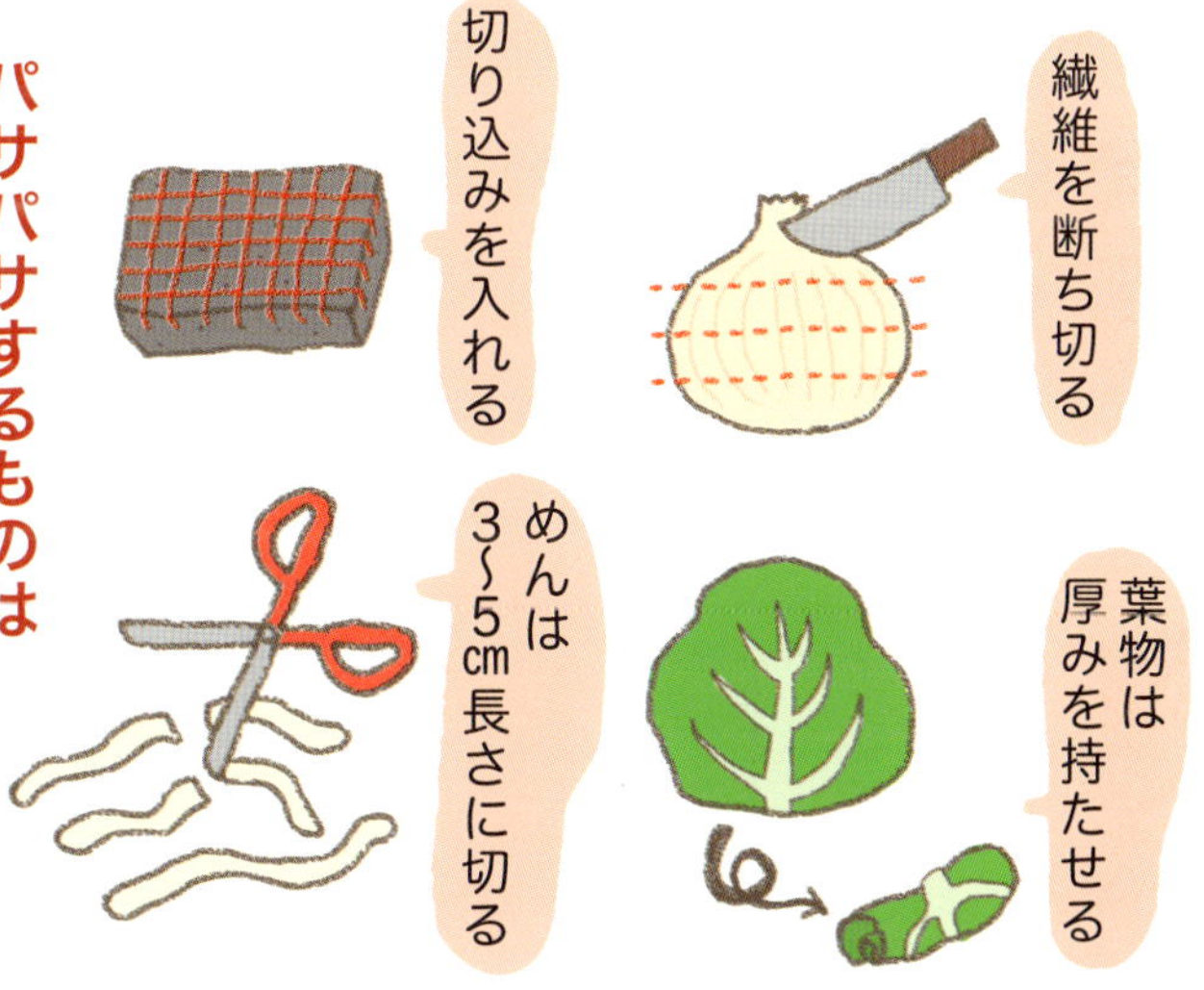
繊維を断ち切る
切り込みを入れる
葉物は厚みを持たせる
めんは3～5㎝長さに切る

パサパサするものはシットリさせる

パンやクッキーなどパサパサして唾液を吸いとられるものは、噛んで飲み込むのに苦労します。牛乳や飲み物などに浸してシットリさせて食べるとよいでしょう。

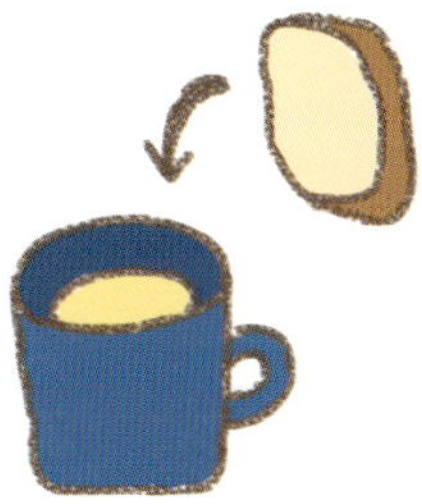

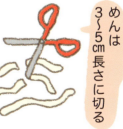

義歯（入れ歯）の調整や食べる姿勢も大事

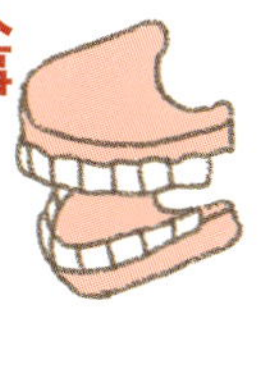

義歯をつけている人は、定期的に歯科で検診を受けて義歯の調整をし、自分の口によく合った義歯で、料理を楽しんで食べるようにしましょう。

また、背筋を伸ばした姿勢で食べると、機能的に食べやすくなるときもあります。

噛みにくいものでも好物の料理であれば噛めることが多いので、食べる人の好みを聞いたり、食べる様子を見たりしながら、料理のかたさや食べやすいくふうをしましょう。

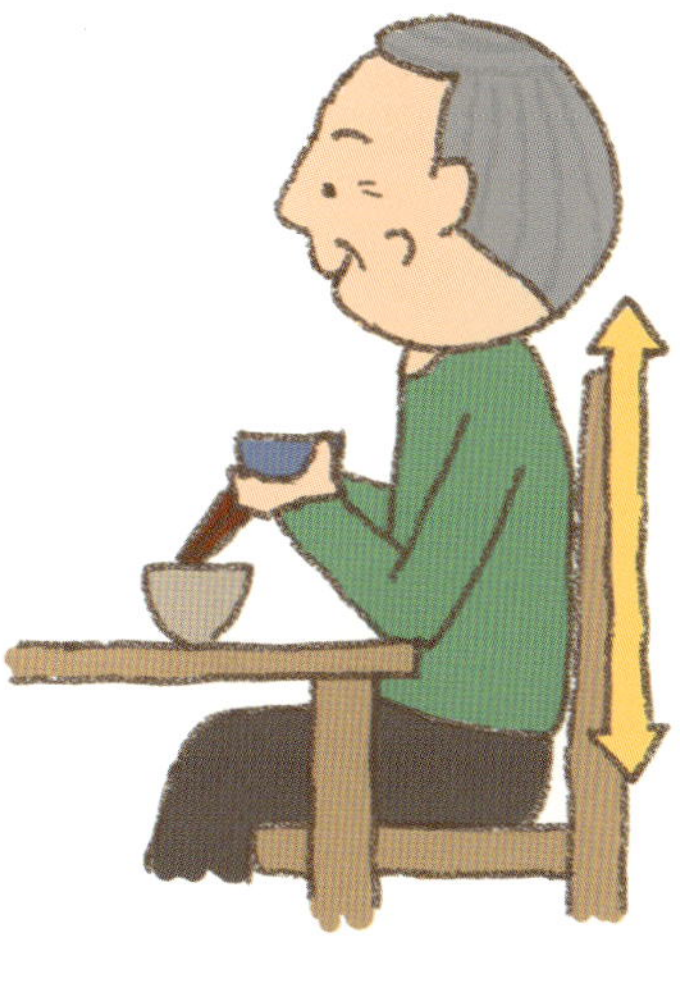

飲み込みやすくするくふう

汁物や飲み物は誤嚥しやすいので、とろみをつけたりする

汁物や飲み物など、水のようなサラサラした液体は、飲み込むタイミングがとりにくいため誤嚥しやすくなります。

汁物は水どきかたくり粉やとろみ調整食品などでとろみをつけたり(100ページ参照)、お茶やジュースなどの飲み物はゼラチンでやわらかめにかためたりすると誤嚥しにくくなります。

また、煮物などの煮汁やいため物などにとろみをつけると具材と汁けがからまるので、飲み込みやすくなります。

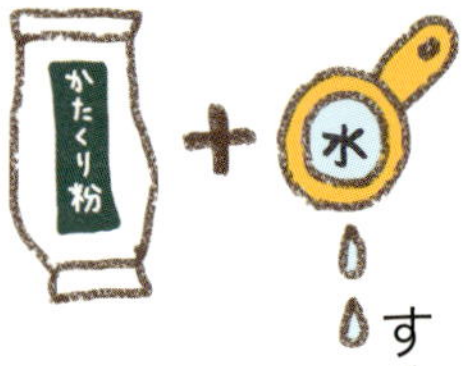

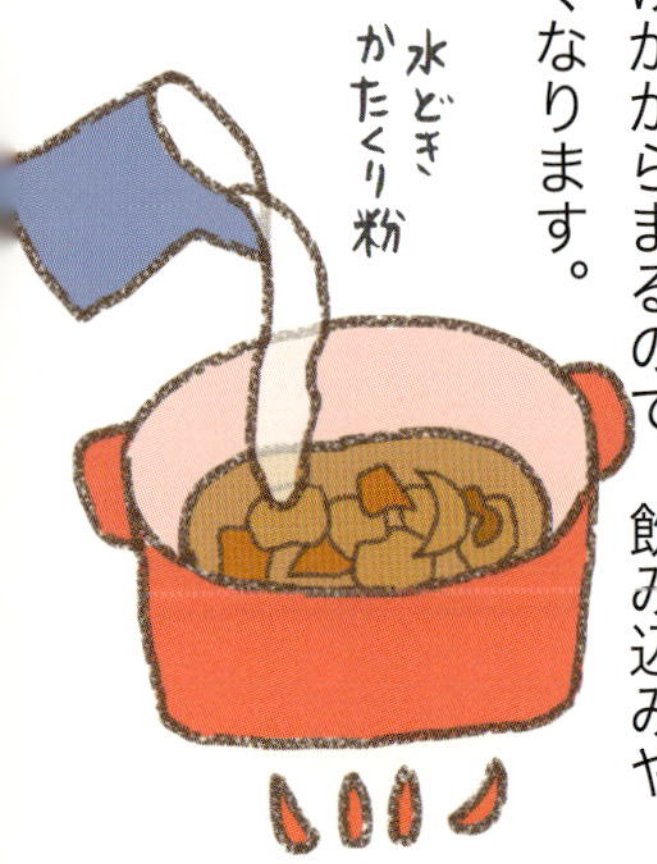

煮汁や水分に浸したり、あんにからめたりしながら食べる

肉や魚、野菜や芋などの煮物は、煮汁とからませてシットリさせてから食べましょう。そのために煮汁が多めに残るように仕上げるとよいでしょう。

パサパサ、パラパラしたものは、口の中で唾液とまとまらずにのどに入ってしまうことがあります。あんかけにしてまとめるとよいでしょう。

パンやカステラなども、飲み物などに浸してシットリさせると飲み込みやすくなります。

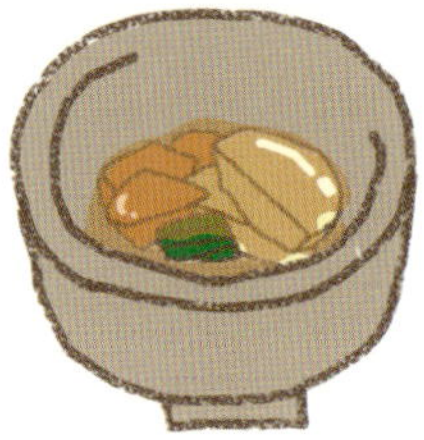

やわらかく煮る

肉などは箸《はし》で切れるほどやわらかくなるまで煮ます。反対に、魚は煮すぎるとかたくなるので、さっと煮る程度にしましょう。

野菜や芋なども食べやすいやわらかさになるまで煮るとよいでしょう。

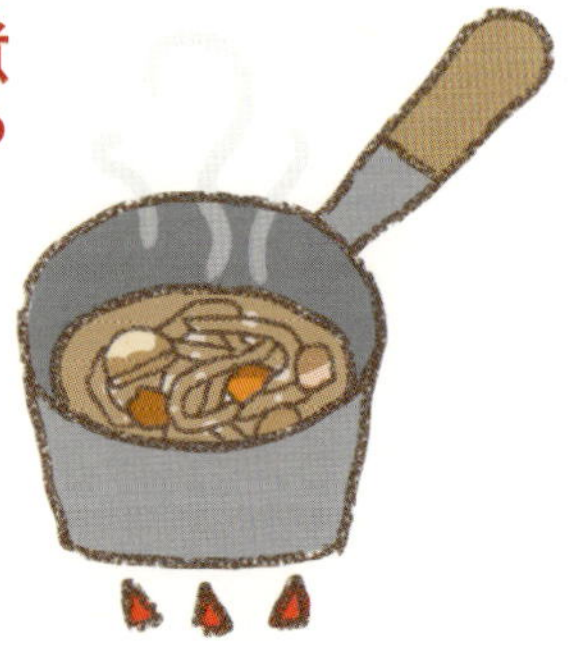

とろみのついたあえ衣、おろした大根やおろした山芋などであえる

お浸しより、とろみのついたあえ衣であえる白あえや練りごまあえのほうが食べやすくなります。また、おろした大根や山芋とあえると、まとまるので飲み込みやすくなります。

飲み込みやすい食材を選ぶ

魚などは加熱しても身のしまらない魚（タラ、スズキなどの白身魚）を選びましょう。カリッとしている、粉っぽい、水分が少ない、ホクホクしている、粘りけや弾力が強い、などの性質の食品は、飲み込みにくいので避けましょう。

誤嚥しない大きさに切る

食べ物を小さく切ると飲み込みやすくなります。しかし、小さく刻みすぎると飲み込む意識を持つ前に食べ物がのどの奥に送り込まれてしまうため、かえって誤嚥しやすくなります。

誤嚥せずにゴックンと飲み込む意識が持てる大きさは、奥歯の上にのる5～8㎜角程度です。

めん類は、すすり上げながら食べると誤嚥しやすいので、それを防ぐためには3～5㎝長さに切るとよいでしょう（95ページ参照）。

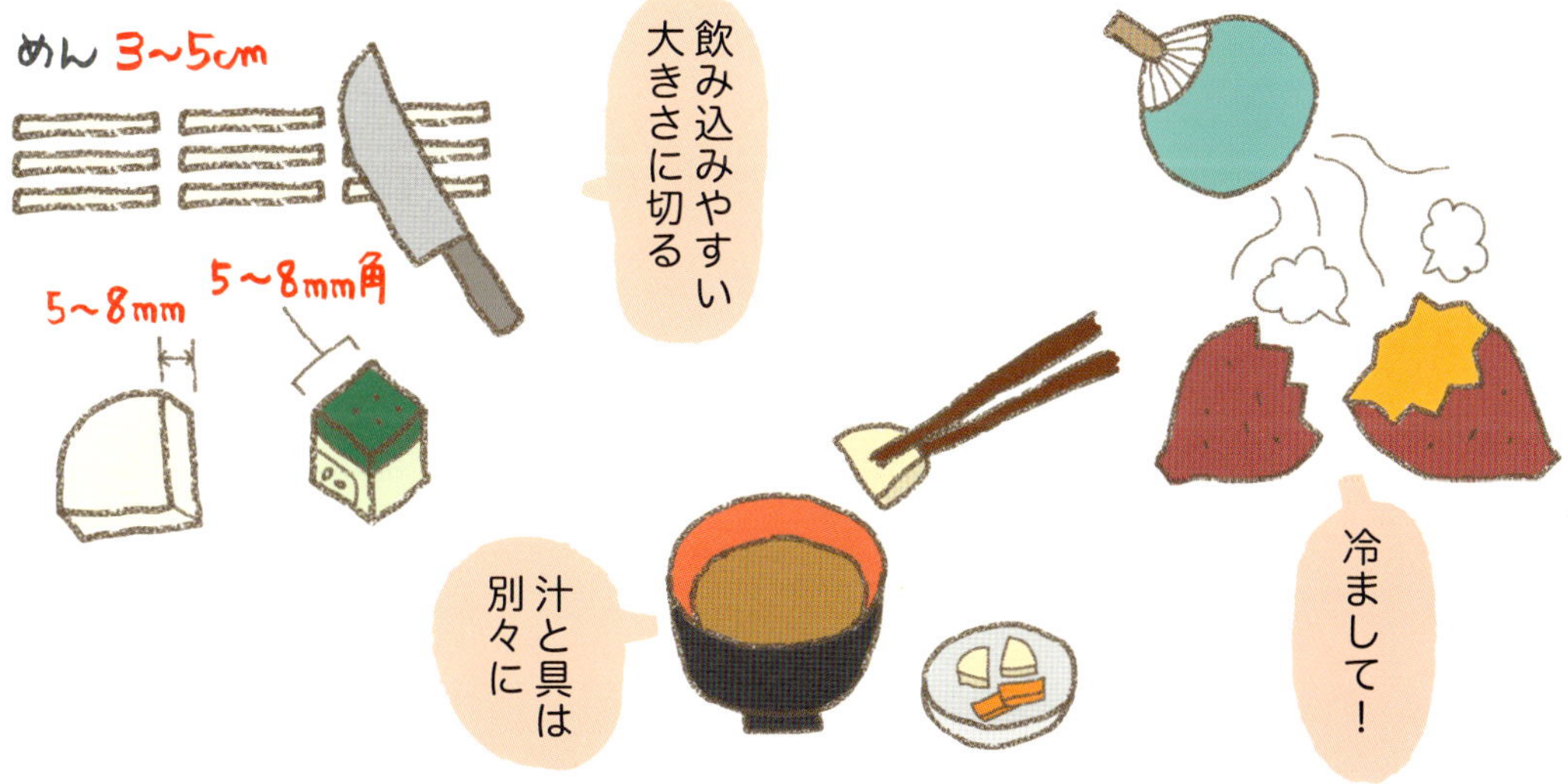

冷まして！
飲み込みやすい大きさに切る
めん 3~5cm
5~8mm角
5~8mm
汁と具は別々に

冷ましてから食べる

熱い焼き芋や熱い食べ物などは、ハフハフしながら食べるのでむせやすくなってしまいます。少しさましてから食べましょう。

汁と具は別々に食べる

「みそ汁肺炎」のように、汁の中に異なる食感の具が入っていると、汁と具の飲み込むタイミングが違うため、誤嚥しやすくなるので、汁と具を別々に食べるようにしましょう。

病院で原因を明らかにする

飲み込みにくい症状がある場合は、リハビリテーション科や耳鼻咽喉科、もしくは嚥下リハビリを専門としている歯科を受診して原因を明らかにしておくとよいでしょう。

94～99ページ参考資料／絵で見てわかる『かみやすい飲み込みやすい食事のくふう』（女子栄養大学出版部）（カバー前袖参照）

上手なとろみのつけ方

飲み込む機能が低下すると、サラサラとした飲み物（液体）が飲み込みにくくなって、むせたり、誤嚥（間違って気管や肺に入ってしまうこと）したりしやすくなります。誤嚥すると誤嚥性肺炎を起こす危険性もあります。

液体にとろみをつけると、のどをゆっくりと通過するので、飲み込みやすくなります。料理のくふう（かたくり粉など）でとろみをつける場合もありますが、ここでは市販のとろみ調整食品を使ったとろみのつけ方をご紹介します。

とろみをつける前の注意

●飲み込む力によって、適切なとろみの強さが違います。とろみ調整食品を使うときは、専門の医師、歯科医師、管理栄養士、言語聴覚士などに相談し、適切な指導を受けてください。

●とろみの強さの目安

うすいとろみ

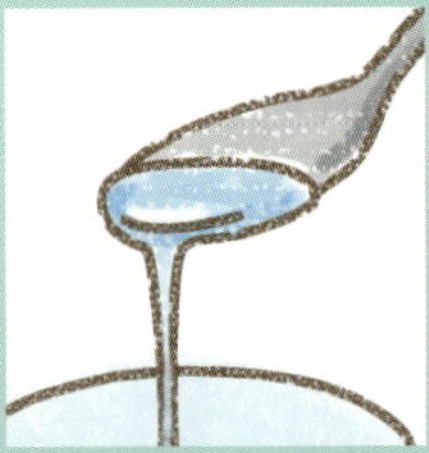

スプーンを傾けるとすっと流れる

中間のとろみ

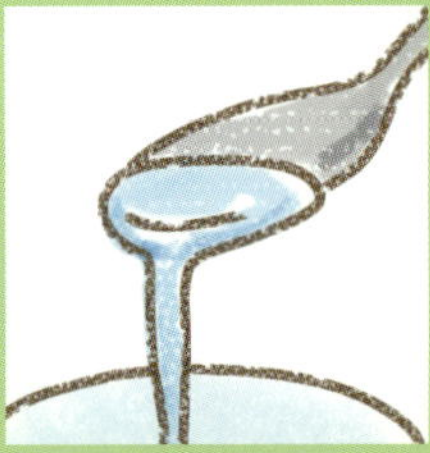

スプーンを傾けるとトロトロ流れる

濃いとろみ

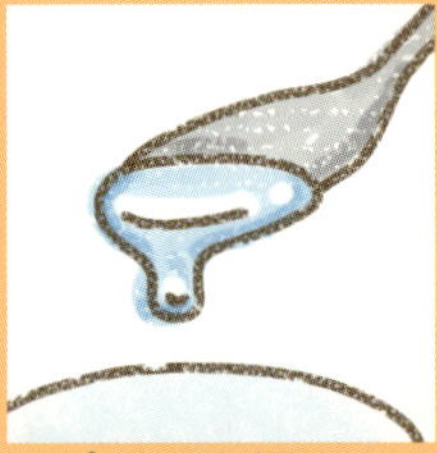

スプーンを傾けてもドロッとした状態で流れにくい

●商品別・とろみの強さ別、使用目安量一覧（水100mlあたり）

表1

商品名＼使用目安量（g）	うすいとろみ	中間のとろみ	濃いとろみ
トロミパワースマイル	0.3～0.8	0.9～1.5	1.6～2.5
トロミスマイル	0.4～1.1	1.2～2.2	2.3～3.5
トロミクリア	0.4～1.2	1.3～2.3	2.4～3.5
ソフティアS	0.9～1.6	1.6～2.6	2.6～4.1
明治トロメイクSP	0.5～1.2	1.2～2.0	2.0～3.1
トロミアップパーフェクト	0.5～1.0	1.0～2.0	2.0～3.0
新スルーキングi	0.5～1.0	1.0～2.0	2.5以上は推奨しない
ネオハイトロミールR&E	0.6～1.2	1.2～2.1	2.1～3.4
ネオハイトロミールⅢ	0.4～0.8	0.8～1.4	1.4～2.2
つるりんこQuickly	0.7～1.3	1.3～2.2	2.2～3.3
トロミアップエース	0.5～1.0	1.0～2.0	2.0～3.5
トロメリンEx	0.4～1.1	1.1～1.8	1.8～2.7

●測定法・条件は、「日本摂食嚥下リハビリテーション学会嚥下調整食分類2013」の規定に準じています。
●本表は商品の優劣を決定するものではありません。実際の使用量や使用方法は、医師や栄養士等の指導に従って、使用してください。
●とろみ調整食品は、種類によって粘度以外の特性（付着性など）が異なるので、最初に使うとき、試飲して特性を確認してください。
●使用目安量は、各社の測定に基づいたものです。あくまでも参考としてください。

◆とろみのつけすぎは危険です！　注意してください。

飲み物別、とろみがつく時間の違い

とろみは一度つくと時間がたってもとろみの具合が変わることはありません。しかし、飲み物の種類によって、とろみがつく（安定する）時間が大幅に違います。この時間を知らないと、必要以上にとろみ調整食品を加えてしまい、飲むころには、とろみが強くなりすぎて、危険になることがあります。とろみがつくまでの時間は、表2を参考にしてください。

表2

とろみが安定するのに要する時間（分）

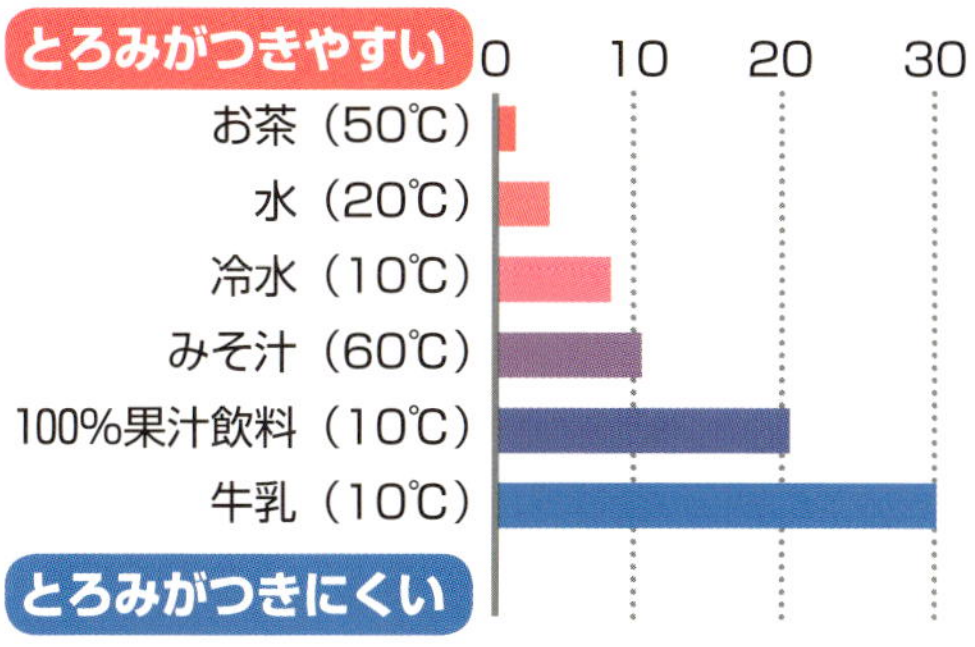

（トロミスマイル 2%をとかした場合）

とろみのつけ方

水やお茶などサラサラした飲み物の場合

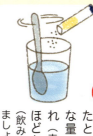

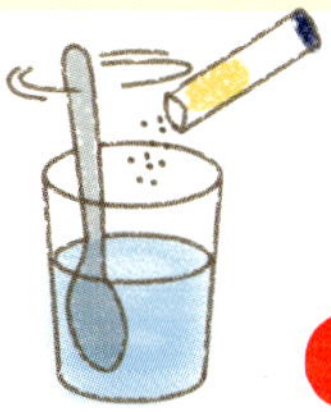

1. 飲み物に、飲み込む力に合ったとろみの強さになるような量のとろみ調整食品を入れ（表1参照）、すぐに30秒ほどかき混ぜてとかします。（飲み物の量は計量カップで計りましょう）
2. とろみがつくまでおきます（表2参照）。
3. とろみの強さや温度を確認してから食べます。

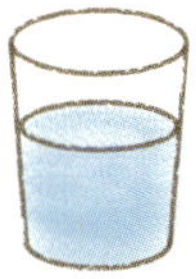

濃厚流動食や果汁飲料など とろみのつきにくいもの（表2参照）の場合【二度混ぜ法】

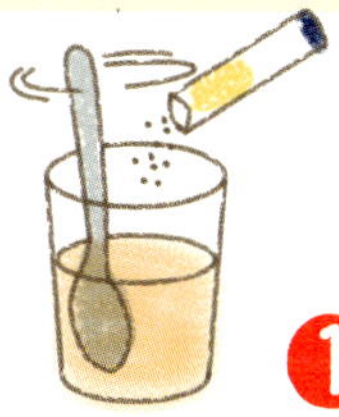

1. 濃厚流動食や果汁飲料などに、飲み込む力に合ったとろみの強さになるような量のとろみ調整食品を入れ（表1参照）、すぐに30秒ほどかき混ぜます。（濃厚流動食などの量は計量カップで計りましょう）
2. 5～10分ほどおきます（とろみ調整食品に水分を吸わせるための時間）。
3. 再度よくかき混ぜます。

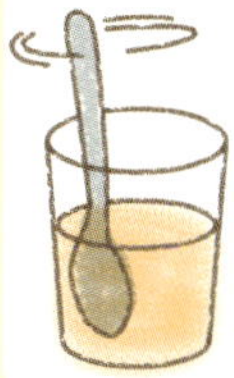

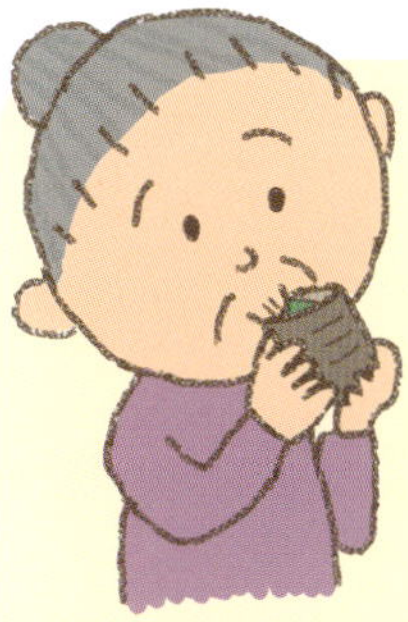

とろみのつけ方の注意点

● 一度とろみをつけたものに、あとからとろみ調整食品を加えると、うまく混ざらずにダマになってしまいます。

● ゆっくりかき混ぜながら、とろみ調整食品を少しずつ加えていると、だんだんとろみがつき始めてしまうので、最後までうまく混ざらずにダマになってしまいます。

食べる
きっかけを
作ること

手づかみ食レシピ集

認知症の人は、料理が目の前にあっても、食べ物を認識しにくかったり、食べ方がよくわからなかったりと、さまざまな理由から食べ出さないことがあります。そこで、お料理を手づかみすることで、食べる感覚を呼び起こしてもらいましょう。

そのヒントになる料理を紹介します。対象は、咀《そ》嚼《しゃく》（噛む）機能や嚥《えん》下《げ》（飲む）機能の障害がほぼない方を対象としています。また、一口量を大きく口に入れてしまうようでしたら、小さめに切るなどのくふうが必要です。

料理提案／多摩在宅ＮＣＭ研究会

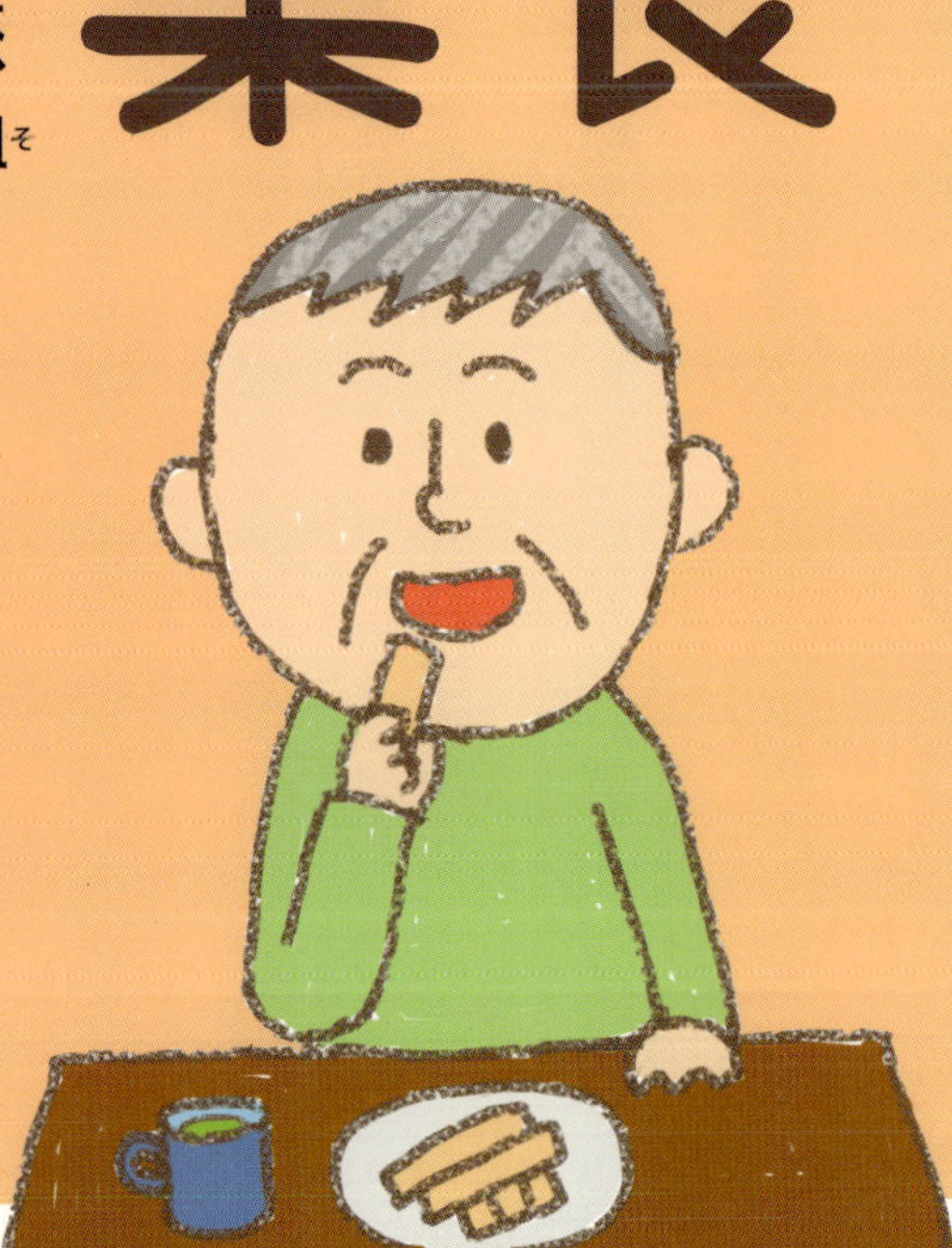

手まりずし

食べやすくまとめた手まりずしは、
見ためもかわいらしくて、食が進むことでしょう。
魚は白身魚より、マグロやアジなどの身の
やわらかいものがおすすめです。

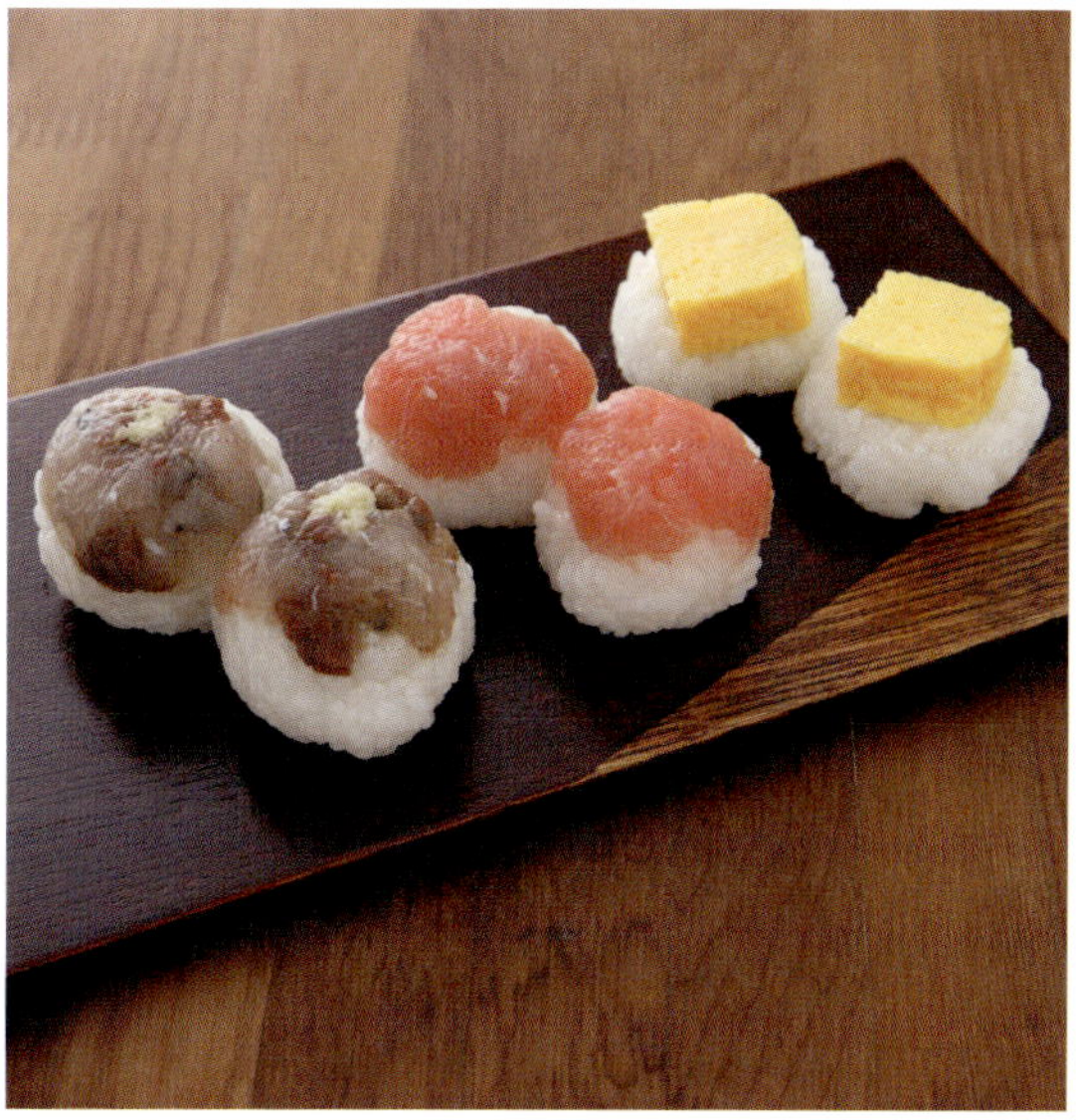

材料／1人分（6個）

ごはん（市販品※）…1パック（130g）
厚焼き卵……………12g
マグロのたたき‥8g
アジのたたき…… 8g
おろししょうが‥少量
しょうゆ…………… 適量

1人分	194kcal	たんぱく質 6.8g
	食物繊維 0g	塩分 0.2g

❶ごはんはパックの表示どおりに電子レンジで温め、6等分して1つずつラップにのせる。
❷厚焼き卵、マグロ、アジをそれぞれ2等分ずつにし、ごはんの上に1種類ずつのせる。アジの上にしょうがを置く。
❸ラップごと絞って手まり状に形を整える（あまりかために絞ると、のどに詰まらせやすいかたさになるので、軽く丸型にする程度がよい）。
❹ラップをはずし、器に盛り、好みでしょうゆを2～3滴垂らす。

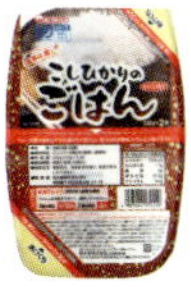

※和光堂「こしひかりのごはん」1食分（130g）（高齢者の人が食べやすいように、やわらかく炊き上げてある。手作りのやわらかめのごはんでもよい）

簡単押しずし

押しずし用の型がなくてもタッパーで作れます。
桜でんぶやエビなどで飾るとお祝い用になります。
簡単に白ごはんで作ってもいいですよ。

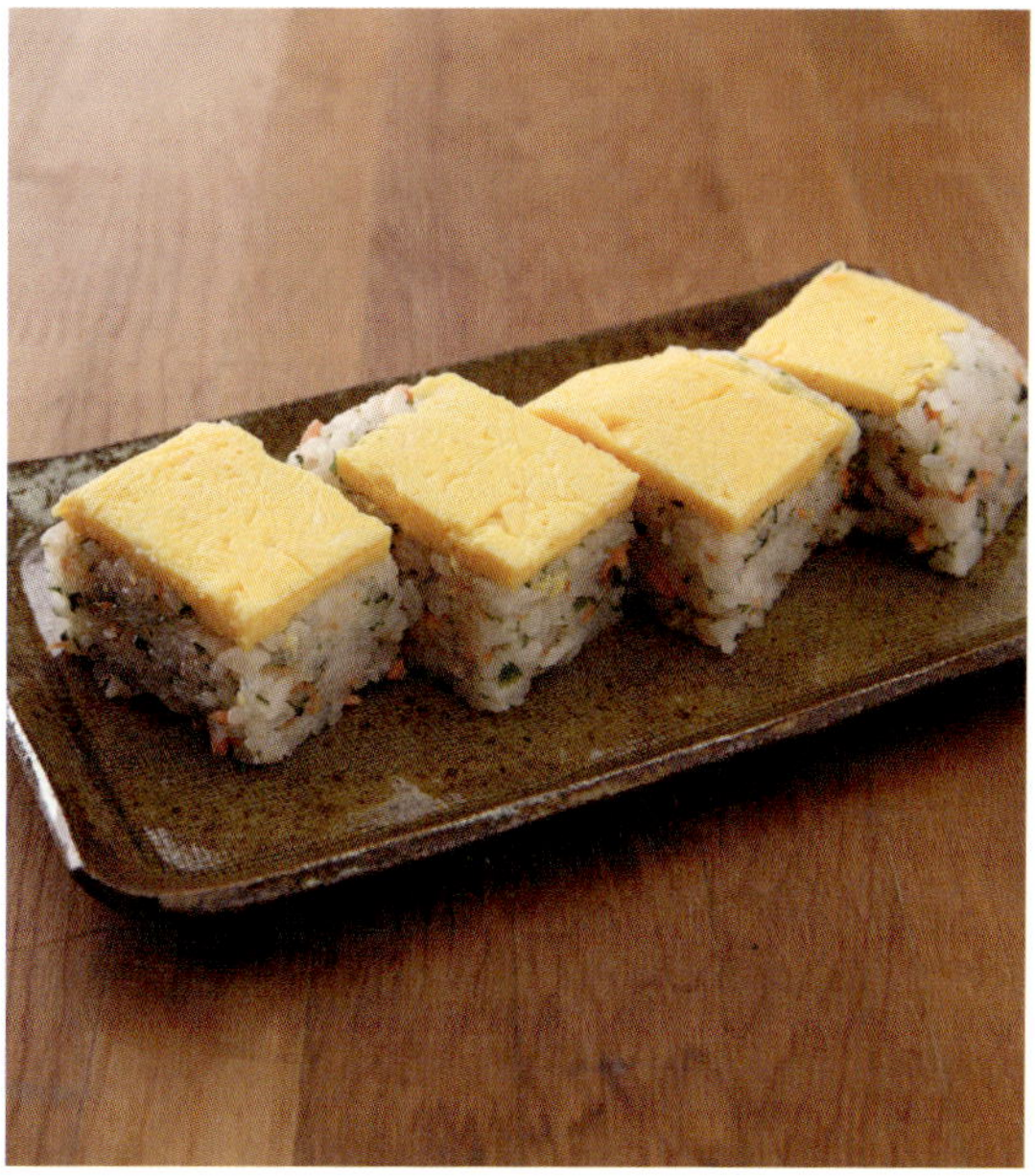

材料／2人分※

あつあつのごはん‥300g
粉末のすし飯の素‥適量
サケフレーク（市販品）………… ½びん（30g）
青のり…………… 小さじ2
卵…………… 1個
砂糖……… 少量
サラダ油…… 適量

1人分（4/8切れ）	365kcal	たんぱく質 9.7g
	食物繊維 0.8g	塩分 3.7g

❶あつあつのごはんにすし飯の素、サケフレーク、青のりを混ぜる
❷卵を割りほぐし、砂糖を加え混ぜる。フライパンに油を引いて薄焼き卵を1枚焼く。
❸タッパーなどにラップをひき、一面に薄焼き卵を広げ、その上に①を敷き詰め、上にラップをのせて押しかためる。
❹あら熱がとれるまでおいたら、タッパーからとり出し、食べやすい大きさに切り分ける。

※2人分には9×15cmくらいのタッパーがぴったり。

イワシとしょうがのいなりずし

手で持って食べる代表のようないなりずし。
魚の缶詰めはやわらかくて食べやすく、
たんぱく質源になるので、
すし飯の具におすすめです。

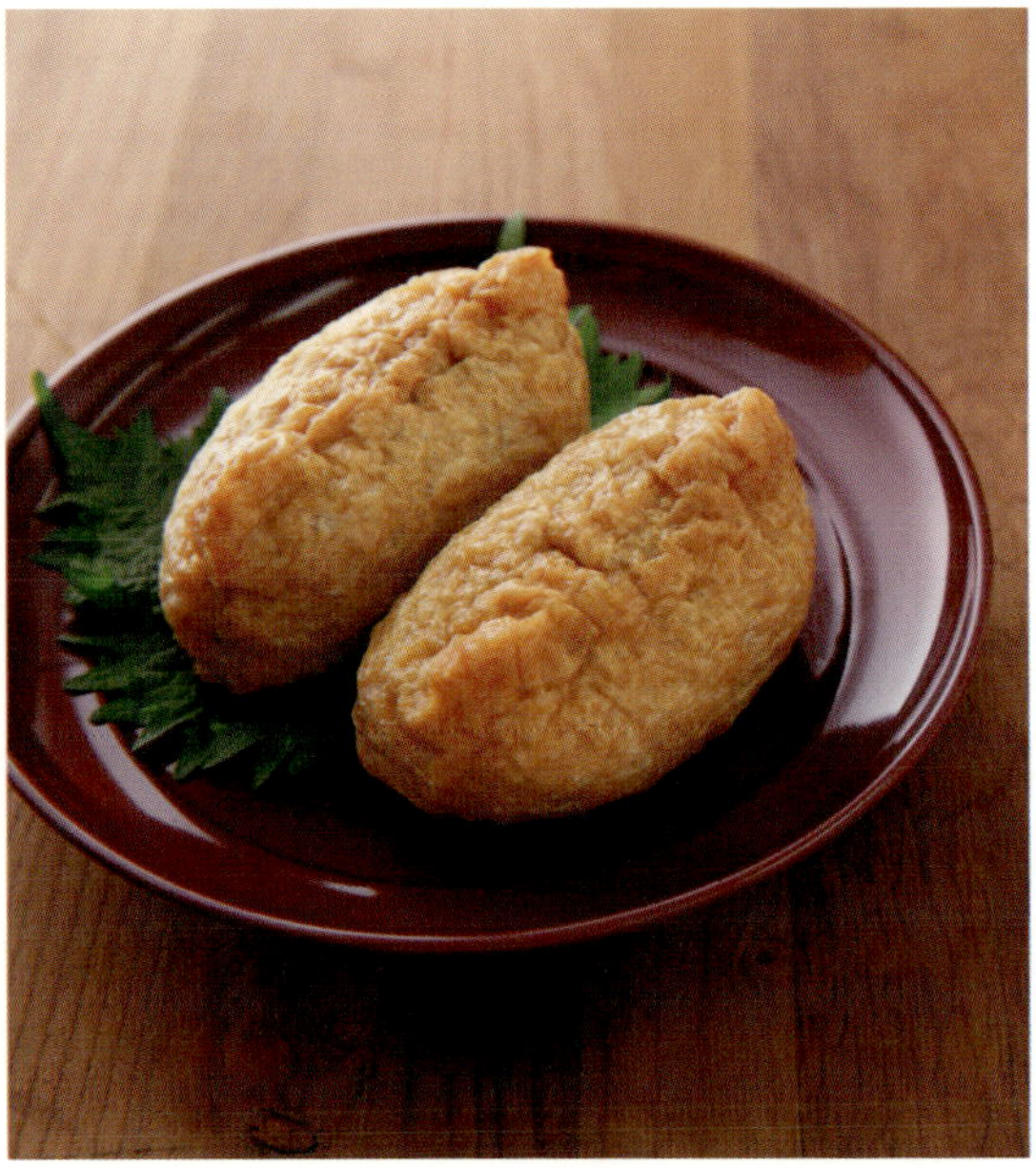

材料／10個分

- 炊きたてのごはん……約350g（米1合分）
- すし酢（市販品）……大さじ2
- イワシの味つけ（缶詰め）……½缶（100g）
- しょうが……½かけ
- すり白ごま……大さじ½
- いなりずし用の味つき油揚げ（市販品）…10枚
- 青じそ……適量

1個分	143kcal	たんぱく質5.9g
	食物繊維0.2g	塩分0.6g

❶イワシはほぐし、しょうがはみじん切りにする。
❷炊きたてのごはんにすし酢を加えて切るように混ぜ合わせる。
❸イワシ、しょうが、ごまを加えて軽く混ぜる。10等分する。
❹油揚げは軽く汁けを絞り、③を詰める。同様にして全部で10個作る。
❺器にしそを敷き、いなりずしを盛る。

サンマのおにぎり 紅しょうがのせ

紅しょうがをトッピングすることで
彩りの変化が出て、
食べ始めることができることがあります。

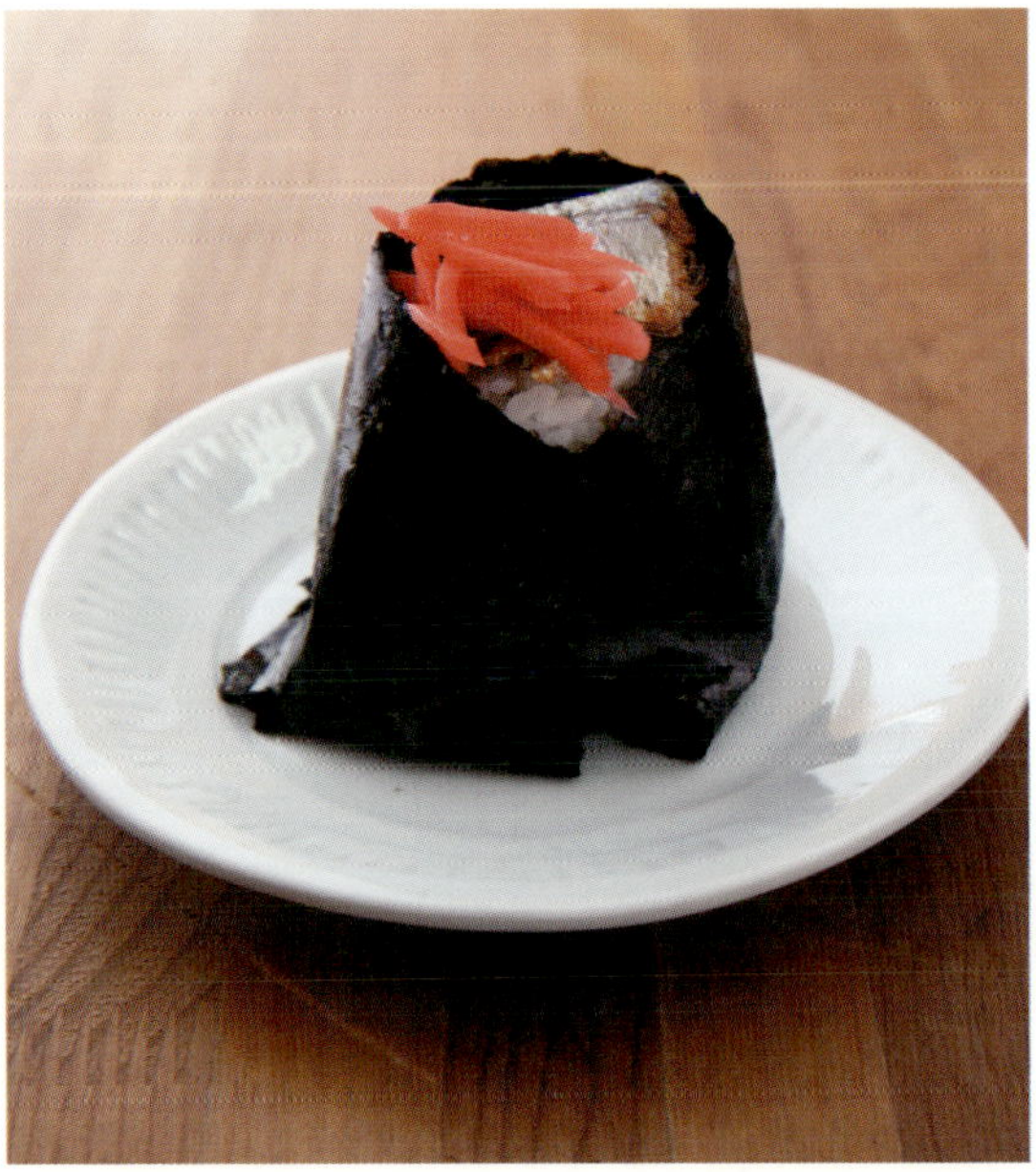

材料／1人分

- ごはん……100g
- 塩……小さじ⅒弱（0.5g）
- 焼きのり……全型½枚（1.5g）
- サンマのかば焼き（缶詰め）……10g
- 紅しょうが……3g

1人分	194kcal	たんぱく質4.9g
	食物繊維0.9g	塩分0.9g

❶手に塩をつけてごはんを三角形のおにぎり形ににぎり、のりを巻く（のりが食べにくい人には、細かくちぎってまぶす）。
❷おにぎりの上にサンマと紅しょうがをトッピングする。
●または、ごはんとサンマを混ぜ合わせておにぎりにし、のりで巻いて紅しょうがをトッピングしてもよい。

サケフレークおやき

ごはんと混ぜ合わせる具は、
サケフレーク以外にもいろいろな具で作れるので、
お好みの具でバリエーションを楽しんでください。

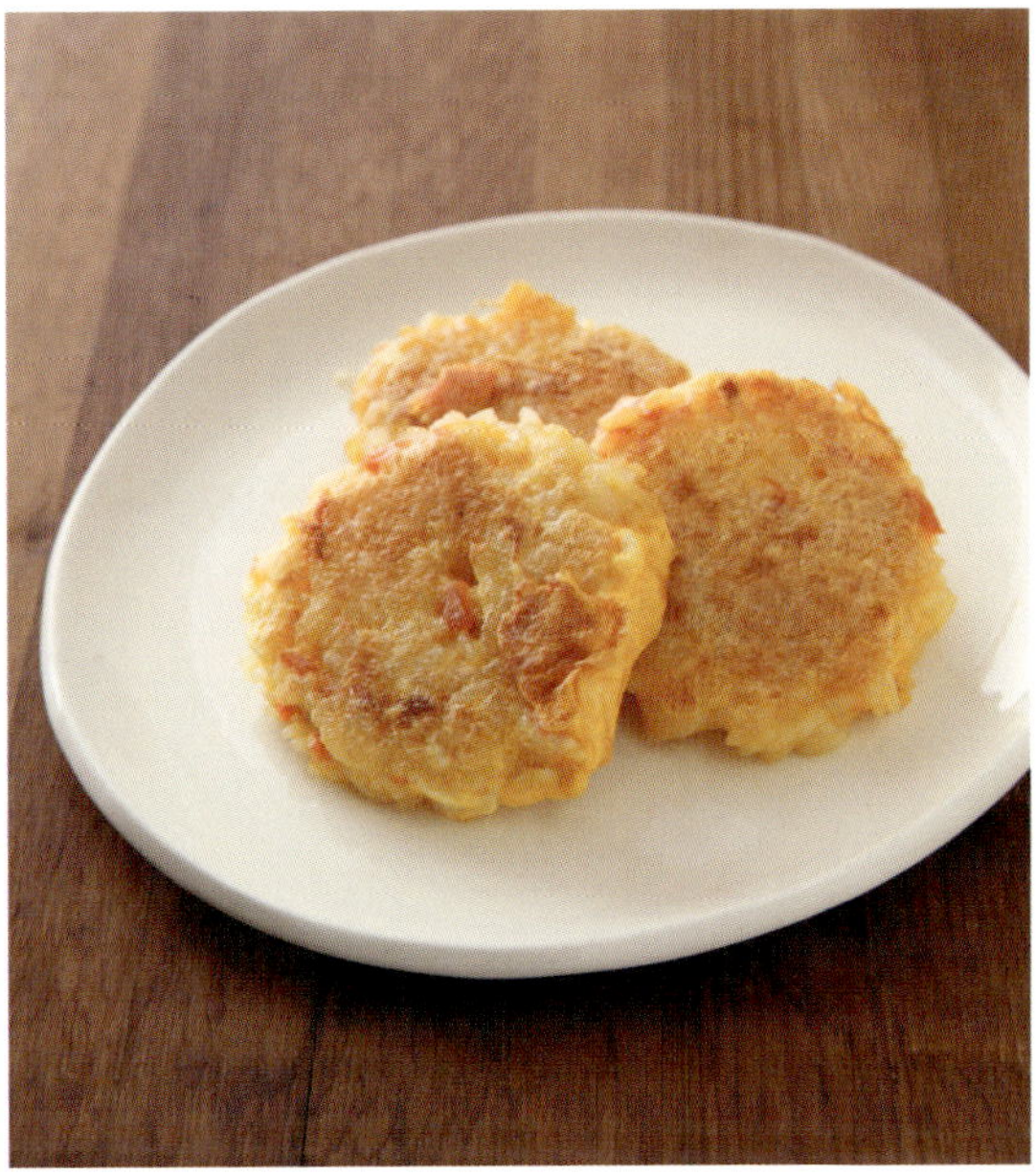

材料／１人分

- ごはん……100g
- サケフレーク（市販品）……大さじ１
- 塩……小さじ1/10弱（0.5g）

卵……１個
ごま油……大さじ１

１人分	365kcal	たんぱく質 9.6g
	食物繊維 0.3g	塩分 0.9g

❶ごはんにサケフレークと塩を混ぜ、３等分にして円盤形に少しかために握る。
❷卵をボールに割り入れてほぐし、①にからめる。
❸フライパンにごま油を熱し、②を焼く。両面に焼き色がついたら、でき上がり。

肉巻き焼きそば

高齢者はめん類が食べにくくなります。
そこで、焼きそばを肉で巻いて一口大にして焼きます。
おにぎりを食べる感覚で、食べやすくなります。
具は少なめのほうが食べやすいでしょう。

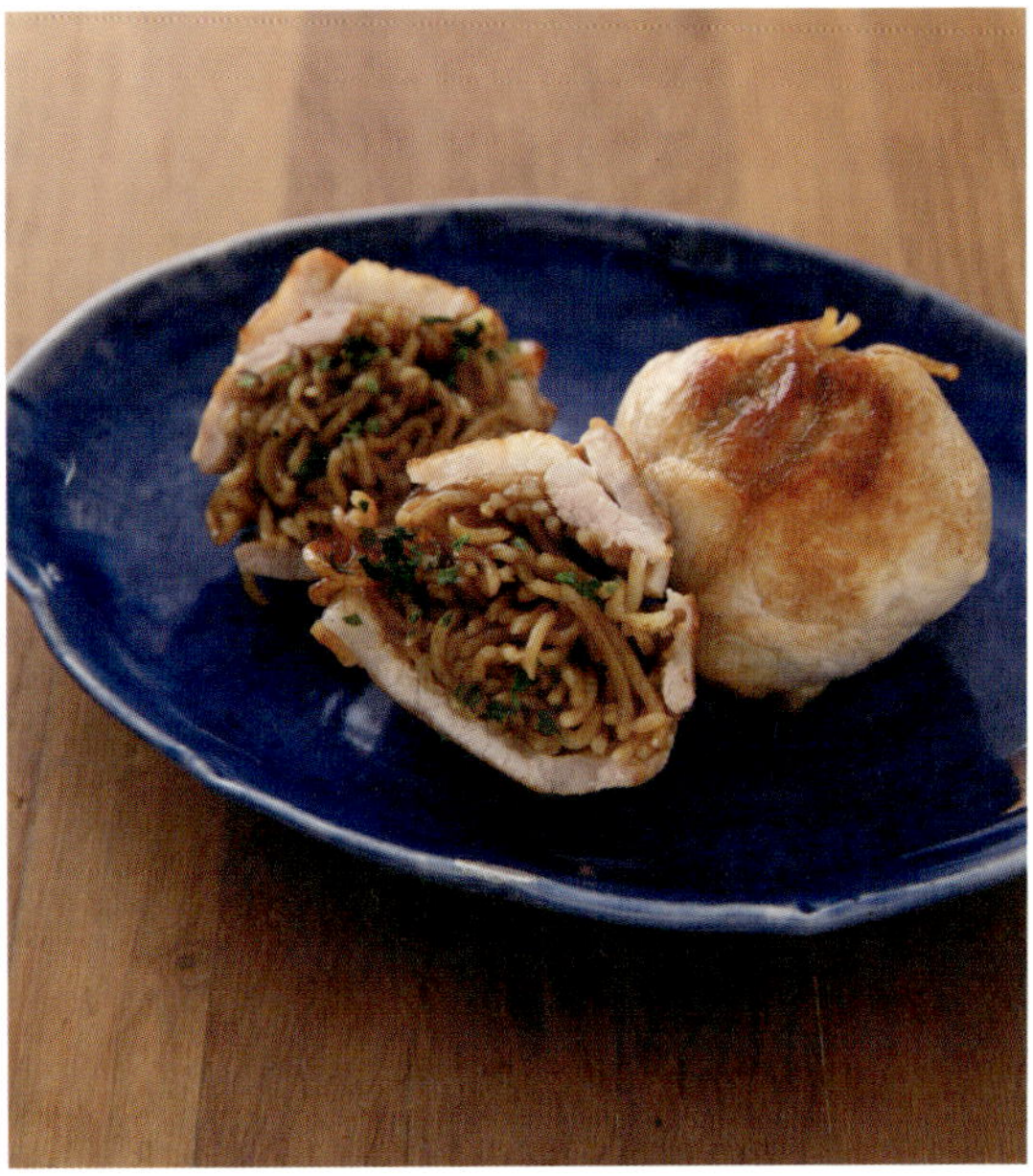

材料／５個分

- 焼きそば用中華めん……１玉（150g）
- 粉末ソース……半袋
- 青のり……適量

豚薄切り肉……200g
焼肉のたれ……大さじ1
サラダ油……適量

１個分	147kcal	たんぱく質 10.0g
	食物繊維 0.6g	塩分 0.6g

❶フライパンに油を引き、中華めんを軽くいためる。
❷粉末ソースで味つけをし、青のりをふって皿にとる。
❸めんをキッチンばさみで５等分に切る。
❹薄切り肉を1/5量分を１枚になるように重ね広げ、③のめん1/5量をのせ、包むように丸める。同様にして全部で５個作る。
❺フライパンに油を引いて熱し、肉の巻き終わりを下にして置き、巻き終わりの部分が焼けたら転がしながら全体を焼く。
❻肉の色が変わって火が通ったら焼肉のたれをかけて、転がしながらたれをからめる。

ウインナとチーズとブロッコリーの蒸しパン

いろいろな具を入れたおかず蒸しパンは
食事にもおやつにもなります。
カップケーキ形より、円盤形のほうが食べやすい形。
やわらかめのアルミカップで作ると作りやすいですよ。

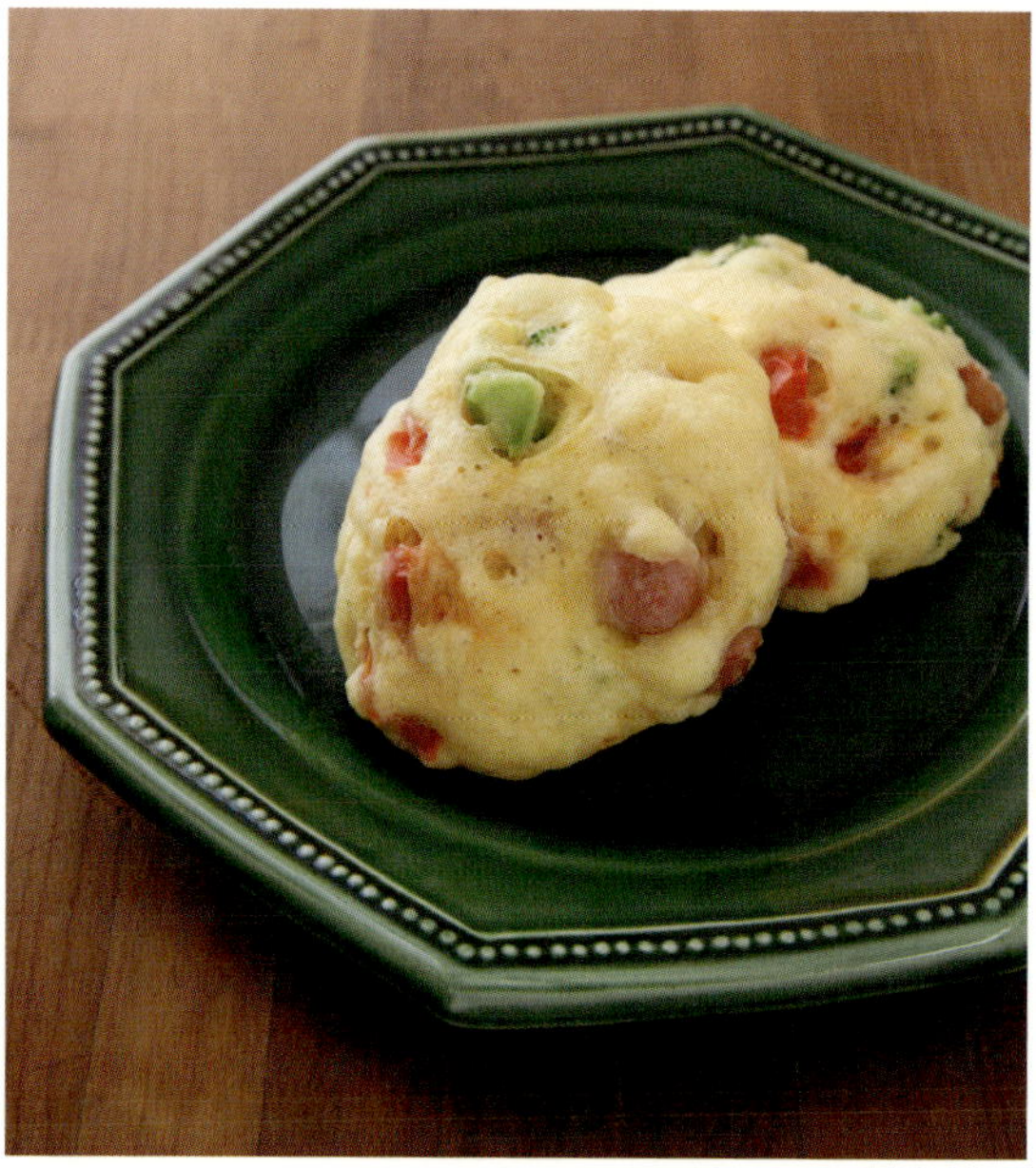

材料／１人分（２個）

a
- ホットケーキミックス（市販品）………50g
- 卵………½個(25g)
- 牛乳‥大さじ1⅓(20mℓ)
- マーガリン………３g
- 塩………少量

ウインナソーセージ………１本(10g)
冷凍ブロッコリー※………15g
ミニトマト………１個(10g)
ピザ用チーズ…10g

※生のブロッコリーを使う場合は、やわらかめにゆでる。

１人分	334kcal	たんぱく質 12.2g
	食物繊維 1.8g	塩分 1.2g

❶マーガリンは室温にもどし、ボールにaを入れてよく混ぜる。
❷ブロッコリーは解凍する。
❸ウインナ、ブロッコリー、ミニトマトは１cm角に切り、チーズとともに①に加え混ぜる。
❹アルミのカップ２つに半量ずつに入れて、蒸気の上がった蒸し器で 10 分程度蒸す。

スティックお好み焼き

市販のすき焼きの煮物と高齢者に不足しがちな
たんぱく質や亜鉛が入った栄養機能食品（亜鉛）の
パウダーを加えてお好み焼きのように焼きました。
主食と主菜を兼ねるうえに、
ふんわりとやわらかく食べやすい料理です。

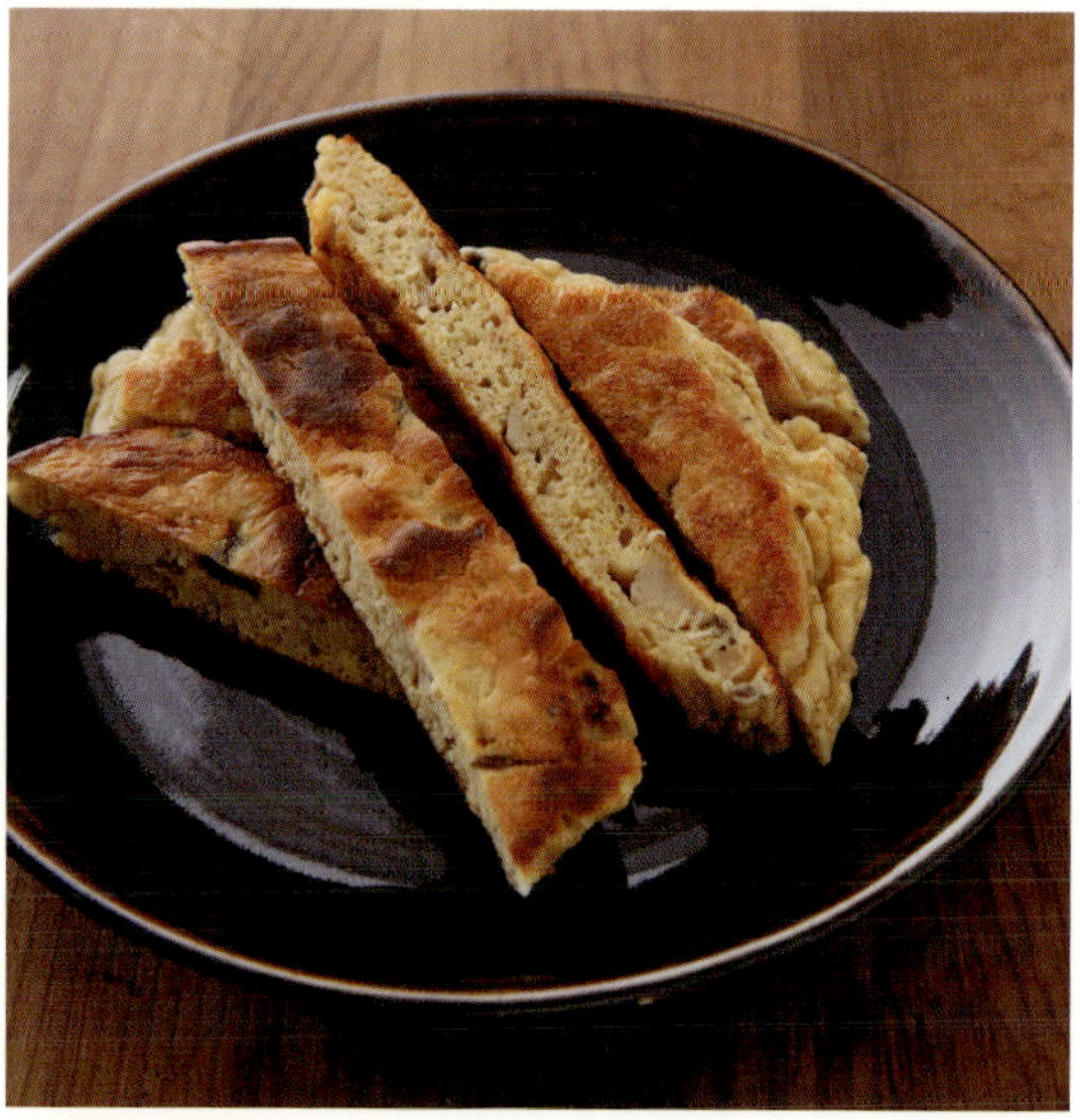

材料／４人分（２枚分）

a
- すき焼き（市販品※1）………１袋(100g)
- プロテインパウダー（市販品※2）………４包（14.4g)
- お好み焼き粉（市販品）………50g
- 卵………１個

サラダ油………適量

１人分(½枚)	106kcal	たんぱく質 6.7g
	食物繊維 0g	塩分 0.6g

❶aをすべてボールに入れてよく混ぜる。
❷フライパンに油を引き、①の半量を流し入れ、両面焼いて火を通す。同様にしてもう１枚焼く。
❸幅 3cmくらいの棒状に切り、器に盛る。

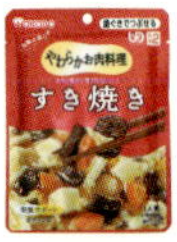

※１／和光堂「食事は楽し すき焼き」
１袋 100g
（手作りのすき焼きや肉じゃがなどでもよい。その場合は、食べる人に合わせてやわらかく煮たり、具を食べやすい大きさにする）

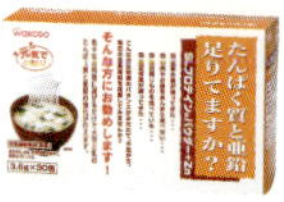

※２／和光堂「SLプロテインパウダー＋ Zn」
１包 3.6g×30 包入り
（食事の量が減って栄養をとりにくくなった人などのために、たんぱく質と亜鉛の補給ができる栄養機能食品［亜鉛］）

はんぺんはさみ焼き

ふわふわとして食べやすいはんぺんを
袋状にして具を詰めます。
具はポロポロしないように
マヨネーズであえてまとめました。

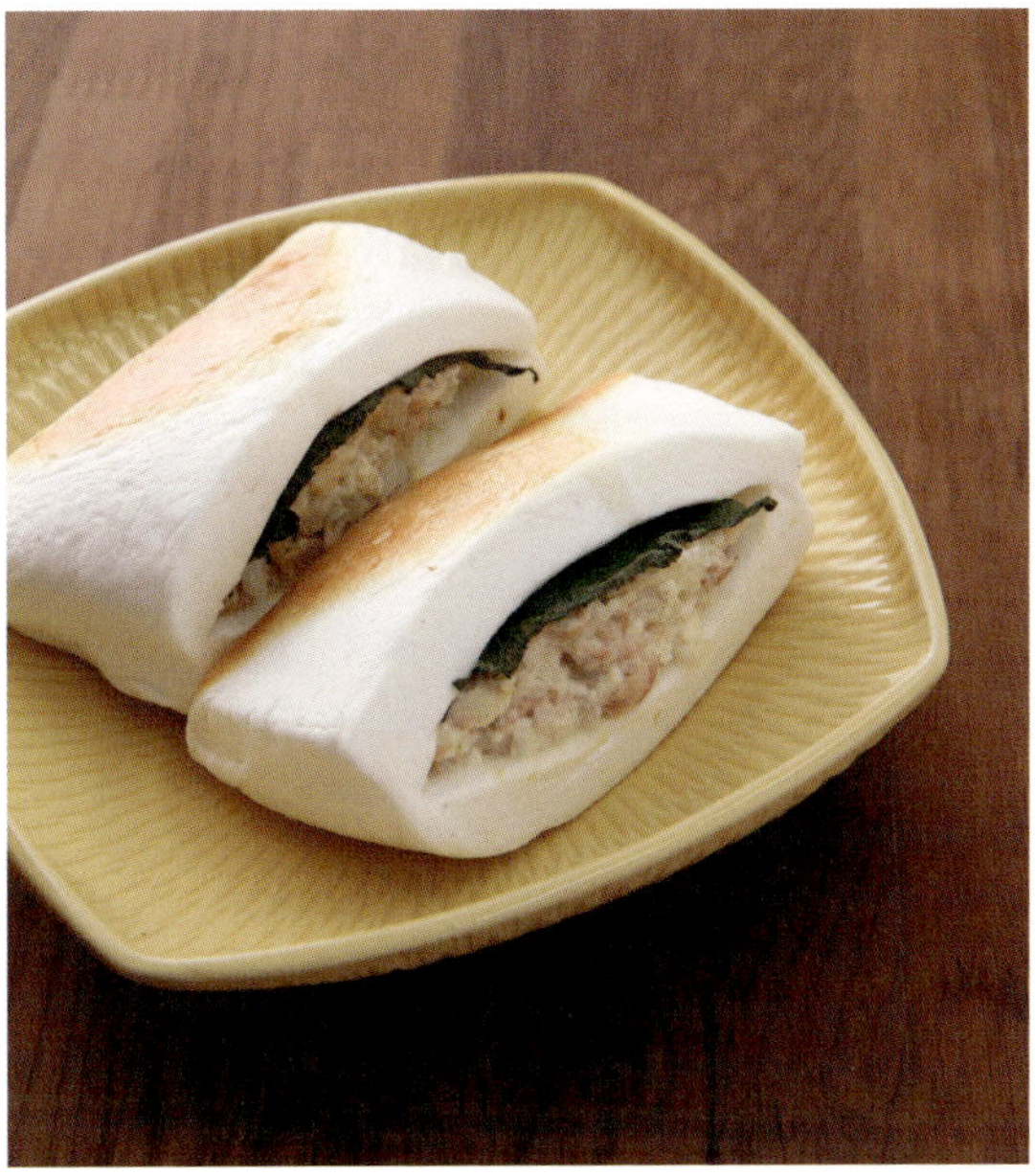

材料／１人分

はんぺん……１枚（110g）
具
- もめん豆腐…………20g
- ツナ水煮缶詰め…20g
- 玉ねぎ…………………25g
- マヨネーズ… 小さじ１
- しょうゆ…………少量

青じそ…２枚
バター…適量

１人分	175kcal　たんぱく質 15.9g
	食物繊維 0.6g　塩分 1.9g

❶豆腐は水きりする。
❷玉ねぎはみじん切りにし、ツナは汁けを軽くきる。バターは室温にもどす。
❸具の材料を混ぜ合わせる。
❹はんぺんを半分に切り、切り込みを入れて袋状にし、しそ１枚を入れて具の半量を詰める（葉物が食べにくい人は、しそは刻んで具と混ぜる）。同様にしてもう１つ作る。
❺はんぺんの表面にバターを塗り、オーブンで150℃で５～６分、180℃にして３～５分焼く。

熊本名物！ちくわサラダ

ポテトサラダがたこ焼きの中に入ったような
懐かしい味わいです。

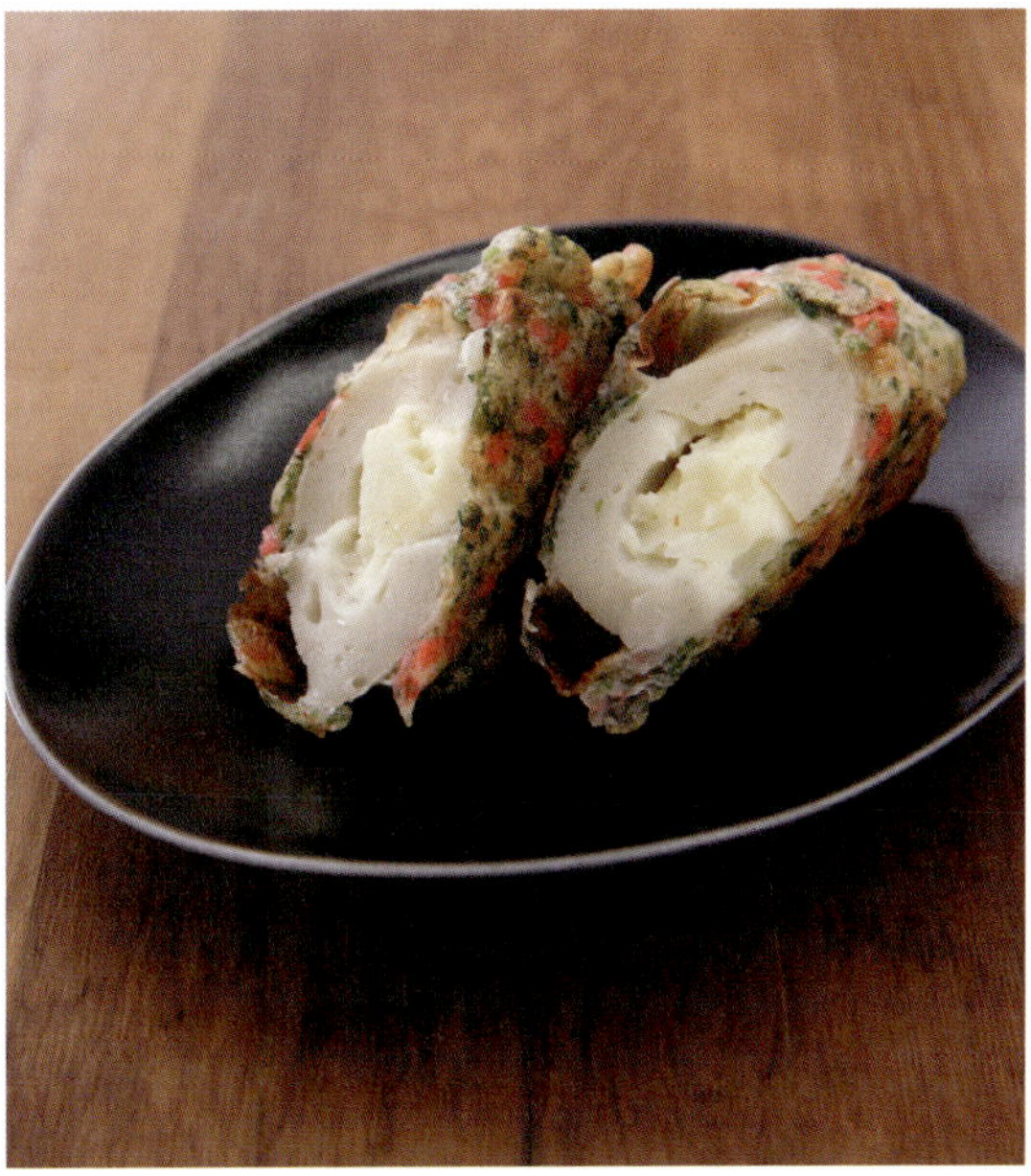

材料／２人分

ちくわ…………………………中１本（約70g）
ポテトサラダ（市販のものでよい）※……適量
衣
- お好み焼き粉（市販品）……………………20g
- 紅しょうが（みじん切り）…………少量
- 青のり……小さじ½　水……大さじ２

サラダ油……………………………………適量

※おからの煮物、肉じゃがなど残った総菜でもおいしく作れる。

１人分（½本）	148kcal　たんぱく質 5.5g
	食物繊維 0.2g　塩分 1.3g

❶ポテトサラダは電子レンジで加熱して温める。
❷ちくわは縦に１本切り目を入れ、①のポテトサラダを詰める。
❸衣の材料を混ぜ合わせる。
❹フライパンを温め、油を引く。
❺②のちくわは長さを半分に切り、③の衣をからめてフライパンに入れ、転がしながら焼く（揚げてもよい）。
❻食べやすい大きさに切って盛る。

豆腐と白玉粉の五平もち風

豆腐が入っているのでやわらかくて
食べやすくなります。ただし、認知症状が進んで、
割りばしが危ない場合は、
いつもの丸い白玉団子の形にして作るとよいでしょう。

材料／4個分

もめん豆腐 ……… ¼丁（75g）
白玉粉 ….60～70g

みそだれ
白みそ … 大さじ½
赤みそ … 大さじ½
みりん … 大さじ½
砂糖 …… 大さじ1

1個分	90kcal	たんぱく質 2.7g
	食物繊維 0.4g	塩分 0.4g

❶みそだれの調味料を練り混ぜる。
❷豆腐は水切りせずに白玉粉と合わせて、耳たぶくらいのかたさで、手に着かないぐらいによく混ぜ合わせる（生地がやわらかすぎたら白玉粉を足し、かたすぎたら水を足して加減する）。
❸生地を4等分し、割りばしの太いほうに五平もち風につける。全部で4個作る。
❹フライパンに湯を沸かし、③を入れてゆで、浮かんできたらゆで上がり。
❺④の割りばし部分にアルミ箔《はく》を巻く。
❻⑤をアルミ箔にのせ、①のみそだれを表面に塗って、魚焼きグリルでみそだれに軽く焦げめがつくまで焼く。

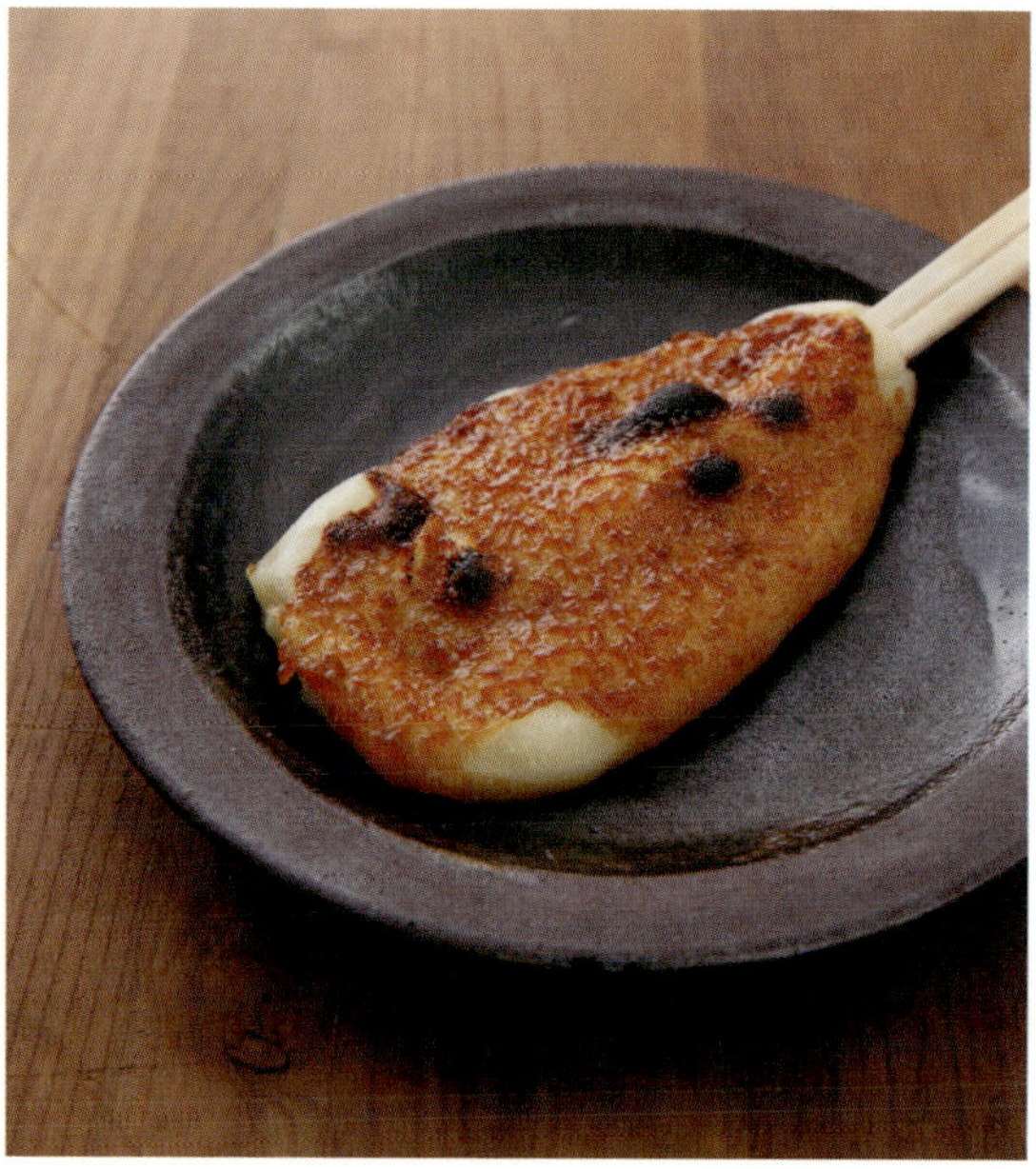

スパイシーフレンチトースト

フレンチトーストは、ふんわりとして食べやすい料理です。
これは、甘くないカレー味のフレンチトーストなので、
おかずと合いますから食事にもどうぞ。

材料／1人分
食パン（6枚切り）…1枚
牛乳 ……… ¼カップ（50mℓ）

卵 …………… 1個
カレー粉…小さじ1
粉チーズ…小さじ1

オリーブ油…小さじ1

1人分	323kcal	たんぱく質 14.6g
	食物繊維 2.1g	塩分 1.1g

❶食パンは白い部分と耳とに切り分け、それぞれ一口大に切る。
❷ボールに牛乳を入れる。
❸別のボールに卵を割り入れ、カレー粉と粉チーズを加えてとく。
❹フライパンにオリーブ油を入れて火をつける。
❺パンの白い部分から焼く。②→③の順でさっとくぐらせて焼く（素早く、くぐらせることがポイント）。
❻転がしながら全面を焼く。卵液を中まで漬けていないので、表面が焼けていればよい。
❼耳は牛乳が浸透しにくいので、⑥で焼いている間に②にくぐらせて③に浸しておく。
❽白い部分が焼き終わったら、⑦の耳を同様に焼く。器に盛って、あれば、彩りにパセリのみじん切りを散らす。

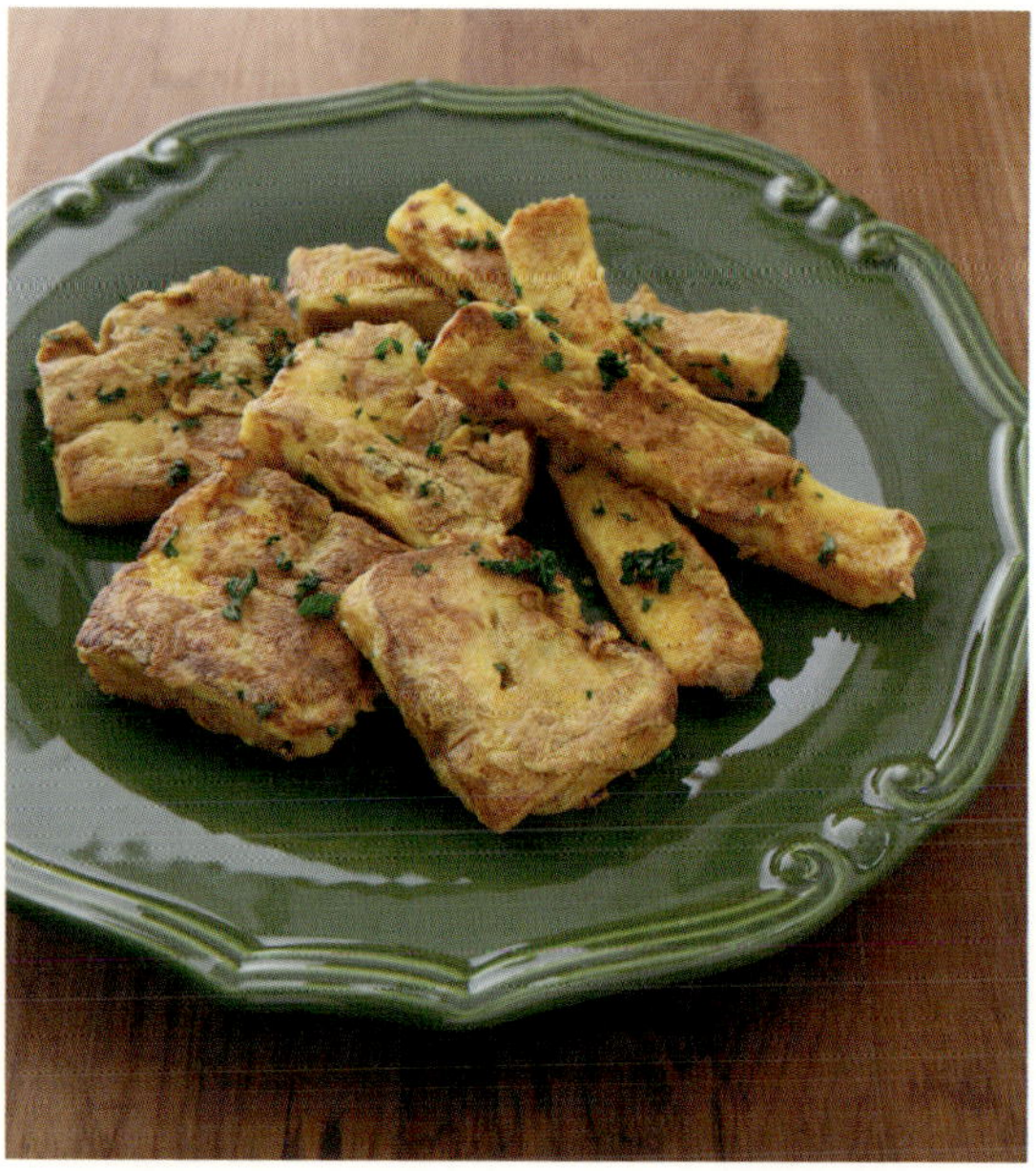

※牛乳や卵液が残ったら、混ぜ合わせて⑧の耳に上からかけると余りが出ない。

やわらかいきなり団子

蒸し上げたものは冷凍保存できます。
食べるときに蒸し直したりして、
温めるとおいしく食べられます。

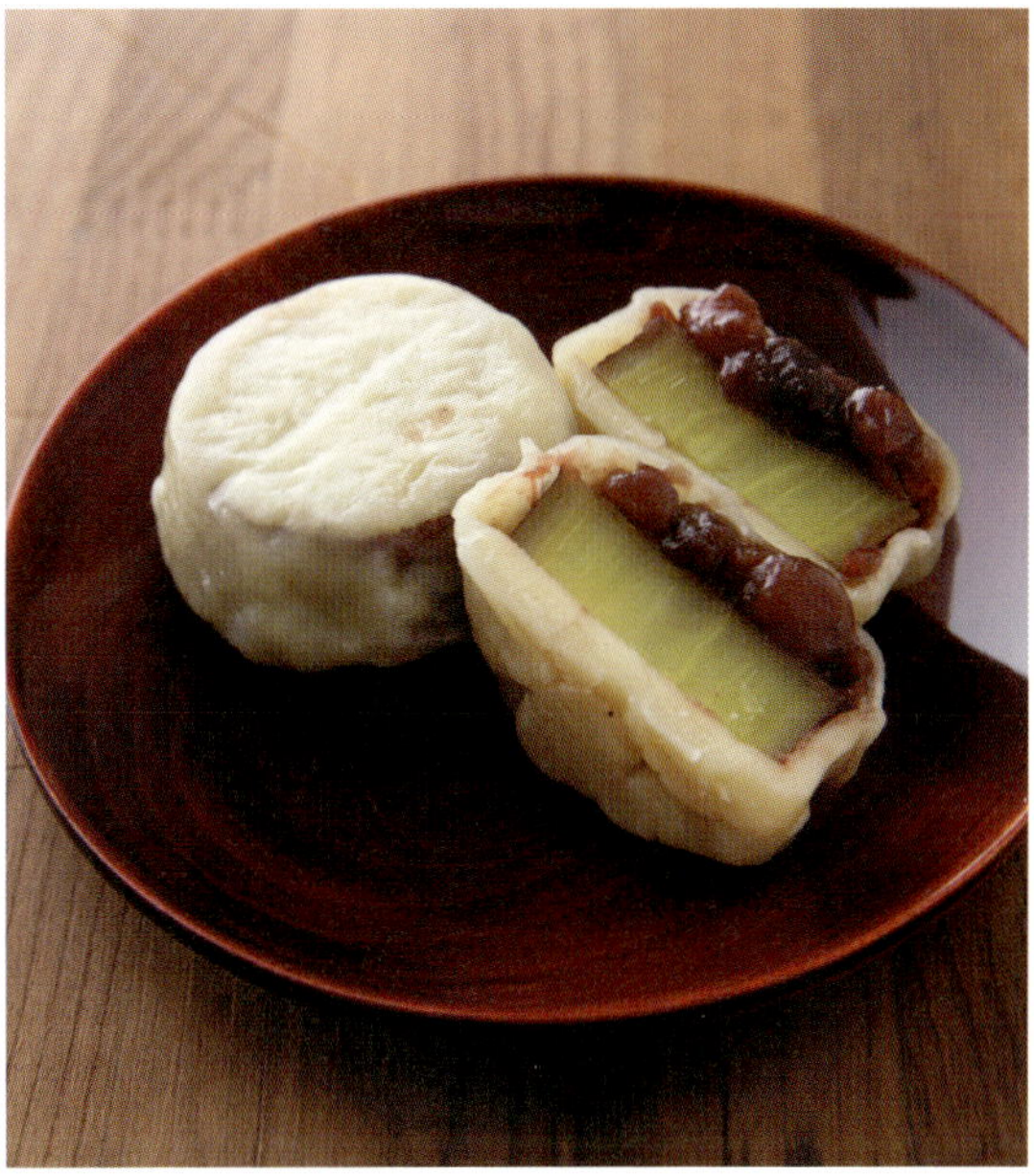

材料／８個分

さつま芋 …………… 細めのもの８cm分（140g）

ゆであずき（缶詰め）…………………………… 50g

a ｛小麦粉 ‥１カップ弱（100g）　塩‥小さじ½（３g）
　　牛乳 …… 大さじ２（30mℓ）　絹ごし豆腐…20g

１個分	87kcal	たんぱく質 1.7g
	食物繊維 0.9g	塩分 0.4g

❶さつま芋は皮つきのまま、１cm厚さの輪切りして８等分し、水にさらす。

❷ボールにａを入れて練り混ぜて生地を作る。

❸さつま芋の水けをふきとる。

❹生地とゆであずきは、８等分する。

❺生地を丸めながら広げ、ゆであずきをのせてその上にさつま芋をのせる。生地を引き伸ばしながら全体を包んで閉じる。同様にして全部で８個作る。

❻蒸気の上がった蒸し器に並べ、12分ほど蒸す。つまようじを刺して、すーっと通ればでき上がり。

ういろう

栄養補助飲料を使っているので、
特に食欲がない人や少食の人には、
食事の合間のおやつにおすすめです。

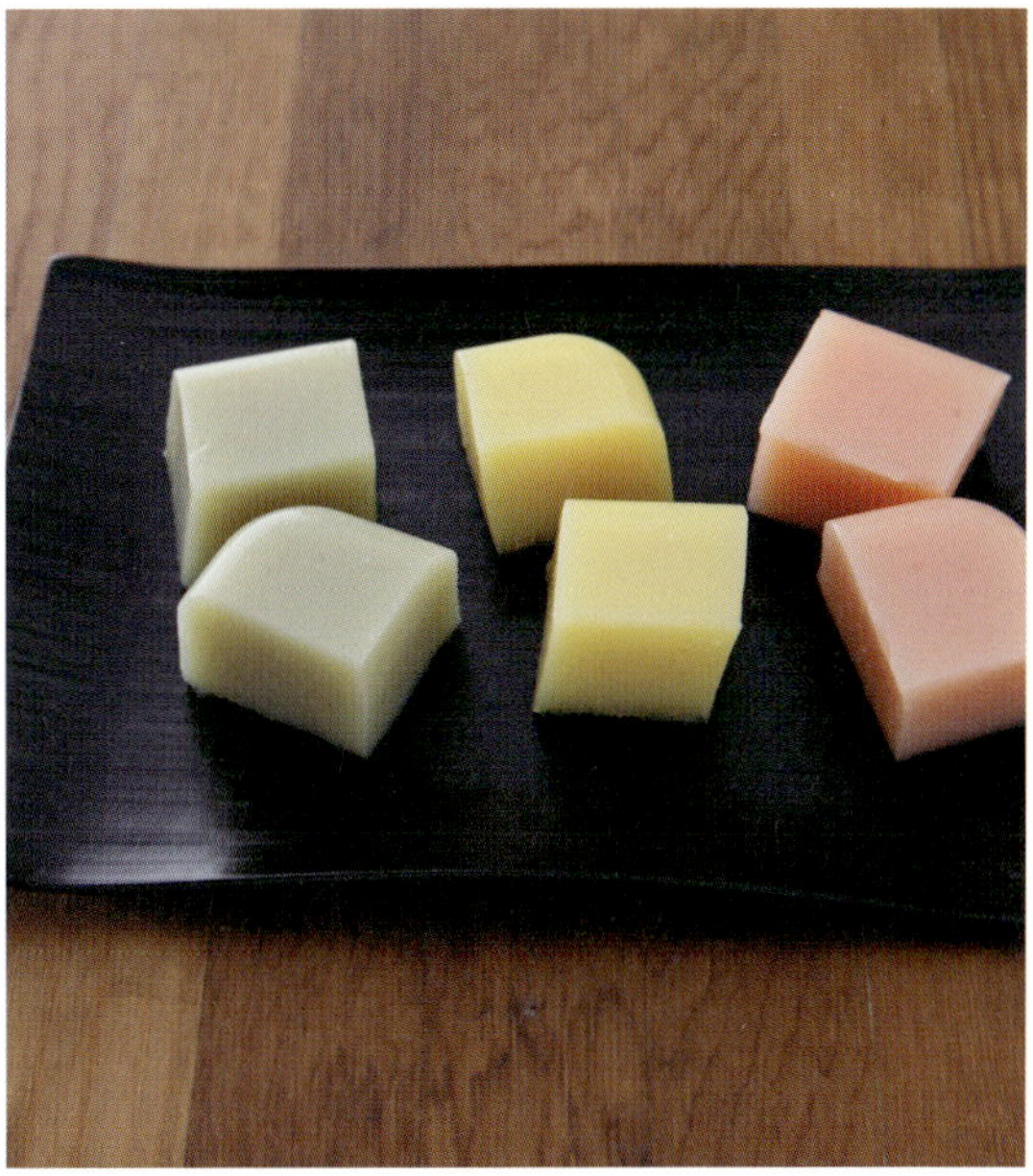

材料／作りやすい量

栄養補助飲料（市販品。好みの味※1）…１本（125mℓ）

とろみ調整食品（市販品。ゼリー調製できるタイプ※2）…………………………２包（5.0g）

砂糖 ……………………………… 大さじ１⅔（15g）

全量	276kcal	たんぱく質 8.2g
	食物繊維 3.6g	塩分 0.4g

❶とろみ調整食品と砂糖を混ぜ合わせる。

❷栄養補助飲料を耐熱性ボールに入れ、①を少しずつ加えながらダマにならないようによく混ぜ合わせる。２～３分おいて再度かき混ぜてなめらかにする。

❸電子レンジ（600W）で１分～１分30秒加熱する。吹きこぼれないように注意すること。

❹好みの型（容器）に入れ、冷蔵庫で30分、または室温で１時間程度おいてかためる。

❺１～1.5cm角程度のキューブ状に切る。

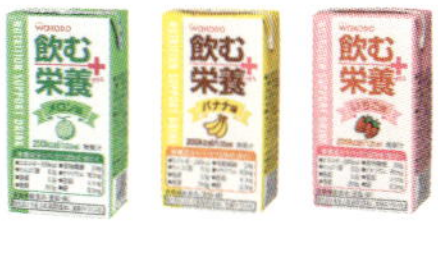

※１　和光堂「飲む栄養プラス」１本125ml。
写真右からいちご味、バナナ味、メロン味を使用。

（食事の量が減って栄養をとりにくくなった人などに、不足しがちな栄養素を補給できる）

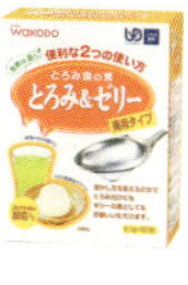

※２　和光堂「とろみ食の素」
１包2.5g×20包入り

口腔ケアで、口の中を清潔で健康に保ちましょう！

―おいしく食べるために、いちばんたいせつなこと―

食べ物をおいしくきちんと食べるには、口の中が清潔で健康であることがたいせつです。口腔ケアを怠ると、せっかくの料理も食べられなくなったり、口の中が食べ物のかすなどで汚れたままになってばい菌が繁殖したりします。口の中のばい菌が、誤嚥などによってまちがって肺に入ると肺炎の原因にもなります。

口の中が清潔で健康であることで、人は食事をおいしく感じ、食べる喜び、生きる喜びを感じるのです。

認知症の人の口腔ケアは、時としてたいへんでしょう。無理にしようとすると、かえって拒否が強くなることがあります。無理せずに続けましょう。

口腔ケアの手順

1 口の中の状態を観察

口の中の状態を観察して必要なケアをします。入れ歯は、はずしてから観察しましょう。

- 口の中が乾燥していないか。
- 食べかすが残っていないか。
- 虫歯やグラグラした歯がないか。
- 舌が汚れていないか。
- 入れ歯が汚れていないか、口に合っているか。
- 口内炎がないか、痰《たん》などがついていないか。

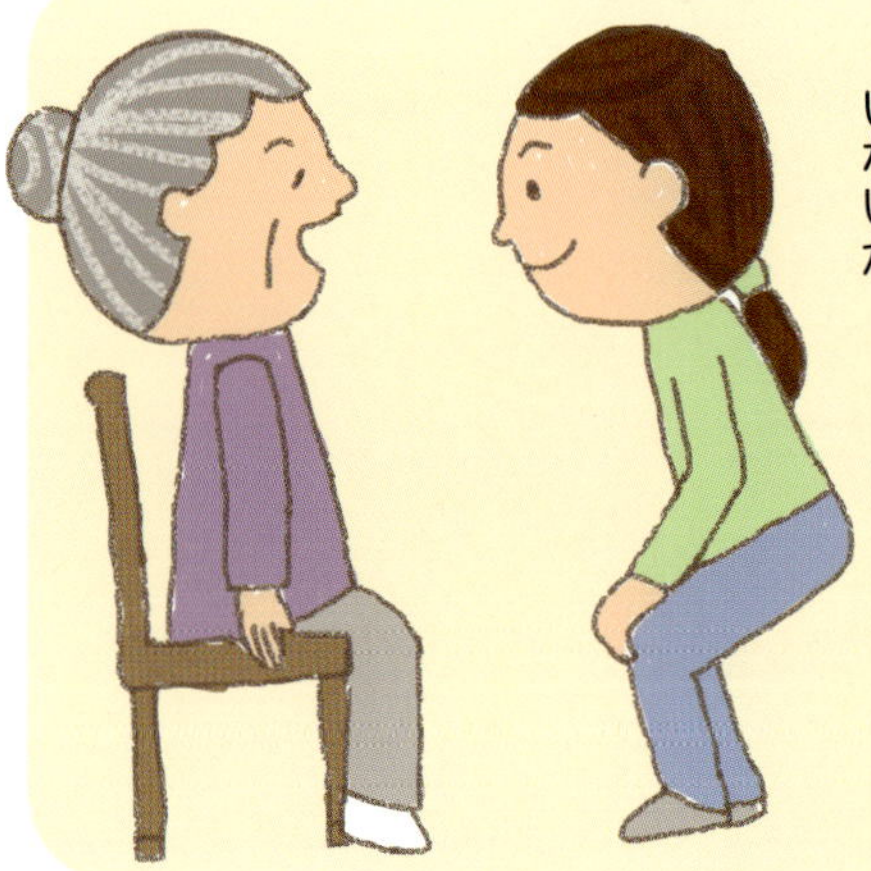

2 保湿ケア

高齢や薬などが原因で、口の中が乾燥する場合があります。そのまま歯みがきをすると粘膜を傷つけることがあるので、保湿をしましょう。

- 保湿剤を指やスポンジブラシにつけて、口腔内全体に塗る。

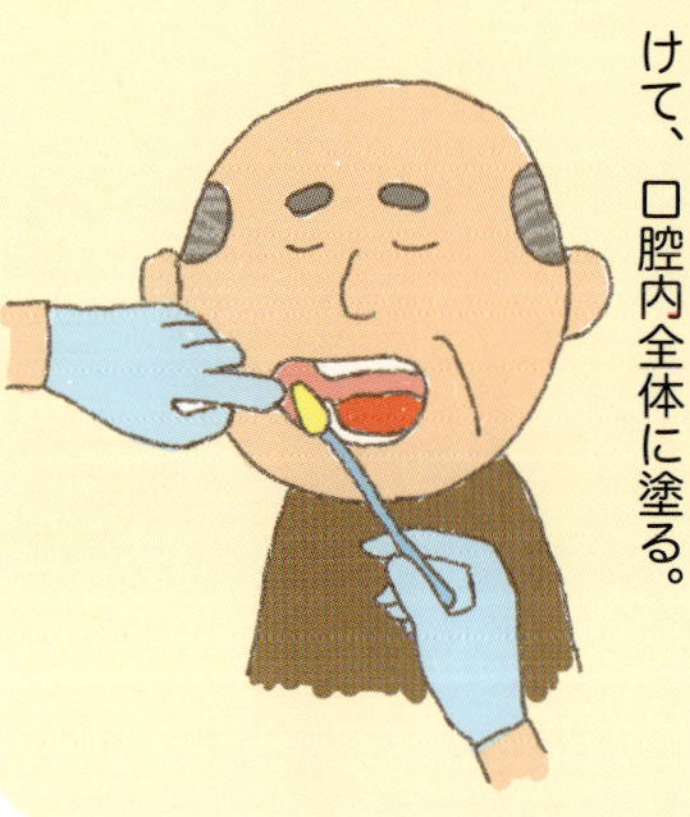

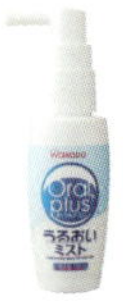

口腔用スプレー

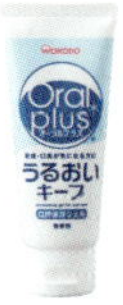

口腔用ジェル

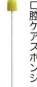

口腔ケアスポンジ

❸ お口みがき（粘膜ケア）

口の中の粘膜（歯ぐき、上あご、舌など）にある、食べかすや痰《たん》や汚れを掃除します。

- 指にガーゼや口腔ケア用のウェットティッシュなどを巻いて、口の中の汚れをとる。
- スポンジブラシ、口腔ケア用の綿棒、粘膜ブラシなどを、水やマウスウォッシュ（洗口液）に浸し、よく絞ってから口の中をふく。
- とれにくい舌の汚れは、舌ブラシを使うととりやすい。

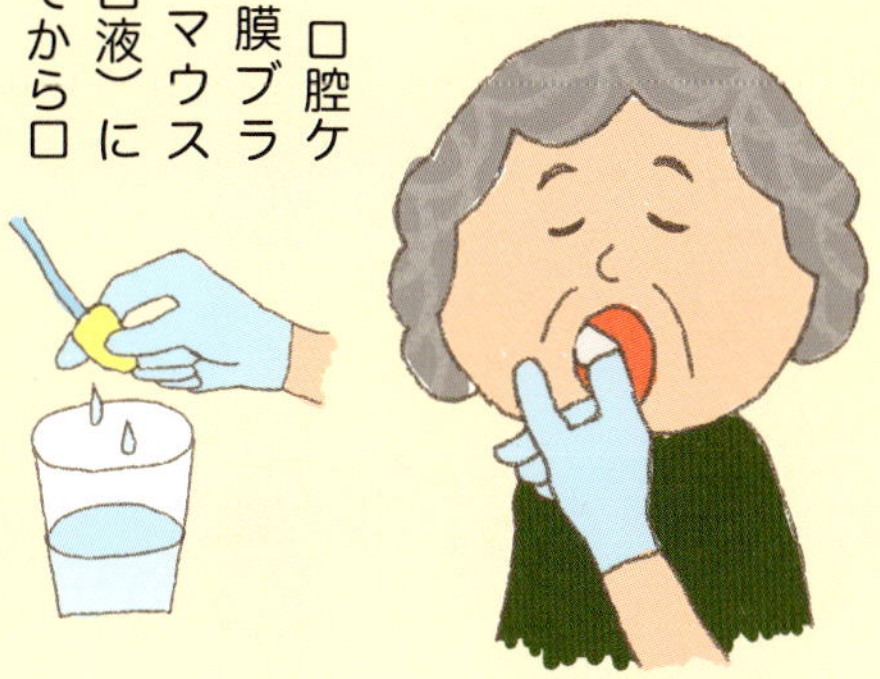

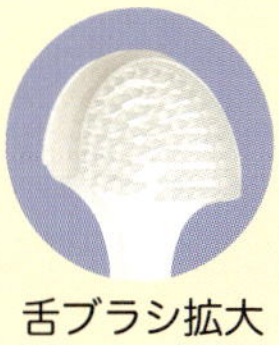

舌ブラシ拡大

❹ 歯みがき

歯ブラシを使って歯の汚れをかきとります。姿勢に気をつけて、誤嚥しないように気をつけてください。

- できるだけ座った状態で歯みがきをする。ベッド上で行なう場合は体を60度以上起こす。
- 目線をまっすぐにして、少しあごを引いた状態で行なう。
- 自分で歯みがきができる人には、目の前で、歯ブラシに歯みがき粉をつけて渡し、さらに目の前で歯みがきする動作を見せて、歯みがきを促すとよい。
- 自分で歯みがきをできたとしても、介護する人がもう一度、仕上げの歯みがきをする。
- うがいのときは、誤嚥しないように見守る。
- うがいができない人は、ガーゼや口腔ケア用のウェットティッシュ、スポンジブラシなどを使って、落とした汚れをきれいにふきとる。
- 入れ歯の掃除をする。

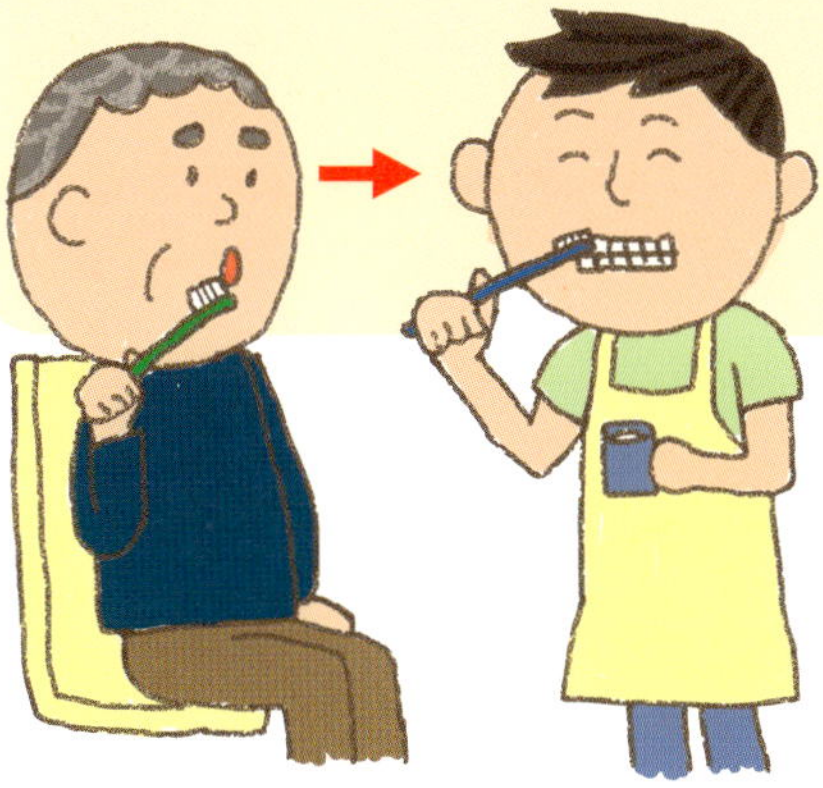

歯ブラシ拡大

❺ 保湿ケア

口の中が乾燥する人は、歯みがきのあとに、再度保湿ケアをする。

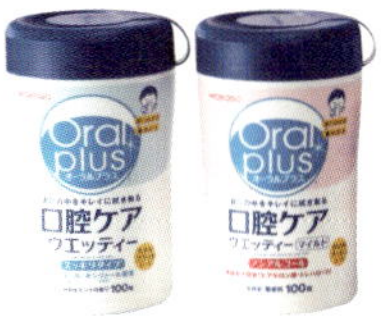

口腔ケアウエッティー

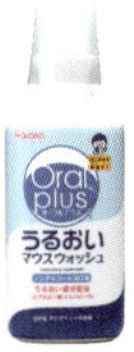

うるおいマウスウォッシュ

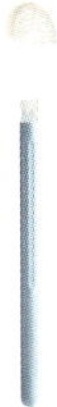

やわらか舌ブラシ

口腔ケア綿棒

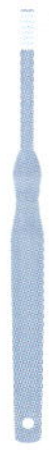

口腔ケア歯ブラシ

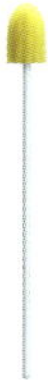

口腔ケアスポンジ

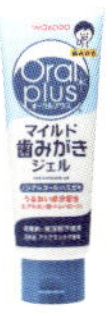

マイルド歯みがきジェル

おすすめの口腔ケア用品

オーラルプラス

和光堂株式会社　http://www.wakodo.co.jp/senior/oral/

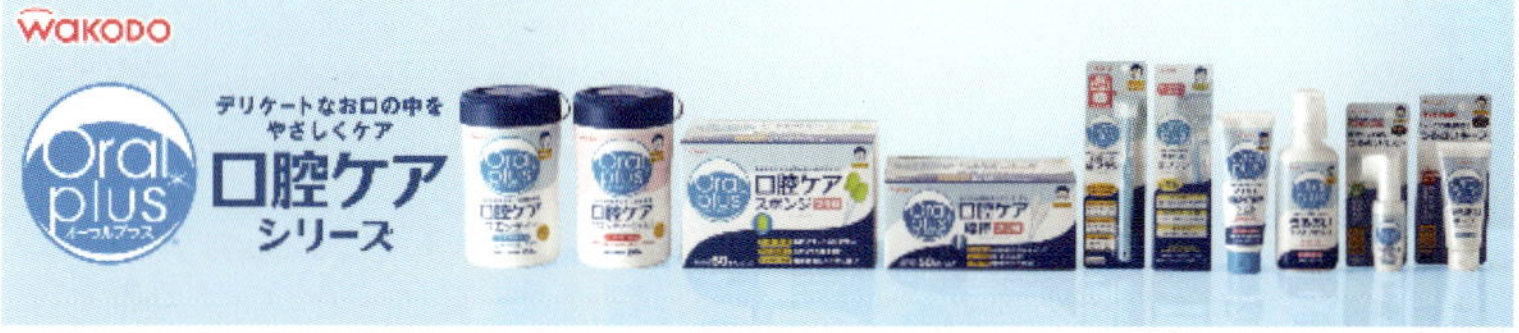

絵で見てわかる
認知症「食事の困った！」に答えます

著者　菊谷 武（きくたにたけし）

1988年日本歯科大学卒業。歯学博士。日本歯科大学教授、日本歯科大学口腔リハビリテーション多摩クリニック院長。「食べること」「しゃべること」などの口のリハビリテーションを目的とした同クリニックで、外来診療や訪問診療を行なう。

また、多摩地区などで活動する在宅栄養士の会（多摩在宅ＮＣＭ研究会）のオブザーバーとして、在宅栄養指導の普及を後押ししている。

著書に、『改訂新版 かむ・のみこむが困難な人の食事』『絵で見てわかる 入れ歯のお悩み解決！』（ともに女子栄養大学出版部刊／共著）、『「食べる」介護がまるごとわかる本』（メディカ出版刊）などがある。

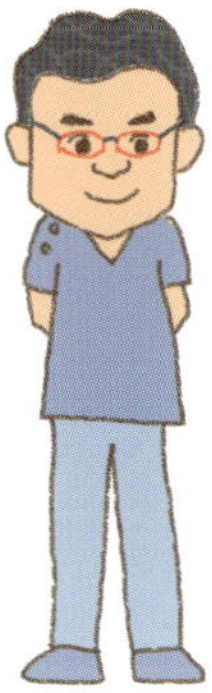

著者　菊谷 武
絵　木本直子　横田洋子
料理レシピ　多摩在宅ＮＣＭ研究会
料理作成　小川聖子
撮影　宗田育子
デザイン　横田洋子
校閲　くすのき舎

発行　2015年8月30日　初版第1刷発行
発行者　香川明夫
発行所　女子栄養大学出版部
〒170-8481
東京都豊島区駒込3-24-3
電話　03-3918-5411（営業）
03-3918-5301（編集）
ホームページ　http://www.eiyo21.com
振替　00160-3-84647
印刷・製本　凸版印刷株式会社

ISBN978-4-7895-4746-8